主编 黄菲 俞红

吴门食物辑要

钱玉清题

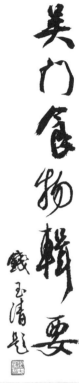

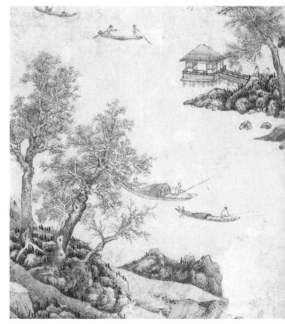

苏州大学出版社
Soochow University Press

图书在版编目（CIP）数据

吴门食物辑要 / 黄菲，俞红主编. -- 苏州 : 苏州
大学出版社，2024. 8. -- ISBN 978-7-5672-4878-6

Ⅰ. R247.1

中国国家版本馆 CIP 数据核字第 2024DU3574 号

书　　名：吴门食物辑要
　　　　　Wumen Shiwu Jiyao

主　　编：黄　菲　俞　红
责任编辑：赵晓嬿
助理编辑：樊慧娟
装帧设计：吴　钰

出版发行：苏州大学出版社（Soochow University Press）
社　　址：苏州市十梓街 1 号　邮编：215006
印　　刷：镇江文苑制版印刷有限责任公司
邮购热线：0512-67480030
销售热线：0512-67481020

开　　本：787 mm×1 092 mm　1/16　印张：16.25　插页：4　字数：303 千
版　　次：2024 年 8 月第 1 版
印　　次：2024 年 8 月第 1 次印刷
书　　号：ISBN 978-7-5672-4878-6
定　　价：60.00 元

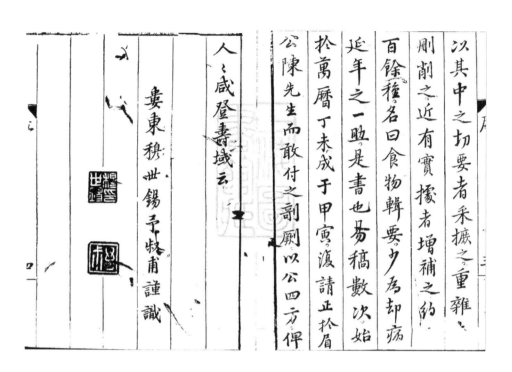

《食物辑要》书影（上海图书馆馆藏本扫描件）

菜瓜味甘淡性寒無毒和中解酒止煩渴利小
水宣洩熱氣作鮓和飯食益腸胃時病後不
可食同牛乳魚鮓食並成疾生食中動氣
令心痛臍下癥結多食令人虛弱小兒尤甚
癹瘡疥瘥機云菜瓜能暗人耳目觀驢馬食
之眼爛可知

冬瓜味甘淡性冷利無毒壓丹石須經霜後食

良去頭面熱除煩渴其性善悉下氣消水脹
利大小腸陽藏人食之肥陰藏人食之瘦有
陰虛者久病者反胃者並忌食　仁味甘平
無毒除煩滿治腸癰作面脂去皮膚風黑點
絲瓜味甘性涼無毒解熱凉血通經絡下乳汁
利腸胃治痰火癰腫齒䘌胎毒俗云多食痿
陽諸書無考
南瓜味甘淡性溫無毒補中氣多食發腳氣及

黃疸同羊肉食令人氣壅忌與猪肝赤豆蕎
麥麵同食
壺蘆味甘性冷無毒解丹石毒解熱除煩潤心
肺通石淋多食令人吐利發瘡疥腳氣虛
脹冷氣者食之並難愈
刀豆味甘平無毒溫中下氣利腸胃止呃逆益
腎元　子味甘性溫無毒同猪肉雞肉煮食
佳多食令人氣閉頭脹燒灰白湯調下二錢

能止呃逆取其下氣歸元也
芋芳味辛甘平滑有小毒覺腸胃通便秘產婦
食之破宿血止血滑多食困脾動宿冷滯氣
和鯽魚鱧魚食調中補虛崔浩云紫芋破氣
煮汁噉止渴十月後晒乾收冬月食不發病
山藥味甘性涼無毒充五臟養心健脾補腎強
陰去頭面遊風目眩久食補虛益氣除煩熱
和蜜食良同鯽魚食不益人同麵食動氣入

《食物辑要》书影（上海图书馆馆藏本扫描件）

主傷中消渴小便數不禁腸澼洩痢補益五
臟續絕傷添精髓止勞岁助陽利水腫筋骨
主小兒羸瘦食不生肌雞具五色者及烏雞
白頭者與抱雞之肉俱不可食雞子火主除熱

胘內苗皮微寒主洩痢小便遺溺除熱止煩
并尿血崩中帶下屎白微寒主渴傷寒熱
破石淋又轉筋減瘀痕傅風痛　白雄雞味
酸微溫主下氣療丹毒三年者能為黑雄雞味甘
中利小便去丹毒　　　　神所使
溫無毒主風寒濕痹安胎止產後下血虛羸
五緩六急安心定志除邪惡腹痛及痿折骨
痛乳難翮羽主肝黄雌雞味甘酉溫平無毒

麥雞味甘溫補虛益脾
錦雞味甘酸有小毒食之令人聰明益容色形
狀略似雄雉毛羽皆作圓斑尾倍長嗉有肉
緩晴則舒於外人謂之吐錦又謂之吐緩鳥
鶴味鹹平有毒血主益氣力補勞乏去風益肺
肥中少沙磨服除蠱毒邪氣頂血有大毒飲之
立死鶴有玄黄蒼白四種
鶖鴒味鹹平性煖無毒主調精益氣明目解諸

鶡雞味甘無毒食之令人肥潤勇健
野鴨一名鳬味甘微寒無毒主補中益氣消食
多年不愈食之即差　又一種小者名刀鴨味
助力大益病人殺十二種虫又治身上小瘡

《食物輯要》書影（上海圖書館館藏本掃描件）

發陰汗瀉痢。即用柑皮煎湯飲。或飲盐湯亦
可解。皮味甘辛性寒無毒解酒調中下氣。
多食發肺燥。
山柑皮治喉疼効。
佛手柑味甘辛平無毒和中下氣醒脾和白沙
糖作丁尤佳。
氣姙婦惡食口淡者宜食。　皮味苦辛平無
柚味酸性寒無毒解酒消食去口臭滌腸胃惡

毒消食化痰散留膈憒懑之氣
香橼味辛酸性溫無毒下氣消痰止嗽去心下
痰水氣痛。
馬檳榔味澀甘性微寒無毒生津止渴于氣消
痰細嚼以冷水嚥下甘如蜜生津孕婦臨產嚼數
枚熟水下易產產後忌食冷子宮也。
西瓜味甘平性寒無毒解暑熱除煩止渴。
治喉痺熱痢利小水多食助湿動腸胃發寒

多食難消小兒食多令不長。
菱味甘平無毒解丹石毒生食解煩熱止消渴
多食傷脾損腸熟食充饑實胃多食滯氣飲
薑汁酒一二杯可解同蜂蜜食生蟲小兒
秋後食多令臍下痛四角三角曰芰兩角曰
菱功用頗同。
荸薺味甘苦性寒無毒治石淋多食消齒動宿
疾令冷氣腹脹䏶氣癥瘕患崩帶腸風五痔

瘡癤者勿食同生蔥毋食小兒食多臍下痛
地栗味甘性寒滑無毒解丹石辟蠱毒止消渴
化痰積宿食去胃中實熟治浮腫及五疸利
小水合銅嚼銅漸消
落花生味甘苦平無毒經霜後煮食味佳和脾
胃小兒多食滯氣難消
香芋味甘淡平無毒實胃健脾多食況膈滯氣
小兒產婦少食

《食物辑要》 书影 （上海图书馆馆藏本扫描件）

瘕癖善養生者養內不善養生者養外養內者安恬臟腑調順血脉使一身之氣流行沖和百病不作養外者恣口腹之欲極滋味之美窮飲食之樂雖肌體克腴容色悅澤而醴烈之氣內蝕臟腑形神虛矣安能保合太和以臻遐齡莊子曰人之可畏者袵席飲食之間而不知為之戒欲尊生者於日用之際所當湏知也

同食相忌

猪肉忌生薑　蕎麥　葵菜　芫荽　梅子　炒豆　牛肉　馬肉　羊肝　麋鹿　龜鼈　鵪鶉　驢肉

猪肝忌魚鱠　鶴　鵪　鯉魚及腸子

猪心肺忌飴糖　白花菜　茱萸

羊肉忌梅子　小豆　豆腐　蕎麥

牛肝忌鮎魚　魚鱠　猪肉　醋　酪　酢

羊心肝忌梅　小豆　椒　苦笋

犬肉忌麥　蒜　鯉魚　牛腸

白犬血忌羊　雞

驢肉忌猪肉　凫茈　茶

牛肉忌黍米　韭薤　生薑　猪肉　犬肉　栗子

麋脂忌桃　李

麋鹿忌生菜　鮑魚　雞　蝦　菰蒲

牛乳忌生魚　酸物

馬肉忌倉米　生薑　猪肉　鹿肉　稷米

兎肉忌生薑　芥末　雞肉　獺肉　橘皮　鹿肉

《食物輯要》書影（上海圖書館館藏本掃描件）

並忌羊肉

丹砂 輕粉 空青 並忌一切血

黃精 忌梅實

大黃 忌冷水

乾漆 忌豬脂

龍骨 龍齒 並忌諸魚

麝香 忌大蒜

葶藶 忌醋

甘遂 忌鹽醬甘草

凡服藥勿食油膩炙煿羹腥臊大蒜胡荽生果滑滯等物千金云傷寒新瘥後食早豬犬羊肥魚必下利食膾餅果實脯修硬物必更結熱難救以其胃氣尚弱不能消化出麻疹新瘥候食雞魚則終身但遇天行時氣又令重出必待四十九日之後方無恙也

月令攝養

正月 元旦立春日宜食五辛菜用蔥蒜韭蓼蒿芥辛嫩菜雜和食取迎春之義古人謂五辛盤是也歲朝食之助五臟氣常食溫中去惡氣消食但熟病後勿食蠅子元旦損目元豆豉七粒一年不誤食蠅子元旦以赤小豆煮熟入蜜和汁空心合家食之一年無疾元日用嫩槐枝七寸紫蘇一束入酒煎旦起合家各飲一盃各無恙元旦日勿食梨不益人元日用自己小便洗腋腋氣即除甲子日拔白令髮黑是月勿食虎豹貍肉恐傷神損壽勿食鯽魚頭恐有蟲也

二月 飲社酒開聾初二日取枸杞菜煎湯沐浴令光澤不痒不老是月上寅日取土泥鼈室益鬶丁亥日取桃杏花陰乾爲末候戊子日和井水服方寸七主女人有子大驗初八

《食物辑要》书影（上海图书馆馆藏本扫描件）

《吴门食物辑要》
编 写 组

主　审：贾秋放

主　编：黄　菲　俞　红

副主编：金丽娟　吴　谐　黄文霞　张丽娟　吴　怡

编　者：（按姓名拼音排序）

陈　婷	陈　伟	陈　云	陈竞纬
陈丽佳	范晓诺	顾尽晖	顾圣陶
侯　雯	黄　菲	黄骏昶	黄文霞
季红霞	计璐娟	季晓妹	纪亚燕
焦艳丽	金丽娟	金秋芳	刘　伟
刘春燕	刘艳丽	陆明雅	马　茜
马　越	沈　灿	司　佳	宋秀道
王佰华	王文静	汪亚兰	魏　微
吴　谐	吴　怡	吴雨辰	殷美琪
俞　红	俞　琴	詹咏迪	张　宇
张丽娟	张露蓉	张明英	赵晓彬
赵雨婷	郑艳平	周　梁	朱云怡

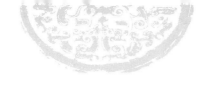

食物乃人体气血津液之源、生命之根、健康之本。中医历代医家重视饮食的养生与治疗作用。利用食物中对人体有益的成分，对人体进行滋养，以维持人体在生、长、壮、老过程中的生理需要，中医称之为"食养"。这些对人体有益的成分在现代营养学中包括蛋白质、脂肪、碳水化合物、维生素、矿物质、水六大类。利用六大营养素对人体营养素缺乏的状态进行纠偏，或利用食物含有的特殊非营养成分对某些疾病的治疗进行干预，或将食物与中药材结合（药膳）对疾病进行辨证治疗，中医都称之为"食疗"。本书编撰的内容包括食物的养生和食物的治疗作用。

吴门医派是江南重要的医学流派，起源于元末，发展于明代，鼎盛于清代。清代著名的"温病四大家"属吴门医派。他们不但创立了"卫气营血""湿热病辨证"的温热病辨证体系，且重视食物在养生和疾病治疗中的重要作用，著专书以论之。明代娄东（今江苏太仓）穆世锡辑录《食物辑要》八卷，清代"温病四大家"之一的王孟英著《随息居饮食谱》《归砚录》，均专论食物的养生与治疗。叶天士、吴鞠通、薛生白皆有专篇、专方涉猎。

《食物辑要》为明代穆世锡辑录，历代医家对此关注甚少。今吴门医派"然"字门任氏中医内科术第13代嫡系传人，融合传承与创新的新一代中医掌门人，南京中医药大学硕士生导师，苏州市中医医院副院长、主任中医师黄菲，不仅在临床医域成绩斐然，更旁触食疗，以食佐医。其率门下学生挖掘《食物辑要》之精华，继承传统食物分类、食物性味、食物辨证、食物宜忌之绝学，发扬现代食物成分、食物能量、食物营养、食物活性之新知，精心校点，认真编纂，以白话论述，对其中绝大多数食物增添现代营养学、现代食品研究之新内容，使古学焕发新意，便于学者学习与理解，为古籍的编纂与创新增彩。

今日国运亨通，黎民安居，人们追求健康，企望长寿。传播中医饮食文化，提倡健康生活的方式乃医者必行之义。黄菲"领军率士"，我乃随之，不揣浅陋，谨以为序。

郭永洁

2024 年 7 月

郭永洁：上海中医药大学教授，世界中医药联和会药膳食疗委员会常委。

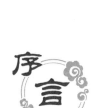

序言二

　　中医学自古以来就有"药食同源"（又被称为"医食同源"）的理论。这一理论认为，许多食物既是食物也是药物，食物和药物一样能够防治疾病。隋唐时期的《黄帝内经太素·卷二·调食》中写道："五谷、五畜、五果、五菜，用之充饥则谓之食，以其疗病则谓之药。"这反映出"药食同源"的思想。《素问·五常政大论》中也有"大毒治病，十去其六；常毒治病，十去其七；小毒治病，十去其八；无毒治病，十去其九。谷肉果菜，食养尽之"的说法，说的就是食疗对于疾病的祛除作用。由此可见，在中医的传统认识中，药物与食物的关系是既有同处，亦有异处。而从药食的发展过程来看，远古时代是同源的，后经几千年的发展，药食分化。若再往后看，也可能返璞归真，以食为药，以食代药。

　　中药的治疗药效强，也就是人们常说的"药劲大"，用药正确时，效果突出；用药不当时，容易出现较明显的副作用。而食物的治疗效果不及中药那样突出和迅速，配食不当，也不至于立刻产生不良的结果。但不可忽视的是，药物虽然作用强但一般不会经常吃，食物虽然作用弱但天天都离不了。我们的日常饮食，除供应必需的营养物质外，还会因食物的性能与作用或多或少地对身体平衡和生理功能产生有利或不利的影响。日积月累，从量变到质变，这种影响作用就变得非常明显。从这个意义上讲，食物的作用并不亚于中药。因此正确合理地调配饮食，坚持下去，会起到药物所不能达到的效果。

　　本书既有黄菲教授团队对吴门医派娄东穆世锡所著食物专著《食物辑要》的整理，又有对其所涉内容的现代营养学的解读，可谓是食疗、食养的优秀参考书，凝聚了吴门医派古今医家的食疗智慧！

杨叔禹

2024 年 7 月

杨叔禹：主任医师，厦门大学中西医结合中心主任，全国老中医药专家学术经验继承工作指导老师。

前言

民以食为天，我们的祖先在寻找食物，与自然灾害、野兽、疾病抗争的生活实践中，偶然发现吃了某种食物后，有些疾病的症状能够得到缓解，有些疾病甚至可以不再发生。食养、食疗就这样萌芽于原始人类寻找食物的过程中，人们将这样的生活实践经验代代相传积累了下来，药食同源的文化也就萌芽了。

西周时期，宫廷便设有食医一职，《周礼·天官·疾医》载有"以五味、五谷、五药养其病"，据郑玄注："五谷，麻、黍、稷、麦、豆也。"隋唐时期，《黄帝内经太素》明确指出："五谷、五畜、五果、五菜，用之充饥则谓之食，以其疗病则谓之药。"例如，平时用于填饱肚子吃的粳米，就是食物；但补养脾胃时食用的粳米，就成了药物。南朝梁时期，陶弘景在《本草经集注·序录》中说："此盖天地间物，莫不为天地间用，触遇则会，非其主对矣。"米谷果菜、虫兽禽鸟，诸多可食之品载入了《本草经集注》。唐代起，中药膳食兴盛，且疗疾多种，形式多样，犯病之后，先选择食疗，食疗不愈，则选择药疗。唐代有影响力的医书《千金要方》《千金翼方》两书均设"食治"专卷和"养老食疗"专篇，并出现了食疗专著——《食疗本草》。

直至如今，药食同源未曾与时代脱节，并随着时代的进步一直在发展。人们在满足生存需求之后，开始追求生存质量的提高，越来越重视身体健康，养生观念逐渐增强。经过长期的生活经验积累，人们总结出了不同性别、年龄、体质的人群和不同季节的食物养生要点。例如，男性的肾脏功能对其身体健康最为重要，宜食枸杞、桑椹等补肾之品；女性因生理特点容易血亏，宜食阿胶、红枣等补血之品；小儿脾胃虚弱，容易消化不良，造成食积，宜食山楂、鸡内金等健脾消食之品；老人肾虚体弱，宜食山药、人参等滋补之品。春季疲乏易困，宜食当归、菠菜等补养肝血之品；夏季炎热，出汗过多，宜食丝瓜、苦瓜、黄瓜等清热滋润之品；秋季干燥，易发咳嗽，宜食百合、莲藕、黑木耳等润肺止咳之品；冬季寒冷，气血运行缓慢，宜食羊肉、肉桂等温热之品。药食同源的理论已经逐渐融入日常生活。

苏州历来是公认的鱼米之乡，物产丰富，苏州人讲究不时不食，每个节气都有地产的特色食物，苏帮菜除了对色香味形的精益求精，更对食材的新鲜极为追求。上海图书馆馆藏的娄东穆世锡著《食物辑要》是吴门医派关于饮食的一本专著。全书分 8 卷，按水类（42 种）、谷类（42 种）、菜类（70 种）、兽类（51 种）、禽类（64 种）、果类（58 种）、鱼类（78 种）、味类（调料）（41 种）分述，共计 446 种食物，另有饮食须知、同食相忌、孕妇忌食、服药忌食、月令摄养章节。书中对每一味食物均有四气五味、脏腑归经的描述，以及食用、药用价值，同食相忌等内容。书中还对每一味食物的适食时令，食用者的体质、疾病、民俗宗教禁忌及过食该食物的解药作了描述。虽然原文难免有时代的局限，包含迷信和玄学内容，但正如穆世锡自述该书是他"广求古今食物诸书，以其中之切要者采撷之，重杂者删削之，近有实据者增补之，约五百余种，名曰《食物辑要》，少为却病延年之一助。"实为药食同源的详细释义和饮食指导佳作，也是对临床用药期食物禁忌安全的全面指导，特别是给出了明确的伤食治疗方法："凡伤饭以麦芽为主，伤肉以萝卜子为主，伤果以山楂为主，伤禽兽肉以草果为主，伤犬肉加杏仁，伤鸡卵加苏子，投之必效。"书中月令摄养部分体现了吴门医派医家重视不时不食、天人相应的饮食起居和养生法则，并能由此窥见当时吴门地区丰富的物产和独特的民俗。该书部分内容涉及现在已经珍稀濒绝的国家保护动物，这些保护动物是禁捕禁食的，收录书中仅供读者作为文献资料参考。

《食物辑要》刊刻于明万历四十二年（1614）。据了解，目前该书的明刻本至少存有上海图书馆与台北"中央图书馆"两个藏本，而国家图书馆与南京图书馆也分别藏有该书的微缩胶卷。此外，1999 年北京华夏出版社也据明万历刻本影印，于《中国本草全书》第六十三卷收录穆世锡所辑《食物辑要》八卷，但未明言据何馆何本影印。我们团队根据上海图书馆馆藏的《食物辑要》明刻本，以及 1999 年北京华夏出版社出版的《食物辑要》（收录于《中国本草全书》第六十三卷）相关内容补充后，将其整理成白话文稿呈现给读者，自忖更有利于读者阅读及指导食疗，避免同食相忌、孕妇误食、服药误食。同时又将该书中绝大多数目前可循的食物按照现代营养学和中医学理论进行诠释，包括每 100 克该食物提供的热量及其营养成分（碳水化合物、蛋白质、脂肪、矿物质、维生素）、活性成分、升糖指数、作用功效、性味归经和主治。

本书是吴门医派古代医家和现代医生对食物不同角度的解读，穿越了古今，赋予了食物不同的意义，留下了时间的烙印，体现了舌尖上的中医魅力。本书在成书过程中得到上海图书馆的支持，上海图书馆为我们提供了《食物辑要》的明刻本复印件。本书是吴门医派护理团队和苏州市中医医院内分泌科及营养科团队合作而成的作品，历经两代人的努力，书中展现的二十四节气当令食物及药膳均为苏州市中医医院护理团队原创。本书得到了江苏省中医流派研究院和其吴门医派分院的各级领导的支持，得到了中华中医药学会糖尿病专业委员会杨叔禹主委和国家基层糖尿病防治管理办公室领导的鼓励。感谢上海中医药大学中医营养学大家郭永洁教授的指导和作序，感谢著名书法家钱玉清先生为本书题词。在此，对所有为本书顺利出版给予帮助的领导、师长、好友表示衷心的感谢！由于团队水平有限，若有不当之处，欢迎读者批评指正。

黄　菲

2024 年 7 月

《食物辑要》白话释文

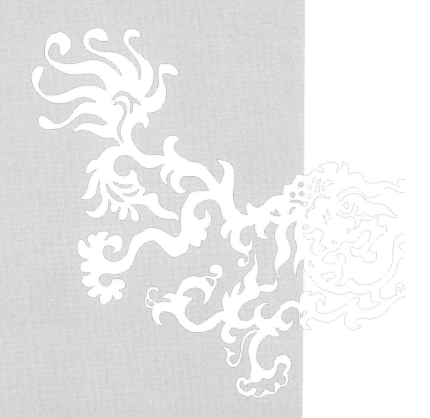

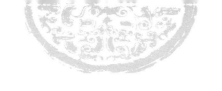

叙

天地生人，亦甚巧矣。目耳鼻共六窍，皆偶数，坤卦之象；口以降共三窍，皆奇数，乾卦之象。乾宜上而反居下，坤宜下而反居上，此泰卦也。坤惟居上，故浊者变而为清，通天之气者惟鼻；乾惟居下，故清者变而为浊，合地之形者惟口。口上鼻下是为人中，而三才之理备矣。《易·颐卦》曰："慎言语，节饮食"。《中庸》又云："人莫不饮食也，鲜能知味也。"世人病气，病情，病腑，病脏，有脉可按，有证可揣。若饮食之病，或以骤而不觉，或以杂而不辨，或以日用而不著不察。若孕妇、小儿益贸贸矣。娄东名医云谷穆君著《食物辑要》，最为简明，又与诸名家订正，然后行之人间。其用心苦，其综览博而考辨精，使贤者可以尊生卫生，而不肖老饕，且将扪舌而惧，染指而退矣。夫医司命也，以命听医，孰若以命听我。况日用饮食，我为政者也。若知味则自然知节，知节则自然身心俱泰。虽谓《食物辑要》即颐卦、节卦、泰卦之注脚可也。读此书，而云谷之精于医道并可知矣。是故眉道人叙而传之。

华亭眉公陈继儒撰

自叙

余少业儒，中以病废，始业医。医得之仅谷先君，先君得之东谷唐先生，皆精轩岐之学，吴中所推重者。迨余年二十，体孱弱，善病。先君命曰："语云'不为良相，当为良医'，医可以自活活人，此而世家物也。汝其毋坠医业。"遂时时习《素》《难》诸经及三代以下有裨卫生者，罔不遍阅，遇名家辄相质难。乃知人之病不外乎三因，有感风寒暑湿燥火所得外因病者，有触喜怒忧思悲恐惊所得内因病者，有从劳役酒色所得不内外因病者，皆脉可以详辨。至于饮食之致病，脉能诊其所以然，不能诊其所以然之故。如脉见右关紧盛或滑疾或沉伏，但知其伤食，焉能知其伤何物，与同食何物所伤？若近日所伤之物，病者自晓，医者易治。凡伤饭以麦芽为主，伤面以萝卜子为主，伤果以山楂为主，伤禽兽肉以草果为主，伤犬肉加杏仁，伤鸡卵加苏子，投之必效。同食几物所伤，兼用易效。久则不觉，彼此茫然。假如伤食之重者，亦头疼寒热，或用柴胡、黄芩之类，岂知食遇苦寒，则愈不消。又如饮食不化而生痰，痰多咳嗽，或用桑皮、杏仁，与食何与。展转反覆，因循日久，至于不起者有之，惜哉！余从事有年，深知饮食之系重，故广求古今食物诸书，以其中之切要者采摭之，重杂者删削之，

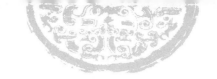

近有实据者增补之，约五百余种，名曰《食物辑要》，少为却病延年之一助。是书也，易稿数次，始于万历丁未，成于甲寅，复请正于眉公陈先生，而敢付之剞劂，以公四方，俾人人咸登寿域云。

娄东穆世锡予叔甫谨识

注：原本无叙及自叙，今据1999年北京华夏出版社出版的《食物辑要》（收录于《中国本草全书》第六十三卷），补充相关内容，可供读者参考。

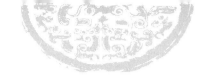

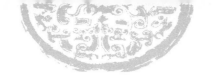

狐、狸、家猫、骡、驼、野马、貉、麋、黄鼠、鼹鼠、土拨鼠、貂鼠、黄鼠狼、老鼠、猴、猬、狨、果然、猩猩、海狗、海獭、海牛扁

卷之五

禽类：

鹅、鸭、鸡、野鸭、鹳鸡、麦鸡、锦鸡、鹤、鹁鸽、雀、鹳、鹭鸶、竹鸡、英鸡、水老鸦、秃鹙、淘鹅、野鸡、天鹅、山鸡、鸠、布谷、黄褐侯、鹗、鹰、鸱、鹌鹑、雁、练鹊、鹧鸪、喜鹊、蒿雀、鸲、鹈鹕、刺毛莺、猫头鹰、啄木鸟、山鹊、鸧鸽、白鹇、鸳鸯、鹈鹕、乌鸦、慈鸦、黄鹂、鹢、百舌、鹡鸰、蜡嘴、团尾、油鸭、鸬鹚、青鸠、孔雀、鹦鹉、翠鸟、鸪、鹨、鹁嘲、子规、伏翼、寒号虫、燕、石燕

卷之六

果类：

枣、栗、莲肉、藕、葡萄、樱桃、柿、桃、杏、八担杏仁、梅、乌梅、白梅、李、奈、频婆果、林檎、杨梅、枇杷、胡桃、龙眼肉、荔枝、白果、水梨、海棠梨子、木瓜、榅桲、棠球、榧子、松子、榛子、橄榄、梧桐子、石榴子、橘、橙皮、金柑、柑子、山柑皮、佛手柑、柚、香橼、马槟榔、西瓜、甜瓜、甘蔗、芡实、菱、茨菰、地栗、落花生、香芋、桑椹、枸杞子、黄精、百合、白苏子、锦荔枝

卷之七

鱼品类：

鲤鱼、鲫鱼、鳊鱼、鲥鱼、鲈鱼、鳜鱼、鲨鱼、鲦鱼、鲙残鱼、鲢鱼、鳙鱼、鳟鱼、鲩鱼、青鱼、大麦青鱼、白鱼、鲟鱼、鳛鱼、石首鱼、勒鱼、鲚鱼、鲂鱼、鲇鱼、鮠鱼、河豚、比目鱼、黑鱼、鳗鲡、海鳗鲡、鳝鱼、鳖、虾、鳅、海虾、鲳鱼、鲛鱼、鳡鱼、黄颊鱼、嘉鱼、乌贼鱼、邵阳鱼、鲹鱼、竹鱼、鲎鱼、田鸡、黄鲴鱼、鳢鱼、金鱼、鲛鱼、章鱼、文鳐鱼、鱴鱼、鳝鱼、鲻鱼、鲵鱼、龟、玳瑁、鼋、蟹、蛤蜊、文蛤、蚶、车渠、贝子、紫贝、淡菜、龟脚、海参、海螺、田螺、海月、担罗、蛏、石决明、蚬、蚌、牡蛎、海蛇

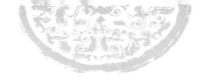

卷之八

注：《食物辑要》原目录与正文名称不一致者，以正文为准，目录相应调整，以保持全书体例统一。

水类

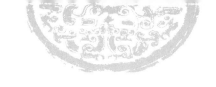

冰味甘性大寒无毒。解暑毒。阳毒热狂昏迷，以冰一块置膻中良。解烧酒毒。酷暑时食，暂时爽快，久则致病。以其与时候相反，冷热相激非所宜也。

冰味甘性大寒无毒。解暑毒。阳毒热狂昏迷，以冰一块置膻中良。解烧酒毒。酷暑时食，暂时爽快，久则致病以其与时候相反，冷热相激非所宜也

雨水　味甘淡，性冷，无毒，可以用来煮茶。暴雨则不可饮用。《养老书》中说，立春时节的雨水有春天的升发之气，适宜脾胃清气下陷者食用。不能生育的妇女，立春这日，夫妇各饮一杯雨水容易受孕。下得过久、过量的雨和倾盆而下的雨水积存地面，叫作潦水[1]，味薄而不助湿气，且利热，取其流得急而又有声音，也是通达的意思。

梅雨水　味甘，性平，无毒。入酱易熟，烹茶尤佳，胜过各种雨水。梅雨水能洗癣疥，灭瘢痕。芒种后逢壬[2]日为入梅，小暑后逢壬日为出梅。又说，三月为迎梅雨，五月为送梅雨。这都是湿热之气郁遏熏蒸，酿为霖雨。人受其气会生病，物受其气会生霉。不要用这种水酿酒和醋。

花水　从花朵上滴下的水为花水，主解渴。用花水和瓜蒌根做成药丸，预备于远行到没有水的地方，渴时服即可以解渴。

液雨水　无毒。立冬后十日为入液，到小雪为出液，这期间所下的雨就是液雨水。液雨水用来制作杀虫消积等药物较好，所以又被称为药雨。

腊雪水　味甘，性冷，无毒。可以解丹石毒，用来洗眼睛可以让眼睛不那么红，也可以用来烹茶解酒。得了疫病、中暑及惊痫热狂的小儿适宜服用腊雪水。腊雪水抹于痱子处可以让痱子即退，用来浸泡保存果实，可以让果子不坏。春雪水放得时间久了就会生虫，不可以使用。大寒后戊日起为腊。

冰　味甘，性大寒，无毒。可以解暑毒。因为阳毒而热狂昏迷者，用一块冰放在膻中穴上可缓解。冰也可以解烧酒毒。酷暑时吃冰能够暂时爽快，但时间长了则会致病。这是因为冰块与时令相反，冷热互相冲突不适宜所致。

露水　味甘，性凉，无毒。可以饮用。柏叶露能够明目。百草露可以治百病、解消渴、润泽肌肤，令人身体轻盈。百花露可以提高皮肤色泽。皆殷说，取秋露造酒名为秋露白，味道甘冽。

屋漏水　味苦，性大寒，有毒。误饮会生恶疮。用来洗狗咬伤的创口效果良好。人误吃了滴上屋漏水的肉食，肚子里就会生出肿块。如果檐下雨滴进菜里，菜就有毒，不要误食。

半天河水　半天河水就是竹篱笆和空树洞里的水。能够治心痛、鬼疰[3]，解狂邪恶毒。放置时间长了，要注意水中会滋生蛇虫的毒。

冬霜　味甘，性寒，无毒。能够解酒热及酒后诸热面赤、伤寒、鼻塞。陈承

〔1〕潦（lǎo）水：亦作"涝水"，雨量过多积存于地面的水。
〔2〕逢壬：壬为天干节九位。逢壬就是碰上带有"壬"字的一天。
〔3〕鬼疰：中医病名。指突发心腹刺痛，甚或闷绝倒地，并能传染他人的病证。

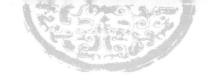

说，用鸡毛将霜扫入瓶中，密封，放于阴凉处，保存很长时间也不会坏。

雹水 味咸，性冷，有毒。《五雷经》中说，人吃了冰雹水必患瘟疫、疯癫之症。竺暄说，酱味不正的话，取一二升雹水放入瓮中，可以使酱恢复原来的味道。

方诸水[1] 又名"明水"。味甘，性寒，无毒。可以明目、定心神、退小儿发热、止烦渴。《异物志》中说，方诸用铜锡各一半合炼而成，使用的是叫作"鉴燧"的合金配方，不是蚌壳，也不是金属和石质合制。把方诸摩擦热了，向着月亮接取露水，可以得到露水二三合[2]，像早晨的露水。

千里水 即远来的流水。从西面流过来的叫作东流水。千里水和东流水都味甘，性平，无毒。其性疾速，可以通膈下关、荡涤邪秽。孙思邈说，江水流泉远涉，顺势归海，不向上逆流，用来引火归下及治疗劳伤虚弱病效果好。如果没有江水，用千里水或东流水代替。

劳水 即扬泛水。张仲景称它为甘烂水。用流水两斗放在大盆中，用杓多次舀起高扬，直到有像沸水一样的小珠聚在一起，就取来煎药。这种水咸而体重，经过加工则味甘而体轻，专补脾胃，不助肾邪。李东垣说，甘烂水，甘，温，性柔，对于伤寒阴证者宜用。

顺流水 性顺，下流急。湍上峻急之水，其性尤急，急速下达，能通二便。对于下焦膀胱症者宜用，患泄泻下虚者勿用。逆流水，倒逆洄澜之水。性逆，倒上，能发吐痰饮。患气逆冲上、霍乱呕吐者不要用。

井水 性凉，无毒，味道有甘、淡、咸的不同。刚刚打出来的井水能治疗疾病，对人有益处。天亮的时候第一次打出来的井水，为井华水。井华水的功效大于其他各类水。井华水吸取天一真气，浮于水面，用来煎制补阴的药及炼丹药效果好。

作为井水，从远方延伸过来的地下水脉打出的井水水质最好，由近处江湖渗入的井水次之。城市里人口住户稠密，沟渠污水杂乱地流入井中，这样的水不能饮用。必须烧开以后加以澄清，等起碱的秽物沉底，选取上层的清水饮用，否则气味皆臭。古人作井，用黑铅作底，就能清水散结，人喝了不会得病。如果把丹砂放入井中镇住水，人喝了，还能长寿。井泉是大地的经脉，人的经络气血与其类似，要取土厚而水深，源头深远而品质洁净的较好。《淮南子》上说，土地是

---

〔1〕 方诸水：用方诸在月下所取的露水。方诸，古代在月下承露取水的器皿。

〔2〕 合（gě）：中国古代计量单位，约0.10公斤，十合为一升。

按照自己的不同类型，养活不同类型的人。所以山中的云气一般会使人生育男子，水泽的雾霭一般会使人生育女子，水气会使人声音嘶哑，风气会使人耳朵变聋，林木之气会使人小便不利，草木之气会使人驼背，下部的潮气会使人脚肿，石头之气会使人生力气，阴气会使人颈部生囊肿，暑天热气会使人短命，严寒之气能使人长寿，峡谷之气会使人手脚麻木、易患瘿症，丘陵之气常常引人发狂，广阔平原之气会使人仁爱，山陵之气会使人贪婪。生活于坚硬土地上的人性格多刚强，生活在地力贫弱土地上的人性格多软弱；生活在黑色坚实土地上的人高大，生活在沙土之地上的人瘦小；生活在肥沃土地上的人往往美貌，生活在贫瘠土地上的人往往丑陋；在疏松土地上生活的人行动快捷，在板结土地上生活的人行动迟缓。在清水边生活的人声音细小，在浊水附近生活的人声音粗重，在湍急流水处生活的人身体轻便，在缓慢流水处生活的人身体笨重。这些都是因为自然环境不同而影响到性情所致。

节气水　一年有二十四个节气，一个节气管半个月。水的气味随着节气发生变化。这是由于天地气候互相感应而发生的变化，并非是因疆域的划分造成的。《月令通纂》中说，正月初一至十二日，以一日主管一个月。每天天亮取来刚从井里打来的水，用瓶子装好，上秤称量轻重。重了的就是预示所主管的那个月雨水多；轻了的就是预示所主管的那个月雨水少。

立春清明二节贮水　叫作神水。适合于制作治疗风湿、脾胃虚损的丸药、散药和药酒，存放很久也不会坏。

谷雨水　味甘，性寒，无毒。取自长江者良。用来造酒，久放之后颜色就会变得黑里透红，味道清爽凛冽。清明水也是如此。

端阳水　端午节这天午时取水，适宜用来制造治疗疟疾、痢疾、疮疡、金疮等疾病的药物，用以调和丹药、丸药都有效。

神水　味甘，性寒，无毒。可以清热化痰、定惊安神，治疗心脾积聚及虫病。神水与獭肝做成丸药服用效果较好。《金门记》中说，五月五日午时如果下雨，要快去砍伐竹竿，里面必定会有神水，过滤之后可以用来制药。

小满芒种白露三节内水　都有毒，用来制药、酿酒、做醋以及做各种食品都容易腐败，人喝了，易得脾胃方面的疾病。

立秋日水　立秋这天五更时取井华水，老幼各饮一杯，可以除去疟疾、痢疾等各种疾病。

寒露冬至小寒大寒四节及腊日之水　都适宜制造滋补身体的药，治疗痰火积聚，杀虫。用来制造丹药、丸药与药酒的功效，与雪水相同。

玉井水　味甘，性平，无毒。长期饮用会令人肌肤润泽，毛发不白，且长寿。《异物志》中说，凡出玉的山谷水泉就是玉井水。山有玉而草木滋润，靠近山峦居住的人多长寿，这都是玉石津液的功能所造成。

乳穴水　味甘，性温，无毒。靠近钟乳石洞穴的流泉取来饮用及酿酒，对人极有好处。过秤时，它重于其他水，烧煮的时候，就像有盐花浮起来，这是真正钟乳石山洞里的水。长期饮用可强健身体、增强食欲、润养容颜，使人不易衰老。与钟乳石滴下的浆液功效相同。

温泉　味辛，性热，无毒。不可饮用。温泉下有硫磺，能使水变热，可煺猪毛、羊毛，能煮熟鸡蛋、鸭蛋类。泡温泉可祛除风湿寒痹。庐山有温泉池，方士让患有疥疮、麻风病、黄水疮的人，饱食后入池浴之，出汗便停止，十天之后就痊愈了。体质虚弱的人不可用此法。按《相感志》中说，汤泉多有硫磺产生的气体，在里面沐浴的话会进入人的肌肤。只有新安黄山有个朱砂泉，春天的水是微红色，可以用来煮茶。长安骊山下的碙石泉，没有什么气体。朱砂泉虽颜色微红，似雄黄而温度不热。有砒石的汤泉，浴之有毒，要小心谨慎。

海水　性凉，秋冬两季味咸，助湿气。春夏两季味淡，澄清，可煮茶，但味道不甘甜。

碧海水　味咸，性微温，有小毒。可以治疗食积不化、腹胀，方法是饮用一合碧海水，令呕吐，即宽胸。用来煎汤沐浴可治疗风邪导致的瘙痒、疥癣。东方朔的《十洲记》中说，夜间在海上航行，用橹拨水出火星的，就是咸水。因它颜色碧绿，所以称之为碧海。

盐胆水　即盐卤，味咸苦，有大毒。治疗痰厥不省人事，少少灌盐胆水至呕吐而止。可以治疗蚀虫导致的疥疮、癣疾、瘘疾及牛马被虫咬、毒虫入肉生子。凡六畜饮一合即死，人也是这样。只可以用它点豆腐，煮四黄钎物。

阿井泉　味甘咸，性平，无毒。其性往下走，气清而性重。可以宽胸利膈、和胃止吐，出自东阿县的井水，能治疗上逆的痰疾。青州的范公泉，是济水所注流的，制作成白丸子，可以利膈化痰。

山岩泉水　味甘，性平，无毒。主治霍乱、烦闷、转筋，适宜多服，名为洗肠。洗肠时不要让腹中空虚，空了就再服，经过尝试有效果。但身体虚寒，体力虚弱的人要防止脏腑受寒，应当根据具体情况适当增减。彭祖说，山岩泉水是山岩上、土石间流出的，并逐渐汇成溪涧的水。有玉石草木的山中泉水质地较好，有黑土毒石恶草的山中泉水则不能使用，凡是瀑涌激流之水饮用后使人易患颈部疾病。王颖说，以前在浔阳时，忽然有一天城中的马死了数百匹，问其原因，是几天前的大雨把山谷中的蛇虫之毒冲洗下来，马饮用了这种有毒的水而死。

市门溺坑水　无毒。可以止消渴、去恶血。症状严重的人服一小盏，两三次病可痊愈。

古冢中水　性寒，有毒，误饮会致人死亡，用来洗各类疮可以使其痊愈。

粮罂[1]中水　味辛，性平，有小毒。时间久远澄清的水好，治疗噎症、痫疾及邪毒、疠气导致的心腹痛，恶梦神物，杀蛇虫。喝一合许就会有效，多饮用会令人心闷。

地浆　味甘，性寒，无毒。在地面挖个坑，然后把新打来的水灌注进去，再搅动浑浊，过一会澄清后饮用。能解除中毒后的烦闷，还能除掉所有鱼、肉、果、菜、菌里的毒素。治疗霍乱、中暑、卒死，饮用一升吐出即活。

阴地流泉水　性寒，有毒，饮用后会有瘴疟、脚软的表现。又说，饮用泽中积水，会令人生腹部肿块。

齑水[2]　味酸咸，性凉，无毒。喝了吐出，能缓解滞留肠胃中的积食积水，因为咸味、苦味可以涌吐，为阴。

浆水　把粟米煮熟，放进冷水中浸泡五六天，形成的水就是浆水。如果浸泡到了腐败的程度，喝了就会损伤人的身体。浆水味甘酸，性微凉，无毒。善走，可以化滞通关、消宿食、解烦渴。煎煮到酸味出来，可以止呕吐、使肌肤变白、利小便。与李子一起吃，会引发霍乱，上吐下泻。醉后饮浆水，会使人失音。

甑气水[3]　味甘咸，无毒。洗头可使头发黑润，用蒸糯米饭时产生的蒸气水入汤药，煎服治疗痰核、瘰疬的药物，效果好。因为它知道人体内疮毒的具体位置，能引导药物到达有病的地方。即经中所说"知疮所在，口点阴胶"的意思。

熟汤　味甘，性平，无毒。要滚开很多次的才好，可以助胃气，行经络，熨心腹，治疗霍乱转筋[4]及邪气冲撞人致病，效果好。不能用滚烫的水漱口，会损伤牙齿。有眼病的人不要用很热的水沐浴，升高体温会使眼睛浑浊看不清。冻僵了的人不要用很热的水洗手洗脚，否则指甲会脱落。不要用铜制器具烧开水，人误喝此水会损伤发声。不要喝半开的水，喝了肚子发胀，损伤元气。

---

〔1〕粮罂（yīng）：盛粮食的瓶子。罂，原为酒器，小口大腹。此处改盛粮食。

〔2〕齑（jī）水：腌制酸菜的水。

〔3〕甑（zèng）气水：甑是古代蒸食的炊具，底部有许多透气孔。蒸食物时，透气孔格下面的水就是甑气水。

〔4〕霍乱转筋：上吐下泻，失水过多，以致两小腿腓肠肌痉挛，不能伸直的症状。

生熟汤 即冷水和滚开水掺在一起的水。味甘咸，性平，无毒。能够调和中焦脾胃，治疗痰疟、宿食、膨胀、霍乱。放入盐饮用15至30分钟后，使其吐尽即可。凡霍乱呕吐、不能吃药的危重患者，先饮一两口即可适当稳定病情。宁原说，凡人大醉，食瓜果太多，用生熟汤浸泡身体，水就会散发出酒气和瓜果味。

水是每天都要用的，不能缺少。人的形体有胖瘦，寿命有长短，这是由于各地水土的不同而不同，检验南方、北方的不同人物可以见证。哪种水有毒不可以喝，也要知道。水里有红色的水脉，不可以使它断流。井里的水沸腾涌溢的，不可饮用。在三十步以内取一块青石，投到井里，井水就平息了。古井和有瘴气的井，不可进去，里面有毒气能杀死人。夏季阴气在井下，尤其忌讳进入井内。可以用鸡毛试着投入井中，鸡毛旋转飞舞落不下去的井有毒。倒进几斗热醋，就可以进去了。古井不能填塞，那会使人耳聋眼瞎。水泽之中的水无法流动，静止长达五六个月之久后，有鱼鳖的遗精，如果误饮会患上腹内肿胀的疾病。沙河里的水，喝了使人声音变哑。两座山夹着一条溪流，那里的人多患大脖子病。流水如果有声音，那里的人多瘦削。如果误饮了花瓶里的水，也能致人死命，其中以插腊梅的水最为厉害。在铜器里盛水，过夜的不可以喝。用蒸笼锅里的水洗脸，使人脸上失去光泽；用来洗澡，会生癣；用来洗脚，会疼痛生疮。如果误喝了铜器上渗出的水，腰部会生痛疽。用冷水或热的淘米水洗头，都会让头感染风寒，妇女尤其要忌讳。过了夜的水，如果水面上出现五颜六色，有毒，不要用它洗手。患季节病后，用冷水洗澡，会损害心包。盛夏最热时洗冷水澡，会为寒病所伤。出了汗以后进入冷水中，会使人骨头麻木疼痛。刚生了孩子的妇女在有风的地方洗澡，会得背部强直痉挛的病，多数会死。喝酒同时也喝冷水，会使手颤抖。酒后喝冷茶水会得酒癖[1]症。喝了水就睡觉，会得水癖[2]症。夏天出远门，不可用很冷的水洗脚。冬天出远门，不可用过热的水洗脚。小孩子就着瓢和瓶子喝水，会使他们语言迟钝、口齿不清。

---

〔1〕酒癖：饮酒过度再喝水，水易聚于胸膈等处成痞块，痛时可触及。

〔2〕水癖：饮水不消之病，水积于膀胱。

谷类

粳米味甘。北粳凉，南粳温；赤粳热，白粳凉；晚白粳寒，新粳热，陈粳凉；生性寒，熟性热。并无毒。和五脏，通血脉，长肌肉，壮筋骨。但新米乍食动风气，陈米下气易消，病人尤宜。同马肉食。

粳米味甘。北粳凉。南粳温。赤粳热。白粳凉。晚白粳寒。新粳热。陈粳凉。生性寒。熟性热。並无毒。和五臟通血脉。长肌肉壮筋骨。但新米乍食動風氣陈米下氣易消病人尤宜。同馬肉食。

粳米 味甘。北方的粳米性凉，南方的粳米性温；红色的粳米性热，白色的粳米性凉；晚熟的白粳米性寒，新的粳米性热，陈放的粳米性凉；生粳米性寒，熟粳米性热。这几种都无毒。粳米可以调和五脏，通利血脉，使肌肉生长，使筋骨强壮。但新米刚一吃会引动风气，吃陈米则小腹之气容易消散，病人尤其适宜吃。粳米与马肉一起吃，容易引发旧有的顽疾；与苍耳一起吃，会引发心痛。把米仓中的米烧成灰和蜂蜜、水一起调好服下，可以缓解心痛。小孩吃生米成瘾，肚子里就会形成肿块，用鸡屎白可治愈。粳米有早、中、晚三收，以晚上收的白米质量第一。各地所产的粳米的种类虽多，功用相差不多。崔浩说，米饭落在水缸中，时间一久就会腐烂，腐烂则发泡浮于水面，如果误吃了就会生恶疮。

糯米 味甘，性温，无毒。可以温暖脾胃，止虚寒导致的泻痢，收敛自汗，减少小便，使痘疱中的浆液渗出，多食则会阻塞经络之气，使全身疲软，筋骨无力。长久吃糯米会引发人心悸和痈疽、疮疖、中痛。与酒一起吃，令人酒醉难醒。糯米性黏滞，难以消化，小孩和生病的人最忌食。马吃了糯米会脚重，猫狗吃了会腿脚弯曲不能行走。竺喧说，如果鸭肉吃多了伤及脾胃，可以多喝一些热的糯米泔水，病即可消除。

陈廪米 味甘咸，性微凉，无毒。可以调理胃气、止泄泻、下气、解烦渴。与马肉一起吃，会引发旧有的顽症。

籼米[1] 形状像粳米，但是粒小。味甘，性温，无毒。可以温中益气，养胃和脾，除湿止泻。

稷米[2] 味甘，性寒，无毒。稷米是调养脾脏的谷物，能压丹石毒，解瓠瓜毒。可以和胃益脾，凉血解暑。多食会发冷气病，与匏瓜子一起吃尤其易发病。如果病发喝黍穰熬的汁液就会痊愈。

黍米 味甘，性温，无毒。黍米是补益肺气的谷物，可以补中益气。长期食用则会使五脏昏迷，使人嗜睡，筋骨无力，断绝血脉。同牛肉、白酒一起吃，腹内会生绦虫。同葵菜一起吃，会引发旧有的顽疾。小儿吃多了黍米不能走路，小猫、小狗吃了脚会变得弯曲。

赤黍 味甘，性微温，无毒。可以下气退热，止呕吐咳嗽，吃多了难消化。不要与蜂蜜及葵菜一起吃。赤黍可用于治疗鳖瘕，用刚熟的赤黍与淘米水一起煮，多次服用可病愈。

---

〔1〕籼（xiān）米：早熟无黏性的稻米。
〔2〕稷（jì）米：黍的一种变种，一般常指秆上无毛、散穗、籽实不黏的农作物。

玉蜀黍 又名玉高粱。味甘，性平，无毒。可以开胃调中，也可做酒。

芦粟 味甘涩，性温，无毒。可以温中，涩肠胃，止霍乱。性黏滞的芦粟，与黍米的功效相同。芦粟的根煮成汁可以通利小便、止喘闷，烧成灰用酒服下可治难产。

粟米 味咸，性微寒，无毒。粟米是补益肾脏的谷物。可以解小麦毒，益丹田，开肠胃，利小便，止热痢，去中焦热。隔年陈旧的粟米更好。胃寒的人不要多吃。粟米与杏仁同吃会吐泻，大雁吃了脚重不能飞。硬的粟米可以做饭，黏的粟米可以做酒。

秫米 味甘，性微寒，无毒。秫米是补益肺气的谷物。可以利大肠，治漆疮[1]。患有肺疟寒热，夜不得眠者宜用。长期食用会动风，阻塞五脏之气。小儿不要多吃。李当之说，因吃鹅、鸭造成腹内生肿块，多喝秫米的泔水就可以消解。

黄粱米 味甘，性平，无毒。可以调和脾胃，止霍乱泻痢，除烦热，利小便，治疗风邪引起的皮肤、肌肉麻木不仁或手足酸痛。

白粱米 味甘，性微寒，无毒。可以和中益气，止烦渴，去胸膈客热，行五脏气，吃多了会使筋骨无力。

青粱米 味甘，性微寒，无毒。可以补中益气，治胃痹、热中、消渴，止泻痢、滑精，长期食用可辟谷长寿。陈士良说，粟类与其他谷类相比，对脾胃非常有益，黄粱米尤其上佳。

稗米 味辛甘苦，性微寒，无毒。适宜补脾益气，也可做饭。能杀死虫子，煮的汁液浇在地上，会使蝼蛄、蚯蚓都死掉。

狼尾草米 味甘，性平，无毒。也可做饭，能充饥，实肠胃。

菰米[2] 味甘，性冷，无毒。洁白而滑腻，做饭香脆，可以和肠胃，止烦渴。

蓬草子米 味酸涩，性平，无毒。也能做饭，能充饥。

茵草米 味甘，性寒，无毒。也可做饭。能够解热，利肠胃，补充气力。

薜草子米 味甘，性平，无毒。可以补虚乏，温肠胃，止呕逆。长期食用使人体健。

薏苡仁 味甘，性微寒，无毒。可以健脾养胃，补肺清热，祛风湿，消水

---

〔1〕 漆疮：中医病名。指接触油漆、带漆制品、漆原料或吸入漆的挥发性气体，引起的过敏性皮炎。

〔2〕 菰米：即茭白米，古称雕胡米。性喜湿润温暖，适于黏壤土生长，长江以南低洼地种植最多。

肿，除筋骨邪气。《素问》中说，由于寒邪导致的痹症，不可以用薏苡仁，因为其性向下走。

大麦 味咸，性凉，无毒。是五谷之长，可以调中益气，宽胸膈腹胀，止泄泻痢疾，不动风气。大麦可以长期食用，但如果吃得太猛太多，会引起腿脚软弱无力。这是由于大麦能降气的关系。大麦熟的吃了对人有益，生的则性冷，吃了会损害人的身体，炒着吃容易动脾火。

小麦 味甘，性凉，无毒。小麦是补益心气的谷物，也养肝气，可以敛汗，止血，除烦渴，令女性易受孕。但是麦子性凉，麦面性热，麸皮性冷，麦曲性温。北方霜雪多，面无毒。南方霜雪少，面有微毒。况且北方麦子白日开花，对人有益处，南方麦子夜间开花，容易引发疾病，助湿热，动风气。吃多了会助长旧毛病的发作，要少吃。小麦可以充实肠胃，补益五脏。麦面不要与粟米一起吃。凡是食面伤了身体，用莱菔、汉椒能消除。寒食这天，用纸袋盛面粉悬挂于通风处，热性就都去掉了，存留很久都不坏，可以入药用。麸，用小麦皮水搅洗干净为面筋，性寒，无毒，可以充肠胃，过多食用则难消化，小儿及病人不要吃。浮小麦无毒，可以益胃气，止虚汗，去骨蒸虚热。

荞麦 味甘，性寒，无毒。可以降气宽肠，炼去五脏滓秽，治疗白浊、淋浊、带下、泄泻、痢疾。治疗气盛湿热病，但脾胃虚寒的人吃了，大伤元气，使眉毛头发脱落，过多食用会动风气，令人头晕目眩。荞麦做面同猪肉、羊肉一起食用，易使人患热风病，不要与黄鱼一起吃。荞麦和各种矾都相反，近期服用蜡矾等丸药的人，不能吃荞麦面，如果误食，就会腹痛而致人死命。

穬麦 味甘，性微寒，无毒。可以补中除热，不动风气，但如果暴食，会使人腿脚发软，动冷气。经常吃可以增添力气，使行动矫健。作为蘖[1]米用，可以温暖脾胃，消除积食。

雀麦 味甘，性平，无毒。也可以用来救济灾荒，充饥，但容易腹泻。

罂粟子 味甘，性平，无毒。可以固肠胃，治疗反胃、胸中痰滞。过多食用会动膀胱气。服用丹石药发热毒，不能进食的，用罂粟子和竹沥一起煮粥食用，效果好。罂粟壳性涩，无毒，治疗泄泻、痢疾、久嗽。虽然有祛病的功效，但不可以骤然使用。

胡麻 味甘，性平，无毒。可以补中益气，养五脏，祛风湿，和肠胃。长期食用可使人耐寒暑，益人。患有风病的人常吃会语言流利，步履端正。胡麻同黑

---

〔1〕蘖（niè）：原指树木嫩芽，此处指谷子发芽。

豆一起九蒸九晒，去豆为末，经常服用，可以使白发变黑发。

黑芝麻 味甘，性平，无毒。炒熟吃，能让人不动风气，中风的人经常食用，可使语言流利，步履端正，泄泻的人不要吃。

白芝麻 味甘，生的白芝麻性寒，熟的白芝麻性热，无毒。可以和血脉，润肠胃，散风气，吃多了容易腹泻，使人肌肉抽搐。患霍乱病的人不要吃。哺乳的妇女可以吃，使小孩不生热病。习俗将白芝麻捣烂，过滤去渣滓，加入绿豆粉做成麻腐，可以养胃润肠。阴血亏虚，大便干结的老人适合吃，泄泻的人不要吃。

大麻仁 味甘，性平，无毒。能够润五脏，利大肠，去热淋，通乳汁。吃多了会损伤血脉、滑泄精气、衰减性功能，妇女吃多了会引发白带、赤带病。

黑豆 味甘，性平，无毒。黑豆是补益肾脏的谷物。黑豆可以制约金石类药物的毒性，可以解蛊毒、砒石毒、矾石毒、天雄、甘遂、巴豆及生瘟病的牛马的毒。也能调中下气，通关脉。黑豆和盐一起吃，补肾气，吃多了会引发五脏之气郁结，使人身体沉重。黑豆和猪肉同吃，会使内脏生病。小孩子黑豆、猪肉一起吃，会使气机阻塞，腹痛难止。北方的小黑豆味甘苦，性温，无毒，能使肠胃充实。做成豆豉，可以和胃发汗。

黄豆 味甘，性温，无毒。可以和中下气宽肠。吃多了会阻塞气机生热，产生痰引起咳嗽，产生疥疮，还会使人面色发黄，身体沉重。孟诜说，豆的药性，生的性平，炒熟的性热，煮熟的性寒，做豆豉也性寒，造酱则性温，做黄豆芽则性平，都不可与猪肉一起吃。

小青豆 赤白豆 性味相同，都不能与鱼一起吃。

赤豆 味甘酸，性平，无毒。可以预防温病，除去小麦湿热之气，清除便血，利小便。与鲤鱼、鲫鱼、鸡一起吃，可以利水消肿。和鲤鱼做成的腌鱼、糟鱼等食品一起吃，会使人肝脏变黄，得消渴病。同粳米掺在一起做饭，长期吃会引发口疮。驴吃了走路轻快，人吃了双腿笨重，因为它驱逐人的精液，使人干瘦、皮肤粗糙。赤豆花同葛花，煎浓汤多饮用，可以使人多喝酒不醉。

赤小豆 味甘辛，性平，无毒。形状小而圆，色黑。其性下行，能通小肠，入阴分，治有形之病。也可以行津液，利小便，消肿胀，止吐，治下痢肠澼，解酒，除寒热痈肿，排脓散血，通乳汁，下胎盘，治疗难产。但是长久吃就降气过度，使人津液、血液渗漏，导致肌肉消瘦、身体沉重。这种豆子江淮间有多种，凡是红色小豆不要吃，吃了就会增加热性，损伤人的身体。

绿豆 味甘，性凉，无毒。能通行十二经络之气，解酒，制约金石、草木、砒石的毒。生的绿豆加水研磨服用好，熟的绿豆调和五脏，去皮吃多了反而会阻

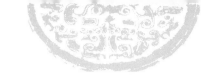

塞气机。绿豆与鲤鱼一起吃，会使人的肝脏变黄，得消渴病。过去人喝附子酒，头肿唇裂流血，用绿豆、黑豆各几升，咀嚼食用及煎汤多次饮用，可以解毒。绿豆花性寒，可以解酒毒。

扁豆 味甘，性微温，无毒。可以和中下气，调和五脏，解酒，消暑，通利三焦，化清降浊，治疗脾胃病。长期食用使人头发不白。患有冷气病、疟疾的人不要吃。

蚕豆 味甘辛，性平，无毒。可以平胃气，和脏腑，吃多了会阻塞气机，形成积气发作腹痛。娄居中说，一人误吞针，用蚕豆、韭菜一起煮着吃，许久之后，针从大便中排出。

豇豆 味甘咸，性平，无毒。能解鼠莽草毒，理中益气，补肾养胃，和五脏，调理营卫，止消渴、吐逆、泻痢。只有患水肿的人，小便短少的人不能补肾，不要吃豇豆。

豌豆 味甘，性平，无毒。可以解乳石毒，治疗鬼疰心痛，益中气，调营卫，解寒热、消渴、吐逆、腹胀，止泻痢，利小便，通乳汁，但多吃会引发气病。豌豆与羊肉一起吃，可以补益中气。磨成粉可作酱。

云南豆 味甘，性温，有毒。煮熟吃味道很好。但云南豆吃多了会令人患寒热病，手足心发麻，立即嚼生姜可以解除症状。这是从云南传过来的品种，土地有所不同，如果加工不当就食用，吃了就会生病。

凡因吃五谷伤人的，用芽茶、谷芽、麦芽、山楂，煎成浓汤，多次饮用即缓解。又五谷是天地所生，养育人类的，但是各地土质不同，气味有所差异，比如南方的粳米，北方的粟面，吃得合宜可以养生，反之会使人生病，爱惜生命的人要谨慎对待。

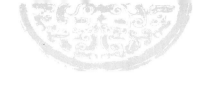

菜品类

白菜味甘性凉无毒。去鱼腥。和中消食。解酒利肠胃。多食发肤痒。胃寒人食多令恶心吐沫作泻生薑可制夏至前食多发风动疾有足病者忌食

病者忌食

白菜味甘性凉无毒。去鱼腥，和中消食，解酒，利肠胃。多食发肤痒。胃寒人食多，令恶心吐沫作泻，生姜可制。夏至前食多，发风动疾。有足病者忌食。

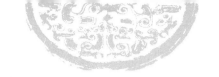

　　韭菜　味辛微酸，性温，无毒。可以解肉脯毒，归心，和脏腑，下气散血，利水，除胸腹冷痛疝癖[1]。但韭菜吃多了使人神志昏迷、视力减退，饮酒后尤其不能吃，与蜂蜜、牛肉一起吃容易得腹内结块的病症。经霜冻的韭菜不可食用，会动宿饮[2]，令人呕吐。一过清明后，宜吃韭菜。有心腹冷痛病症的人，吃了韭菜之后症状加剧。韭菜汁和童子尿同服，可以散胃脘中的瘀血。陈直的《养老书》上说，春天吃韭菜很香，有益于人体；夏天吃有臭味；冬天吃能引发多年未犯的旧病。韭菜花不宜多吃，会动风。冬天没出土的叫韭黄，吃了会令人气不通畅。高邮说，吃韭菜口臭，吃各种糖可解。

　　薤　味辛苦，性温滑，无毒。有红的、白的两种。红的薤苦而无味，可以祛风，助阳道，治疗金疮，生肌肉。白的薤生吃气辛，会让人流鼻涕、唾痰；熟吃气香。薤宜心归骨，温中，使人强身健体，续筋骨，去水气，泄大肠滞气，安胎，有利于产妇，治疗久痢、赤白带，消骨鲠[3]。但发热的人不要吃。薤与牛肉一起吃会得腹内结块病。学道的人常吃可以通于神灵。

　　葱　味辛，叶性温，根须性平，无毒。可以解各种药物毒性，杀一切鱼、鳖毒。葱归目，能和中，利五脏，达表和里，通关节，利二便，治伤寒头疼，面目浮肿，心腹痛，祛风湿麻痹，治疗脚气，安胎通乳。但多吃会使虚气上冲，损伤胡子和头发，葱与枣肉同吃会使人腹胀。葱与鸡肉、野鸡肉、狗肉同吃，会使人患血液病。胡葱与青鱼一起吃，会使人生虫蛆。如龙角葱、汉葱，都能发散，都与蜂蜜相反。

　　大蒜　味辛，性温，有小毒。能解虫毒，辟邪下气。大蒜归脾肾，能温胃，止霍乱，消肉类积食，但过多食用会使人生痰，上火，眼睛看不清。与生鱼同吃，会使人胆子小，发黄病及阴蒂痛，疫病之后不要吃，患有风疾、脚气者不要吃。中暑的人急嚼下大蒜可病愈，禁用冷水。不要吃蒜后行房，会有损肝气。

　　芸薹菜　味辛，性温，无毒。可以伏硼砂，散血消肿，治脚痹痛，产后血风瘀滞，但多吃会令口齿痛，损伤性功能，引发疮疾，生虫积。春天吃芸薹菜，会引起膝盖发冷的旧病。有腰脚病或狐臭的人，都不要吃。道家忌食芸薹菜，因其为五荤之一。

　　白菜　味甘，性凉，无毒。可以去鱼腥气，和中消食，解酒，利肠胃，多吃

---

　　〔1〕　疝癖：中医病名。指脐腹偏侧或胁肋部时有筋脉攻撑急痛的病症。

　　〔2〕　宿饮：旧时的饮症，又叫水饮内停症。以眩晕、胸脘痞闷、呕吐清水或涎液，舌淡嫩，苔滑，脉弦等为常见病状。

　　〔3〕　骨鲠：中医病名。指各种骨类或其他不同的异物哽于咽、喉或食道等部位。

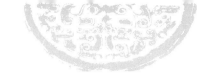

会使皮肤发痒，胃寒的人吃多了会恶心、吐沫、泄泻，服用生姜可以克制。在夏至前吃多了白菜会发风动疾。足部有病的人忌食。

芥菜 味辛，性温，无毒。归鼻，利九窍，通肺开胃，利膈豁痰，除冷气，去肾邪，多吃会使人视力模糊，动风发气。芥菜同鲫鱼一起吃会使人患水肿病，与兔肉一起吃会患恶病，有疮痔便血的人忌食。生吃会发丹砂药毒。细叶有毛的芥菜对人体有害。芥薹与五味煮着吃，口感很好。多吃芥薹会助火生痰，发疮动血。饮酒后吃很多芥薹，会使人筋骨软弱无力。芥菜籽性温，用醋浸，研烂绞汁吃，可以解冷气，开胃豁痰，但不可多用。

甜菜 味甘苦，性寒滑，无毒。可以通心开胃，快膈利水。有热病、赤痢的人适宜吃。胃寒的人吃了会动气发泻。

苋菜 味甘，性冷，无毒。青苋菜入气分，可以除热，通九窍。红苋菜入血分，可以治赤痢，临产的时候吃容易生产。紫苋菜杀虫毒，可以治气痢。各种苋菜都能通利大小肠。孕妇吃了会流产，多吃会发风动气，使内脏寒冷，损伤腹内，凡是脾弱泄泻的人不要吃。苋菜与蕨粉一起吃会生肿块，也不可与鳖肉一起吃。

马齿苋 味酸，性寒滑，无毒。可以肥肠胃，消肿毒，散瘀血，消散腹中结块，利二便，治赤白带下，与姜、蒜一起吃较好。一种叶子大的马齿苋不能吃。马齿苋子性寒，能明目，延年，通利大小肠。

菠菜 味甘，性冷滑，无毒。可以制丹石毒，解酒，润肠，通血脉，利脏腑，去肠胃热，治疗五痔，菠菜根尤其效果好。但多吃菠菜会动冷气，使腰软脚软，与鳝鱼一起吃会引发霍乱。

莴苣菜 味甘，微苦，性冷，微毒。可以杀蛇虫，利五脏，通经脉，坚筋骨，散逆气，通乳汁，利小便。但吃多了使人视力模糊，损伤性功能。王盘说，莴苣有毒，百虫不敢靠近，蛇、毒虫触碰到了会眼睛看不见东西。人中了莴苣的毒后用姜汁可解除。

白苣菜 味苦，性寒，无毒。与莴苣有相同的功效。与奶酪一起吃，会使人生虫牙。过多食用会令小肠疼痛。患冷气病的人不要吃。产后吃白苣菜会使肚子发冷疼痛。

苦苣 味苦，性寒，无毒。可以安心益气，治疗胃虚烦逆热渴，及肠癖、血淋、疔肿。长期食用能增强气力。与蜂蜜一起吃会发内痔。苦苣子性寒，可以治疗黄疸。

葵菜 味甘，性寒，无毒。葵菜是百菜之长，可以解丹石毒，宣导积壅，除客热，治下痢，散血利水，治疗带下、淋证。临产妇女吃了容易生产，但是葵菜性冷滑利，胃寒泄泻的人不要吃。葵菜与黍米、鲤鱼一起吃，都对人有害。时病后吃葵菜，会使眼睛模糊不清。葵菜心有毒，忌食。茎发红、叶发黄的葵菜不要吃。白葵子，主气燥，治白带。赤葵子，主血燥，治赤带及疟疾。冬葵子利于生产，通乳汁，利小便。陈士良说，吃生的葵菜会引发旧有的疾病。葵菜与各种药都相忌讳。蜀葵不要吃，会使人志性迟钝，被狗咬伤的人吃蜀葵难以痊愈。

莼菜 味甘，性寒滑，无毒。可以解百药毒，解渴止呕，下气利水。但多食会损伤胃和牙齿，使毛发脱落，发痔疮。莼菜与鲫鱼一起吃较好。七月间，菜上面有一种蜡虫，误吃了会使人患霍乱。

芹菜 味甘，性平，无毒。可以解药石毒，解酒，去伏热，止烦渴，通鼻塞，通利大小肠，多吃对气血有利，令人肥硕健壮。放于酒浆中，吃起来香美。芹菜与醋一起吃，有损牙齿。娄居中说，春秋两个季节，要注意防止蛇虫类的遗精，人误吃之后，会使脸和手发青，胸腹部胀痛，要服用麦芽糖两三碗，吐出即可解。生长在近水泽地的芹菜好，生长在地势高的田里的芹菜不要食用。有一种红色的芹菜，有毒，不能吃。

茼蒿 味甘辛，性平，无毒。可以安心养脾，消痰饮，利肠胃。过多食用容易动风气，熏人心，使人气胀气满。

芜菁 味苦，性温，无毒。可以利五脏，消食下气，去热毒，过多食用容易动风气。北方多食用芜菁。春天吃芜菁苗，夏天吃芜菁心，秋天吃芜菁茎，冬天吃芜菁根。

莱菔 味辛甘，性温，无毒。能解豆腐之毒和面毒，去鱼腥。吃生的莱菔散血宽膈，吃熟的莱菔解酒，消食，化痰，利五脏。莱菔与猪肉同吃益脾，与羊肉同吃养胃，与鲫鱼同吃治咳嗽。多吃动风，生姜可以解。莱菔茎叶性温，利膈下气。莱菔子消面类食积，宽膨胀。

胡萝卜 味甘淡，性微温，无毒。可以安五脏，利胸膈肠胃，令人食欲强盛。

胡荽 味辛，性温，微毒。可以辟除一切不正之气，解鱼肉之毒，内通心脾，外连四肢，和五脏，消谷食，通心窍。吃多了伤神、健忘、出汗，与各类菜同吃，令人味觉减弱。有狐臭、口气、牙痛、脚气、金疮的人不能食用。胡荽与斜蒿同吃，使人流汗发臭，常吃补药的人不要吃。胡荽根容易引发久治不愈的旧病。凡是天气阴凉，小儿出痘疹难发者，喷胡荽酒效果好。

茄 味甘淡，性寒，无毒。气善降，可以宽肠散血。多吃动风气，引发久治不愈的旧病和疮痈、疥疮，虚寒脾弱的人不要吃，有各种病的人不要吃。立秋后吃茄子损伤眼睛，与大蒜同吃易引发痔漏。受孕困难的女人不要吃。

茭白 味甘淡，性冷，无毒。能够解消渴，除五脏邪气、心胸伏热、肠胃积热。过多食用会令下焦虚寒。与生菜、蜂蜜一起吃，会引发经久难愈的疾病，影响人的性功能。茭白适合糟食[1]。

甜笋 味甘淡，性微寒，无毒。可以开胃，清痰，止渴，利小便。但吃多了难以消化，损伤脾胃。小儿吃多了腹内成结块，煮熟了吃好。甜笋与羊肝一起吃会使人眼睛看不见。苦笋，味苦，性寒，无毒。可以解酒清热，消痰止汗，明目，利九窍，治疗中风失音，去面目并舌上热黄。篁笋[2]，味辛难食，止渴下气。吃多了会使人发风、动气、作胀。淡笋味甘，性寒，无毒。能消痰除热，治疗疫病迷闷及妊娠妇女头眩，颠仆惊悸，小儿惊痫。箭笋味甘，可以做成笋干，但性硬难消化，小孩不要吃。青笋味甘，性寒，可治疗肺痿唾血、鼻衄、五痔。冬月未出土者曰冬笋，味甘，性平，无毒，可以食用。杂竹笋性味不一，不宜多吃。民间用竹笋汤发痘，却不知痘疮不宜滑利大肠，而竹笋有刮肠之名，应该少量食用。杂竹笋可以消痰清热，有竹沥的功效，可以治痰火。《食治》中说，煮笋时放入少量薄荷和食盐，味道就不苦辛，或者先用灰汤煮过，再用五味煮才好。吃笋伤了胃，可以用香油、生姜治疗。

黄瓜 味甘淡，性寒，有小毒。能清热解渴，利水。多吃会损伤阴血，引发疟疾，生疮疥，使虚热向上逆行。患脚气虚肿，以及各种疾病之后不能吃黄瓜。小孩尤其不能吃。黄瓜使人肠胃滑泄，得由寄生虫引起的疳积。吃黄瓜不要多用醋，适合放少量生姜，以制伏它的水气。《相感志》中说，用染坊染布后过滤出来的沉淀物，即兰淀灰晒干，用来包藏生黄瓜、茄子，到了冬天可以食用。

菜瓜 味甘淡，性寒，无毒。可以和中解酒，止烦渴，利小便，宣泄热气，作鲊[3]和饭吃，对肠胃有益。患流行性传染病后不能吃。与牛奶、鱼鲊一起吃，都会生病。生吃菜瓜，使腹内发冷、动风气，使人心痛，脐下结肿块。多吃会使人虚弱，小孩尤其不能多吃，会发疮疥。陆机说，菜瓜能使人眼昏耳背，观察驴马吃菜瓜，眼睛会溃烂，就可以知道。

冬瓜 味甘淡，性冷利，无毒。可以压丹石毒。经过霜冻之后吃较好，能去

---

[1] 糟食：糟是江浙一种凉菜的制作方法，即是用酒糟制作的食物。

[2] 篁（jīn）笋：篁竹之笋。篁竹坚而短节，简圆皮白。

[3] 鲊（zhǎ）：用米粉、面粉等加盐和其他佐料拌制的切碎的菜，可以贮存。

头面热，消除烦渴，下气消水胀，利大小肠。阳脏[1]人吃了冬瓜会发胖，阴脏人吃了会消瘦。阴虚的人、长期患病的人、经常反胃的人忌食。冬瓜仁味甘，性平，无毒，可以消除烦渴，治疗肠痈。冬瓜用作润面的油脂，可以去除皮肤黑点。

丝瓜　味甘，性凉，无毒。可以解热凉血，通经络，下乳汁，利肠胃，治疗痰火、痈肿、齿虫、胎毒。民间说吃多了会阳痿，各类书中无从考证这种说法。

南瓜　味甘淡，性温，无毒。能补中气，但吃多了会引发脚气和黄疸。与羊肉同吃会使人气机阻塞，不能与猪肝、赤豆、荞麦面一起吃。

葫芦　味甘，性冷，无毒。能解丹石毒，解热除烦，润心肺，通石淋，多吃使人呕吐、下利，发疮疥。患有脚气虚胀、冷气病的人吃了都难以痊愈。

刀豆　味甘，性平，无毒。可以温中下气，利肠胃，止呃逆，益肾元。刀豆子味甘，性温，无毒。刀豆子与猪肉、鸡肉一起煮食更好。吃多了会使人气机不畅，头脑发胀。取刀豆子烧灰存性，白汤调服二钱，可以止呃逆，因为刀豆子下气归元。

芋艿　味辛甘，性平滑，有小毒。可以理肠胃之气，通便秘。产妇吃了破瘀血，止血，止渴。过多食用芋艿困脾，会引发以前的冷病且使气机不通畅。与鲫鱼、鲤鱼一起吃，可以调中补虚。崔浩说，紫芋会消损人的元气，煮汁吃可以止渴。十月之后把紫芋晒成干收藏，冬天食用可使人不易生病。

山药　味甘，性凉，无毒。能充五脏，养心健脾，补肾强阴，祛除头面游风[2]、眼花。长时间吃可以补虚益气，除烦热。与蜂蜜一起吃较好。与鲫鱼一起吃对人没有好处。山药与面一起吃动气。入药时要忌避铁器。

蕨[3]粉　味甘，性寒，无毒。其气善降，因而可以利水道，去暴热。吃多了令人眼睛昏暗，鼻塞，发落，阳气减弱。病人吃了蕨粉会使邪气阻塞经络筋骨。患冷气病的人吃了会腹胀。小孩吃了会脚软而不能行走。孙思邈说，吃生蕨粉会使腹中长出蛇状肿块。

木耳　味甘，性平，有小毒。能压丹石毒，利五脏，宣肠胃，散瘀血，治疗肠风便血。桑耳味甘，有小毒。黑的桑耳可以治疗女性症瘕[4]，阴部疼痛，月

---

〔1〕　阳脏：脏腑、经脉、营卫、气血、阴阳协调，称五脏阳。五脏各有阴阳，盛时为阳脏，衰时为阴脏。

〔2〕　头面游风：一种急性的以皮肤表现为主的风证，又名赤游风或赤游丹。

〔3〕　蕨：多年生草本植物，生在山野草地里，其嫩叶可食，其根茎可制淀粉。

〔4〕　症瘕：腹中结块的病，坚硬不移动，痛有定处为症；聚散无常，痛无定处为瘕。

经不调，赤白带下。白的桑耳能益气止泻。黄的桑耳可消癖积，痰饮，积聚腹痛。槐耳味苦辛，无毒，能够祛风破血，治五痔下血，女人阴疮，长期食用可强健体力。榆耳八月采食可益气。柳耳益脾，止反胃，散瘀血，吃多了发风动气，引发旧有的顽疾，使脊背和肩膊气机不畅，使人肋下紧缩。王盘说，红色和仰着向上生长的柳耳不能吃。枫耳有毒，人误食会一直笑，不能停止，饮用地浆可以解毒。

香蕈〔1〕 味甘辛，无毒。可以和胃益气，祛风破血。松蕈治小便不禁。皂荚蕈有毒，不宜吃。有因为积垢作痛者，用皂荚蕈泡汤喝下，稍微有些泄泻，即可起效，腹痛没有停止的再饮。杉蕈味辛，性温，无毒。可以治疗心脾暴痛。竺喧说，蕈是受阴湿之气而长成的，善于散发冷气，多数和生姜一起吃比较好。

天花蕈 味甘，性平，无毒。色白，味美，可以益气、杀虫。多数生长在五台山。为防止有蛇毒，煮时要用金银器试试有毒无毒，如果金银器不变黑，就可以食用。

蘑菇 味甘，性寒，无毒。能够益肠胃，消痰热。多食动风气发病。也有说蘑菇有毒。

鸡㙡〔2〕 味甘，性平，无毒，味美。对人有益，可以和脾胃，清神气，治五痔下血。

羊肚蕈 味甘，性寒，无毒。可以清肺胃，去内热。患冷积腹痛泄泻的人不要食用。

竹蕈 味咸，性寒，无毒。与姜、醋一起吃较好。能够去脏肺热，治疗赤白痢疾。与猪肉、鸡肉一起吃对脾有益。有一种苦竹肉，有大毒，不要吃。

地耳 味甘，性寒，无毒。可以明目益气，多吃令人易受孕。地耳生长在丘陵，像木耳一样是青绿色的，在春天和夏天下雨时生长，雨后要及时采摘，一见太阳就不能用了，俗名为"地踏菰"。

石耳 味甘，性平，无毒。能益精明目，长期食用使人不饥饿，大小便少，肌肤润泽如童颜。石耳多生长在天台山、庐山，远远望去像是烟一般。要晒干洗净，去除沙土后吃，味道比木耳好，是佳品。蕈凡是正面有毛而反面没有花纹的、煮不熟的、夜里有光的、快要烂掉却没有虫子的、煮了之后的汤水照人没有影子的、仰面向上卷曲颜色鲜红的都有毒，误吃会死人。煮的时候放入少量米，

---

〔1〕 香蕈（xùn）：即"香菇""冬菇"。担子菌纲，伞菌科。菌盖表面褐色，菌褶白色，菌柄柱状浅咖啡色，基端稍带红色或红褐色。味鲜而香，为优良食用菌。

〔2〕 鸡㙡：担子菌纲，伞菌科。雨季发生于田野的白蚁窝上。以我国云南产者味最美。

米变黑的蕈不能吃。中了蕈毒后，立刻饮地浆可以解毒，也可以用苦茶、明矾为末，用水调服可解毒。

葛花菜 味苦甘，性凉，无毒。可以醒神气，消酒积。葛花菜各个名山都有，颜色发红，口感脆，也是蕈类的一种。

鹿角菜 味甘，性大寒，无毒。服丹石人食之，可解丹石类药物引起的积滞。解麦面之毒，散风气，退小儿骨蒸潮热，吃多了会引发久治不愈的旧病，损伤经络，对腰肾不利，使人脚冷麻木。

龙须菜 味甘，性寒，无毒。能够利小便，去内热，治疗瘿瘤气滞。患有冷气病的人不要吃。

石花菜 味甘咸，性大寒滑，无毒。能去上焦浮热，引发下部虚寒。有冷积病的人吃了会腹痛。吃多了会削弱人的阳气。

紫菜 味甘咸，性寒，无毒。主治热气烦闷、咽喉不利、瘿瘤、脚气、痰热。有冷积腹痛的人吃了会吐涎沫，喝少量的热醋可以缓解，要防止紫菜中的小螺蛳损伤人，必须挑拣洗干净了再食用，凡是海菜都要这样。

燕窝菜 味甘，性平，无毒。能够和中益胃，清热消痰。与新鲜的鸡肉、猪肉煮着吃，味道尤为鲜美。陆机说，燕窝菜是海中小鱼所化。

石莼 味甘，性平，无毒。能下水，利小便，去脐下结气。治噎膈〔1〕、便秘、小儿五疳〔2〕。石莼生长在南海，与紫菜相似。

草决明 味甘，性凉，无毒。可以清心明目，治头风，眩晕。春天采摘可以作蔬菜，开的花和结的果实都能沏茶喝。

马兰菜 味辛，性微温，无毒。能够消痰涎，解热毒，治乳蛾〔3〕。腌制后贮藏起来做菜很好吃。

黄花菜 味甘，性凉，无毒。可以明目，安五脏，定心志，对胸膈有利，除烦热。黄花菜性趋下，走阴分，能治疗小便赤短、五淋。黄花菜又叫作萱花，可以根治黄疸。

红花菜 味甘，性平，无毒。益人，能和中气，散瘀血，妊娠妇女不要吃。

白花菜 味苦辛，性凉，无毒。能够下气，吃多了会动风气，困脾发闷。白花菜研汁，与酒同服，可以治疗疟疾。

---

〔1〕 噎膈：中医病名。指食物吞咽受阻，或食入即吐的一种疾病。

〔2〕 小儿五疳：小儿疳证，儿科四大证（痘麻惊疳）之一，也是小儿常见病，即肝疳、心疳、脾疳、肺疳、肾疳。

〔3〕 乳蛾：中医病名。指咽喉两侧腭扁桃体红肿疼痛，形似乳头，状如蚕蛾为主要症状的喉病。

黄瓜菜　味甘，微苦，性凉，无毒。可以通结气，利肠胃。黄瓜菜的颜色是黄色，气味与瓜相似，形状与蕹相似。

香椿苗　味甘，性平，无毒。可以和胃祛风，吃多了使人神昏。香椿苗的气味熏袭人的十二经脉。与猪肉、热面一起吃，会令人腹中胀满。

五茄芽　味辛甘，性温，无毒。可以调和脾胃，强健筋骨，祛除肌肤表浅的风邪，治疗风湿痹痛。

枸杞苗　味甘苦，性寒，无毒。可以解除面粉的毒，壮心气，祛风明目，清热解毒。与猪肉一起吃对人有利。能够制约硫磺、丹砂毒。

甘菊苗　味甘，微苦，性凉，无毒。生的、熟的都可以吃。能够凉血明目，益肝气，去翳膜[1]。甘菊花味甘，性凉，无毒。可以安五脏，清头目，祛风热，和血脉，缓解寒湿侵袭肌肤所致的痹症。

蒌蒿　味甘辛，性平，无毒。可以解河豚毒，开胃利膈，祛除风热湿痹，长须发，治疗心下胃脘部发空，心有悬吊感，饥饿而少食，面目发黄，急性痢疾。生的蒌蒿用醋腌为酸菜，味道颇佳。有疥疮的人不要吃。

绿豆芽菜　味甘，性凉，无毒。可以解酒清热，明目，清利三焦。但是绿豆芽菜是受抑郁之气才生长出来的，吃多了会发疮动气。

荠菜　味甘，性温，无毒。能够利肝气，和五脏。荠菜根益胃清目。

蕹菜　味甘，性平，无毒。可以解野葛毒，下气调中，难产的妇人适合吃。

繁蒌[2]　味酸，性平，无毒。能够散恶血，下乳汁，对产妇有利，多吃使头发变黑，与腌鱼一起吃，会引发消渴病，使人健忘。

东风菜　味甘，性寒，无毒。可以治疗肝热目赤，风毒壅热，头疼眩晕，有冷积病的人不要吃。

秦狄藜　味辛，性温，无毒。与酱、醋一起吃好。可以下气消食，治疗心腹冷胀作痛。

灰条菜　味甘涩，性平，无毒。可以杀灭刺毛虫，解蜘蛛咬后所中的毒。与盐一起煮着吃充实肠胃。灰条菜子磨成粉做饭吃，可以杀弓形虫。

蒲公英　味甘，性温，无毒。可以伏三黄、砒石、硫黄毒，解除食物中的毒性，散滞气，消乳疖等各类痈肿。蒲公英又叫黄花地丁草。

凡是中了蔬菜毒的，将鸡粪烧成末，用水送服少量，没有解毒再服。或者用

---

〔1〕　翳膜：眼中遮挡视线的薄膜。
〔2〕　繁（fán）蒌（lóu）：石竹科植物，又名鹅肠草，亦即白蒿。

甘草、贝母、胡粉三者等比例混合做成末，用水调服或者用小便服之。

蔬菜有疏通的作用，使肠胃宣畅而没有壅滞的疾病。但是生菜性多冷滑，患疟疾初愈后，要防止吃多了手足发青。生病后的人都要少吃蔬菜。十月份被霜打过的蔬菜长时间吃会引发肿痛、目涩、面色不华。

兽品类

【食物辑要】

海獭生海中，似獭而大似犬，脚下有皮如胼拇。毛着水不濡，人亦食其肉。海中有海牛、海马、海驴等兽。人家有其皮，遇风潮起，其毛仍起，物性尚在也。

海獭生海中，似獭而大似犬，脚下有皮如胼拇，毛着水不濡。人亦食其肉。海中有海牛、海马、海驴等兽。人家有其皮，遇风潮起，其毛仍起，物性尚在也。

鹿　味甘，性温，无毒。可以补中益气，调血脉，益腰膝，助阳道。治疗耳聋、目暗、头眩、虚痢。九月到十二月适宜吃，其他月份吃鹿肉会发冷气病。鹿肉与野鸡、虾、鲍鱼一起吃，会引发恶疮，有豹纹的鹿吃了会死人。鹿头辟恶梦，止消渴，煎汁、作胶都适宜，也可以酿酒，酒浆充足，加入葱、椒尤其好。鹿蹄肉祛风湿，治疗脚膝骨节痛，与豉汁、五味煮着吃更好。鹿脂温中，通腠理，散痈肿。鹿髓与酒一起吃，通绝脉，治筋骨痛；与蜂蜜一起煮着吃，壮阳生子；与地黄一起煎膏服用，补阴强阳，填骨髓，壮筋骨。鹿血可以解药毒、痘毒，补血壮阳，有腰软折伤、气痛的人适宜吃。被狗咬伤的人，吃鹿血可以解。鹿肾壮阳，做酒、煮粥都行。鹿筋治疗劳损过度。鹿茸味甘，性温，无毒，可以补气血，壮阳道，强耳目，安五脏，固精髓，治疗女人崩漏，安胎，小儿惊痫。

麋　味甘辛，性微温，无毒。可以补五脏不足，和气血，治疗腰脚痛。吃多了会使人阳痿。麋与野鸡、猪肉一起吃会引发经久难愈的疾病，与虾、生菜，与梅子、李子一起吃会损伤精气。孟诜说，鹿以阳为体，鹿肉吃了使人体暖；麋以阴为体，麋肉吃了使人体寒。鹿的角属阳，一到夏至，鹿的角就脱落，所以鹿角补阳，右肾精气不足的人适宜吃；麋的角属阴，一到冬至，麋的角就脱落，所以麋角补阴，左肾血液不足的人适宜吃。麋颜色青黑，像小牛一般大，肉蹄下有两个孔窍为夜眼。《淮南子》中说，孕妇见了麋鹿，生下的孩子有四只眼睛。麋角比鹿角大，麋角功用也比鹿角好，能壮阳。

水牛　肉味甘，性平，无毒。善补气，养脾胃，壮筋骨，治疗消渴。水牛肉与猪肉、黍米酒一起吃，会生虫，与韭菜、薤菜一起吃会发黄病，与生姜一起吃有损牙齿。水牛脑无毒，能够去风眩，治疗消渴。水牛鼻作羹食通乳汁，与石燕一起煮着吃更有效果。水牛乳养心肺，解热毒，补虚止渴，对老人有利。水牛乳必须煮了，待冷却后，慢慢饮用，热服、顿服都会阻滞气机，患有冷气病的人不要食。水牛乳与鱼一起吃会成积滞，与醋一起吃会生腹内结块病。患噎膈、便燥的人适宜少量多次食用牛乳、羊乳。水牛血可以解毒，利肠胃，与醋一起吃止血痢、便血。水牛髓补骨髓，与酒暖食，可以通十二经脉，长时间吃，能益气力，续绝伤[1]，增年加寿。水牛心主心虚、健忘。水牛脾补脾，与朴硝作脯食可以消癖。水牛肺补肺，水牛肝补肝明目，用醋煮着吃可以治疟痢。水牛肾补肾，益精气，治疗湿痹。水牛胃解毒，补五脏，用醋煮食较好，与狗肉一起吃会使人生病。膍，又名百叶，可以解酒毒及丹石药毒，消热气、水气，用姜、醋煮着吃可

---

〔1〕续绝伤：治疗跌打损伤、骨折等骨伤科疾病。

以止痢。水牛胆镇肝明目。水牛的阴茎无毒，治女性漏下、赤白带淋及不孕。水牛蹄甲中的巨筋不要多吃，令人生肉刺。

黄牛 肉味甘，性平，无毒。功用与水牛相同。与黍米、韭菜、薤一起吃对人不利，患疟疾后不可以吃。母牛肉不如公牛肉，黑牛肉不如黄牛肉，只有水牛的肉较好。误吃了有毒的牛肉，迅速喝下人乳可以解毒。人误吃了癞牛会发痒，误吃了生病死亡的牛后会引发旧病、生毒疔，迅速喝下甘菊根汁或生菖蒲汁、甘草汤，可稍稍缓解症状。白头的黑牛有大毒，不能食。煮牛肉时，加入杏仁、芦叶易煮烂。将病牛煮后放入黄豆，若黄豆变为黑色，则病牛肉吃了会死人。中牛肉毒后，烧猪牙灰为末，水服几钱许可解。牛肉吃多了伤身体，用稻草和草果煎成浓汤，多喝一些，就可以消解。

羊 肉味甘，性热，无毒。能开胃，安心，定惊，强身健体，治疗虚乏汗出，对产妇有利。患疫症、疟疾后吃羊肉复发病，会致病危。羊肉与荞麦面、豆酱一起吃会引发旧疾，与醋一起吃会伤人心，与鱼鲙、奶酪一起吃对人体有害。羊头、羊蹄肉可以补肾虚精竭，安心养胃，止惊敛汗，治疗风眩瘦乏，但因其性善补水，水肿的人不要食用。羊脂杀虫，去贼风瘘痹，治疗产后腹中绞痛，入膏药可以透肌肉、经络，祛风热毒气。羊血解一切丹石药毒发的情况。女人血虚中风，产后血闷欲绝的，热饮一升羊血即活。羊乳可以解蜘蛛毒，润心肺，补肾气，益精髓，利大肠，治疗虚寒、干呕、反胃、心疼。羊脑有毒，吃了会发风病。羊脑与酒一起吃使人心迷乱，男的吃了会损伤精气，不易生子。长了黑头的白羊羊脑有大毒，误吃会发肠痈。羊髓无毒，可以润肺气，利血脉，祛除女性血虚风闷。羊心无毒，能补心，解忧愁、愤恨，利膈气，但羊心有孔洞的不可吃，能杀人。羊肺无毒，可以补肺气，利小便，解毒，止咳嗽，去风邪。羊肺在三月至五月间会有虫子，形状像马尾巴，长二三寸，必须除去，如果不除去吃了，会使人拉肚子。羊肾无毒，可以补肾虚耳聋，壮阳止汗，与蒜、薤一起吃消腹内肿块。羊外肾能止滑精。羊肝无毒，能补肝明目，与生椒一起吃损人五脏，与猪肉、梅子、小豆一起吃会伤人。羊心与生椒一起吃伤五脏，最受伤害的是小孩子。羊心与苦笋一起吃使人目盲。羊胃，又叫脿胵〔1〕，无毒，可以止反胃、虚汗、小便频数。羊胃和饭一起长时间吃，令人经常唾清水，患噎病。羊舌无毒，可以补中益气。凡煮羊肉，用杏仁、瓦片一起煮，肉容易烂。羊肉与胡桃、萝卜一起煮，就没有膻味，和竹鼠一起煮，更增加美味。用铜器煮羊肉，损害男人阳

33

---

〔1〕 脿（pí）胵（zhì）：反刍动物的胃，又称百叶。

气，使女人暴下。黑头白羊、白头黑羊、独角的羊都有毒，误吃会生痈疽。中羊肉毒的人，多饮甘草汤就能消解。吃羊肉过多伤身的人，多食枣子、草果可消除。　.

羚羊　肉味甘，性平，无毒。北方人常吃，南方人吃了可免蛇虫伤。羚羊肉与五味炒熟，放入酒中，多次饮用，可以治疗筋骨急强。羚羊角味咸，性寒，无毒，能辟恶解毒，平肝舒筋，定风安魂，散血下气，明目起阴。也可治疗子痫痉疾，散产后恶血，冲心烦闷，烧成末用酒调服。

山羊　肉味甘，性热，无毒。可以益气，治疗筋骨急强冷劳，山岚疟痢带下，对产妇有利。疫病后的人不能食用。

猪　即豕。猪吃的东西不洁净，所以称它为豕。八卦中的坎为豕。猪为水畜，性趋下，喜食污秽。雄性的猪叫豭，公猪肉味酸，性冷，无毒。雌性的猪叫彘，母猪肉味微苦，性寒，有小毒。小猪叫豚，豚肉味辛，性平，有小毒。阉割过的公猪称为豶。生活在江南的猪叫江猪。《食医心鉴》中说，公猪肉治病，吃了对人有益。猪肉会使血脉不畅，筋骨软弱，有疫病或金疮的人不要吃。孙思邈说，猪肉长期吃使人子嗣少，引发久治不愈的顽症。长时间吃豚肉，使人遍体筋肉碎痛，没有力气。江猪吃多了，增加体重，做成腌肉稍有腥气，长时间吃会消解药力，发风动痰。患有伤风、疟疾、湿痰、痔漏的人吃了难以痊愈。与牛肉一起吃生绦虫；与兔肉一起吃损伤身体；与羊肝、鸡蛋、鲫鱼及黄豆一起吃会使人气机凝滞；与葵菜一起吃会使人少气无力；与荞麦面一起吃，会使人患热风，使胡须、眉毛、头发脱落；与生姜一起吃，使人脸上生斑，引发风症；同胡荽一起吃，使人肚脐溃烂；同苍耳一起吃，动风气；与百花菜、吴茱萸一起吃会引发痔瘘。猪头肉有毒，能压丹石毒，补虚乏，吃多了会动风发疾。猪脖子肉，肥且脆，能消酒积，吃多了动风。猪脂能润肺，利血脉，散风热，入膏药，杀虫祛风，润燥解毒。猪脑有毒，吃多了会损伤性功能，喝酒后尤其忌食，有风眩脑鸣的人适宜吃，不要与盐和酒一起吃。猪髓可以补骨髓，益虚劳，通肾命门。猪血可以压丹石毒，解诸毒，用清油炒食，能去嘈杂、虫症，与黄豆一起吃会阻塞气机。猪心可以去惊邪、忧愁、愤恨、气乏，吃多了损耗心气，不要与吴茱萸一起吃。猪肝微毒，主肝虚浮肿，吃药的人不要吃。猪肝与生鱼片一起吃，会生痈疽；与鲤鱼一起吃会伤神；与鹌鹑一起吃，使人脸色发黄发黑。《延寿书》中说，猪临杀时，惊恐之气进入心脏，绝命之气归于肝脏，猪肝不宜吃。猪肺补肺气，有肺虚咳血的人，猪肺与薏苡仁一起吃较好。猪肺与白菜一起吃，使人气滞，发霍乱；与饴糖一起吃发疽毒。猪肾能补肾气，通膀胱，暖腰膝，治疗耳聋，产后劳乏、虚汗、下痢、崩漏、虚寒的人吃多了，怀孕生子的机会减少。肾脂生于两肾中间，像脂像肉，是人、动物的命门，也是三焦发源的地方，能润五脏，滋肺气，治疗干胀喘急，通乳汁。猪肚可以补胃益气，治疗骨蒸潮热。猪肠能润肠，止血痢，治脏毒，祛除大小肠风热。猪洞肠治疗脱肛失血。猪脾祛除脾胃虚热。娄居中说，六畜的脾脏，一生莫食之，又说，猪肉补气，也能补阳。虚损症的人阴气不足，不适宜吃猪肉。北猪味薄，煮后汤汁清。南猪味厚，煮出来的汤汁浓，毒性尤其大。入药用纯黑的公猪。凡是花猪、母猪、病猪、白蹄猪，煮出黄汁的黄膘猪、肉里有米星的猪，这几种猪都不能吃。《食治通说》中说，烧肉忌讳用桑柴火。凡煮肉，加入皂荚子、桑白皮，不会引发风气。用旧篱笆煮肉容易熟。煮肉时，把锅盖盖严，放入楮实子二三十粒，肉容易烂而且味道很香。夏天用醋煮肉，可以保留好多天。煮腊肉到快熟之时，把烧红的炭放进锅里，就使油去掉油荦气。洗猪肚用面，洗猪肠的脏物用砂糖，能去掉秽气。中了病猪毒，烧猪屎为末，用水冲服一钱左右，三次可病愈。猪肉吃得过多伤身，可把猪骨头烧为粉末，用水冲服；或者服用芫荽汁、生韭菜汁，或加草果可消。

狗　肉味咸酸，性温，无毒。可以安五脏，厚肠胃，填精髓，暖肾经，实下焦。宜和五味空腹食。食用狗肉不要去血，去血对人不好。不要食用烧烤的狗肉，会使人得消渴病。狗肉与海鲋一起吃，会发恶疾；与蒜一起吃，会损伤身体；与荞麦面一起吃，会发癫痫。患疫病之后吃狗肉对身体有害，服丹石的人忌食狗肉。狗蹄血能下乳汁。狗肾可祛除产后虚乏似疟。狗的阴茎可以壮阳生子，补精髓，治带淋。陈士良说，狗肉补阳，阴虚发热的人不要吃。黄的公犬，补益人，其他的次之。春末夏初有疯狗，忌食狗肉。疯狗、瘦狗、有病的狗、不明原因死亡的狗、悬着蹄子的狗、赤股干燥的狗、有腥臊气味眼睛红的狗都不能吃。猎狗嘴巴长，擅长捕猎；喜欢叫的狗嘴巴短，擅长看家。白狗身上有虎纹的，黑狗白耳朵的，蓄养这种狗会使主家富贵。纯白色的狗会给主人带来凶祸，有青斑的狗能识别盗贼而咬他。凡是因吃狗肉身体受伤害的，用杏仁二三两，带皮研细，再用两三杯开水拌匀，分三次服下，能使吃下的狗肉全部消化而痊愈。

狗玃　肉味甘酸，性平，无毒。可以补中益气，杀蛔虫，治疗小儿疳积消瘦。

獐　肉味甘，性温，无毒。补五脏。八月到十一月吃，胜过羊肉。吃多了会动气，引发消渴病、难治的旧疾。消瘦的、有病的獐子不能吃。与鸽肉一起吃会造成腹内产生肿块，与梅子、李子、虾一起吃都能使人生病。凡是心胆粗犷豪放的人，吃了獐子的心肝，就会减弱原有的气势。胆小的人吃了，会更加胆小。獐的髓脑益气，与薯蓣一起吃，可祛除暗风[1]，与天门冬一起煎服，补虚损。

香獐 肉与獐的肉功用相同。香獐的肚脐分泌物叫麝香。味辛，性温，无毒。可以辟恶气，杀虫通窍，开经络，透肌骨，解酒毒，消瓜果食积。香獐肉可治疗中风、中气、痰厥、积聚、惊痫、痈肿，能使人堕胎。

鹿 肉味甘，性平，无毒。用姜、醋煮着吃较好。吃多了会引发旧有的顽疾，能治疗燥热五痔。

麋 似鹿而大，肉粗，气味很相似。

马 肉味辛苦，性冷，有小毒。可以除热下气，长筋骨，强腰脊。马肉与仓米、苍耳一起吃，会发恶病害人；与生姜一起吃会引发气喘、咳嗽；与猪肉一起吃可导致霍乱。患有疮疥和痢疾的人不要吃。喂奶的妇女吃了，使孩子患疳积，并逐渐消瘦。吃骏马肉而不饮酒，对身体不好。吃了马肉，毒发感到胸闷时，饮清酒解毒，饮浊酒则会加剧毒性。马乳无毒，可解热止渴，与生鱼片一起吃会生腹内积块，做成乳酪性温。饮马乳可使人消瘦。马心治疗心昏健忘，患痫疾的人吃了会加剧痞闷。马肺可使阴茎萎软。马肝大毒，黄省曾说，马肝及马鞍下的肉吃了会致人死亡。白马的阴茎味甘咸，性平，无毒，能益气强阴，长肉生子。马眼主惊痫、疟疾，夜眼主尸厥卒中恶者。马悬蹄无毒，能辟恶气、鬼毒、惊邪，治疗难产或乳汁分泌不足、肠痈。赤马能治疗赤带，白马能治疗白带。马脑有毒，吃了可令人发癫病。马血有大毒，生马血进入人肉体中，一二日便肿起来，如果连着心脏，人就死了。煮马肉时，必须用清水将血洗干净，马肉上的血洗不干净，则有毒性存留，误食会生疔疮肿毒，或者可用酒洗，马肉与酒一起煮较好。不用盖炊器。长有生角的、没有夜眼的、白马青蹄的、白马黑头的、形色异常的、自己死亡的马都有毒，吃了会使人患癫狂病，致人死亡。凡是吃了马肉中毒的，饮杏仁莱菔汁可解毒。

驴 肉味甘，性凉，无毒。可以安心气，去风狂，补血益气。驴肉与荸荠一起吃使人筋脉紧急不柔，屈伸不利，吃多了会动风。驴脂与荆芥、茶相反，一起吃会致人死亡。野驴肉与驴肉的功效相同。驴头肉煮汁服用可以止消渴，与姜、齑[2]煮汁服用可以治黄疸。驴生脂和花椒研磨，塞于耳中，可有效治疗耳聋。驴血无毒，能下热气，利大小肠。将驴的热血与一杯麻油，和搅去沫，煮熟后竟成白色，也是一件怪事。驴乳无毒，可以解热，止消渴、赤痢、惊邪。驴的阴茎

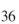

---

〔1〕 暗风：一种与内风相似，由脏腑功能失调引发风阳上亢的疾病。

〔2〕 齑：用来调味的辛辣食物或菜末。

无毒，能强阴壮筋。驴皮煎成胶与酒服，可以去风毒、骨节痛，治疗吐衄崩痢，用阿井水煎成的胶名叫阿胶，味甘，性平，无毒，可以补血液，清肺止咳，定喘下膈，疏痰止吐。因为是用济水趋下之性，所以驴皮能治逆上之痰，利大小肠。用无病的黑驴的皮煎成的胶较好。

野猪　肉味甘，性平，无毒。能够补五脏，润肌肤。野猪肉可治疗肠风便血、癫痫，吃多了会微动风疾。雌的野猪肉更好，青蹄的野猪肉不要吃。野猪脂能去风肿毒，炼净与酒浸服，能使没有乳汁的人多乳汁。老的野猪胆中有黄，味甘，性平，无毒，可以治疗癫痫、鬼疰，止血生肌，多用于被有毒的箭射伤的人。食用时要谨慎。

豪猪　肉味甘，性大寒，无毒。多脂肪，吃了利大肠，吃多了会使人变得虚弱，还能促使湿冷病加重。

猪獾　肉味甘酸，性平，无毒。能压丹石毒。猪獾肉与五味一起吃可以补益气血，长肌肉，祛除劳热水胀，上气咳逆，赤白痢疾。猪獾脂可治疗传尸鬼疰、肺痿气急、咳血，与酒一起服用能杀虫，或吐出或排出。

兔　肉味甘辛，性寒，无毒。能压丹石毒，补中气，治消渴湿热及噎膈便燥。兔肉与白鸽肉一起吃可使人面色发黄，与獭肉一起吃会引发遁尸病[1]，与生姜、橘子一起吃会使人心痛或者患上霍乱。兔肉不能与芥菜一起吃。兔肉适宜在八月到十二月吃，其他的月份吃会伤神气。兔肉血能凉血，解胎热，催生。兔脑无毒，可以催生。兔髓治疗耳聋。兔肝明目补虚，祛除头晕目眩。兔肉不要与鸡、芥菜、胡桃、柑橘一起吃。

虎　肉味酸，有土腥气，性热，无毒。加入盐吃比较好，可以益气力，止多唾、恶心、疟疾，辟精魅。吃热虎肉，会伤人牙齿。很多老虎都是用有毒的箭射伤的，吃虎肉的人要谨慎。虎血壮神强志，虎肚无毒，可以治疗噎膈反胃。

熊　肉味甘，性平，无毒。可以补虚乏，祛除风痹，治疗筋骨不利。患有寒病、热病、积聚不消之病和旧有顽疾的人不要吃熊肉。熊脂即熊白，味美，无毒，可杀痨虫。冬天有熊脂，夏天则没有。熊腹中的肪、身中的脂煎炼可入药用，如果靠近阴部会使男子阳痿。用熊脂点灯，烟会损伤人的眼睛，以致失明。熊掌无毒，能御风寒，益气力，用酒和醋煮熟，熊掌就会膨大如皮球，而且容易煮软。因为熊冬眠不食，饥饿就舔舐熊掌，所以熊掌美味。熊胆无毒，春季靠近头部，夏季在腹部，秋季在左足处，冬季在右足处，熊胆可除热清心，平肝明

---

[1]　遁尸病：一种突然发作，以心腹胀满刺痛、喘急为主症的危急病症。

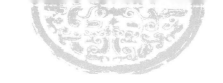

目，去翳杀虫，治疗诸疳惊痫，与竹沥化成黄豆大小服下，对去心涎有效。

罴[1] 比熊大，貔像虎，貙像虎，浅毛，三兽都属阳，功用与熊、虎相同。

豹 肉味酸，性微温，无毒。可以辟鬼魅神邪。冬天吃能壮筋骨，安五脏，强志气，耐寒暑，暖肾气。豹的脂肪能制成生发药，早晨涂上，晚上就能长出头发来。

象 肉味甘淡，性平，无毒。口感肥脆像猪肉，淡而含滑，可以通小便。烧成灰用酒调服，能缩小便。象肉吃多了使人体重，象的身上具有百兽的肉，只有鼻子是它自己的肉。象胆无毒，春季在前左腿，夏季在前右腿，秋季在后左腿，冬季在后右腿，和人乳一起调和后点入眼内，可治疗眼疾。象牙可消骨鲠，利小便，烧成灰服用，缩小便。

水獭 肉味咸，性寒，无毒。可以散风热毒、骨蒸热，散荣卫虚满，治疗血脉不行，女人经闭，水气胀满，大小肠不通。吃多了会消耗男子阳气。水獭肉不要与兔肉一起吃。水獭肝有毒，能消骨鲠、鬼疰，杀痨虫，去客邪，治疗咳嗽虚汗。水獭胆明目。产妇佩带水獭皮毛容易生产。

山獭 肉不适宜吃。阴茎味甘，性热，无毒，可以治阳虚阴痿，精液清寒，用酒研磨一些多次服用，有补助身体的功效。山獭骨可解箭毒，研磨一点敷上，立即消除。

豺 肉味酸，性热，有毒，不适宜吃，能消耗人身上的脂肪。豺皮炙热，治疗冷痹脚气，可治愈。

狼 肉味咸，性热，无毒。可以补五脏，厚肠胃，填骨髓，去冷积。狼膏益气血，润燥泽皱，涂治恶疮。狼喉主治噎病，烧成粉末，每次用五分加入米饭中吃较好。狼屎消骨鲠，烧成灰，用水调服。

狐 肉味甘，性温，无毒。可以暖中祛风，补虚劳，辟邪气，狐头肉尤其好。狐的肠胃味苦，性寒，有毒，能祛热邪、见鬼魅及惊痫。狐血无毒，将其浸泡黍米、麦门冬，阴干成丸豆大小。饮酒时将一丸放于舌下含，可以不醉酒。狐的阴茎主治女人绝产、阴痒、阴脱和小儿阴肿。狐狸皮辟邪魅。

狸 肉味甘，性温，无毒。能解鬼疰恶毒，治疗皮内如针刺痛，补气血，去游风，治痔瘘。狸肝去鬼疰。狸的阴茎治男子阴疝，女人经闭，烧成灰，水调服。狸的种类很多，都是很好的食物，功用相同，但是吃狸肉要去掉正脊，否则对人体不利。

---

[1] 罴（pí）：熊的一种，即棕熊，又叫马熊，毛棕褐色，能爬树，会游泳。

家猫 肉味甘酸，性寒，无毒。可以补阴血，治疗劳怯[1]、瘰疬、杨梅恶疮。家猫的肝能杀痨虫，胎盘治反胃噎膈病，烧成灰加入辰砂末少许，用酒调服效果较好。

骡 肉味辛苦，性温，有小毒。骡的性子顽劣，肉对人没有益处，吃多了使人健忘。

驼 肉味甘，性温，无毒。可以壮筋骨，润肌肤，去风下气。驼峰和驼蹄食用最好。驼脂透肌肉，能散顽痹、恶疮、风毒及筋骨拘挛疼痛。驼乳可以补中益气，壮筋骨。驼黄味苦，微毒，可以散风热惊疾。西北人用驼黄冒充牛黄，像牛黄而不香，功效不如牛黄。

野马 肉味甘，有小毒，吃了无益，可以治疗马痫、痹症。肌肉筋骨不利，用野马肉和豉、葱、五味作羹，多次食用效果好。阴茎壮阳固精。

貉 肉味甘，性温，无毒。能够益人，补虚乏无力，治疗筋寒骨痛。

麈 肉味甘，性滑，如牛脂，无毒，可以食用，能润肤燥、长肌肉，尾巴可以辟邪。

黄鼠 肉味甘，性平，无毒。可以润肺生津，但多吃发疮，入膏药解毒散肿。

鼹鼠 肉味咸，性寒，无毒。可以和血脉，散风热、积滞、痈毒。鼹鼠肉与五味一起吃，去风肿，杀虫。

土拨鼠 肉味甘，性平，无毒，颇肥美，吃多了难以消化，可以动风，治瘰疮。小儿晚上睡眠不好，可以将土拨鼠的头骨放在枕旁，则可安枕入眠。

貂鼠 肉味甘，性平，无毒。可以食用，能治疗漏疾，有的地方称为栗鼠。

黄鼠狼 肉味甘，腥臭，性温，有小毒，不能吃。心肝味臭，微毒，可杀虫，止心腹痛。

老鼠 肉味甘，性热，无毒。老鼠肉可杀虫，治劳热及小儿五疳。与五味、豆豉汁作羹吃良。老鼠的骨头不要误食，可使人消瘦。

猴 肉味酸，性平，无毒。猴肉可祛除瘴疫、久疟、风劳，酿酒饮用效果较好。猴手可治疗惊痫口噤。

猬 肉味甘，性平，无毒，可以止反胃。煮熟后食用使人能吃饭，能肥下焦，消瘰疾，误吃刺猬骨头会使人消瘦，身体状况变坏，各个关节渐渐变小。刺猬胆可治疗鹰食病。

---

〔1〕 劳怯：阴虚内热性质的虚劳病症。

狨 肉味淡，性平，微毒。可以治疗五痔漏疾。狨脂涂于疮疥风毒处可有治疗效果。

果然 肉味咸，性平，无毒。与五味煮食用较好。果然肉可治疗瘴疟、寒热。果然皮可以祛疟。

猩猩 肉味咸，性温，无毒。古人认为是珍奇贵重的食物，吃了猩猩肉，人能不困不饿，走得飞快。

海狗 肉味咸，性热，无毒。主治虚劳。腽肭脐[1]味咸，性大热，无毒。浸酒一昼夜，用纸裹炙香，锉捣，或者放入银器内用酒煎熟，制成药服，大补元气，可益肾壮阳，破症结宿血，治疗鬼疰病。

海獭 生于海中，似獭而大似犬。海獭脚下有皮如骈拇。海獭的毛着水不湿。人也吃海獭的肉。海中有海牛、海马、海驴等，这些兽类的皮毛遇风潮起，其毛仍起，物性尚在也。

海猵 头像马，腰以下像蝙蝠，毛像獭。大的重五六十斤，可以烹食。用海猵的皮做风领比貂稍差。

凡中了六畜肉的毒，用水调和墙上的土末钱许，可解毒。或者用白扁豆烧成末，水调服，或者用因吃了它的肉而中毒的牲畜的干屎末，调酒服可解毒。

凡是禽兽，肝脏发青的，因疔疮死的，自己死了不闭口的，自己死亡之后头朝北的，带有龙形的，五脏碰到草自己会动的，肉掉在地上不沾尘土的，死了之后还热血不断的，给狗都不吃的，腌肉沾上尘漏的，祭肉自己移动位置的，放在米瓮里的腌肉，放了一夜没有煮的各种肉，腌肉晒不干的，煮熟后不缩水的肉，掉在水里就浮起来的肉，这些肉都有毒，误吃了会死人。

〔1〕腽（wà）肭（nà）脐：以腽肭的阴茎及睾丸与脐连接，断取入药，作为滋养药品，也称为海狗肾。

禽类

禽类

《食物辑要》

鸠味甘氣平無毒主明目補氣助陰陽安五臟
或有班或無班或大或小其形雖殊其用則
一又能療癰疽排阻血人食金屑鳩肉解之
詩名雛又雎鳩水鳥也

鸠味甘气平无毒。主明目，补气，助阴阳，安五脏。

或有班或无班，或大或小，其形虽殊，其用则一。

又能疗痈疽，排阻血。人食金屑，鸠肉解之。《诗》

名雛，又雎鸠，水鸟也。

鹅　味甘，性平，无毒。利五脏，可以解烦止渴。白鹅胜于苍鹅，性冷，有毒，可令人发疮，患霍乱，引发经久难愈的旧疾。白鹅膏气微寒，无毒，主治耳朵暴聋，用白鹅膏灌到耳朵里，可以滋润皮肤毛发，主治射工[1]毒、水毒病。鹅烧灰服用主治噎病，饮其血及涂全身，主治小儿惊痫。卵性温，补中益气，利五脏。

鸭　味甘，性温，无毒。主补虚除热，能够和脏腑，利水道，消胀，止惊痫，解丹毒，止痢血，解毒。鸭头，治水肿，白鸭尤佳。鸭屎，可以杀石药毒，解结缚，散蓄热，主治热毒痢，制成末用水调服。治疗热肿毒疮，可用鸭屎和鸡卵白一起敷之，而和蚯蚓一起敷，治疗毒疮效果较好。黄雌鸭最补，绿头、青头鸭都佳，黑鸭会滑中、发冷痢脚气。卵微寒，主心膈热发气并冷疾，小儿食用鸭肉脚会发软，盐腌还可以。鸭肉与卵都不可与鳖肉一起吃，有害，又说，鸭肉不可与胡桃、豆豉一起吃。

鸡　补气虚羸弱，本属巽，巽为风，患风病的人食之没有不发作的。丹雄鸡味甘，性微温，有小毒，主治女人崩中漏下，赤白沃，可以补虚温中，止血通神，杀毒，辟不祥。冠血益气，主要治疗产后泌乳困难，治疗白癜风和各种疮。上吊而死，心口有温度的人，可以刺鸡冠血滴入口中，男的用雌鸡，女的用雄鸡。如果有虫入耳中，取血滴耳中，虫即出。头主杀鬼。乌雄鸡味酸甘，性微温，无毒，主补虚弱，止心腹痛，安胎，治疗骨折伤痹病，胆主要治疗目不明，肌疮。心主五邪，肝及两翅膀的毛主起阴，血主治痿折、骨痛及痿痹，脂肪主治耳聋，肠主遗溺，小便频数或不禁。鸡肫内的黄皮微寒，主治泻痢、小便遗溺，除热止烦，并尿血、崩中带下。鸡屎白微寒，主治消渴、伤寒寒热，破石淋及转筋，灭瘢痕，缓解风痛。白雄鸡味酸，性微温，主下气，治疗狂邪，可以安五脏，伤中消渴，调中，利小便，去丹毒，三年者能为鬼神所使。黑雄鸡味甘，性温，无毒，主风寒湿痹，安胎，可治产后出血，补虚羸，风寒痹症，安心定志，可除邪辟恶，治疗腹痛及痿折骨痛，产后泌乳困难。翅膀上的羽毛主下血闭。黄雌鸡味甘酸，性温平，无毒，主治伤中消渴，小便频数不禁，肠澼泻痢，可以补益五脏，续绝伤，添精髓，止劳劣，助阳，利水肿。筋骨主小儿羸瘦，饮食正常却不长肉。鸡有五种颜色的，黑鸡白头的，孵过小鸡的母鸡的肉都不可吃。鸡子主除热、火疮、痫痉，可作琥珀神物。卵白微寒，治疗目赤热痛，除心下伏热，止烦满咳逆，小儿下泻，妇人产难，胞衣不出，醋渍之一宿，可以疗黄

----

〔1〕射工：传说中的毒虫名。

疸，破大烦热。卵中白皮，主治久咳结气，与麻黄、紫菀一起服用，可使病立刻痊愈。卵黄微温，主惊痫，可以镇心神，安五脏，安胎。黄鸡所产的蛋最好。《素问》中说，阴不足，补之以血。鸡卵血饮用过多会动风气，有毒，醋可解。凡鸡以光粉和饮喂之，后取食，尤为补益，不可与蒜、薤、芥、李及牛、犬肉一起吃，各致病，宜戒之。小儿五岁以下，不可吃鸡肉，会生虫，孕妇吃了，可使孩子腹内有虫。朱丹溪说，鸡助肝火。《衍义》中说，鸡动风者，也是习俗所影响。鸡属土而有金，与木火性补，故而助湿中之火，病邪得之，为有助而病加剧也。

野鸭 又名鳬，味甘，性微寒，无毒。主补中益气，消食助力，大益病人，能够杀十二种虫，又治身上小疮，多年不愈的小疮，食之即愈。有一种小的野鸭，名为刀鸭，刀鸭味最重，更补虚，九月后至立春前，食之尤佳。一种名为油鸭的野鸭，味道更佳。

鹍鸡 味甘，无毒，食之令人肥润勇健。

麦鸡 味甘，性温，能补虚益脾。

锦鸡 味甘酸，有小毒。食之令人聪明，益容色。形状略似雄雉，毛羽都是圆斑点，尾倍长，嗉囊有肉绶，天晴时吐绶于外，人谓之吐锦，又谓之吐绶鸟。

鹤 味咸，性平，有毒。鹤血主益气力，补劳乏，祛风益肺。鹤胘中的砂石子磨服，可以除虫毒、邪气，鹤顶血有大毒，喝了即刻就死。鹤有玄、黄、苍、白四种颜色。

鹁鸽 味咸，性平暖，无毒。主调精益气，明目，解诸药毒，虽益人但会减弱药力，降低药效，服药人不宜食用。又治恶疮、疥癣、风瘙、白癜、疬疡风疾，酒炒服之极有效，白色者尤佳，屎能杀诸鱼。

雀 黄雀，又名嘉宾。大温，无毒。可以起阳道，益精髓，暖腰膝，令人有子。冬天的黄雀较好，取其阴阳未决也。卵味酸，气温，无毒。主治下气，男子阳痿不起，可以强盛使其热，多精有子。雀脑主治耳聋，涂冻疮立愈。头血主治雀盲、鸡蒙眼等眼病。雄雀屎名白丁香，两头尖的就是，五月取的效果好，研磨如粉，煎甘草汤，浸一宿，干燥后用，治疗目赤痛，生胬肉[1]，赤白膜，赤脉贯瞳，用初胎男乳和如薄泥，点之即消，涂痈疖立溃，又治女科下滞、下溺不利，蜂蜜和丸服。又急黄欲危，以两枚研水温服可使病愈。龋齿有虫、疼痛，用棉裹，塞孔内，一天换一两次。喉痹，口噤，研末调服，用温水灌之，又治疝

---

〔1〕 胬肉：眼球结膜增生而凸起的肉状物。

痕、疬癖诸块、伏梁。一种像雀而小，八九月内群飞田间，谓之黄雀，味更美，其于治病则稍不及。

鹳 味甘，性寒，有毒。主治喉痹，飞尸，蛇虺咬，及小儿秘癖，大腹痞满，眩煮汁服之。鹳骨大寒，治尸疰腹痛，炙烤使其变黄成为粉末，空心暖酒服寸匕[1]。又能杀树木，沐汤中放入少许，令毛发尽脱，更不复生。

鹭鸶 味咸，性平，无毒。炙食之，主治瘦虚，益脾补气。一种白雀子，脚黄，形似鹭，但头上没有细长的毛，袅耳。脾虚不能食及下痢，鹭鸶同荞麦面食生肥虫，同菌、蕈、木耳一起吃发痔下血，同胡桃一起吃发头风、眩晕及心痛。卵同葱一起吃生虫，同家鸡一起吃成遁尸病。孙思邈说，九月到十一月吃卵，益人。春夏不要吃野鸡，防止蛇交有毒，丙午日不可吃家鸡和野鸡。

竹鸡 味甘，性平，无毒。主治野鸡病，能杀虫，多用生姜煮食效果好。

英鸡 味甘，性温，无毒。可以治蚁瘘病，同五味煮食效果好，又与红雀形状也相类似。

水老鸦 味酸咸，性冷，有微毒。可以通利小便，减轻腹胀。嗉囊可以消骨鲠。凡是患有骨鲠的人，偷偷地念"鸬鹚"，不一会儿异物就下去了。

秃鹙 今人呼为鸟。味咸，性平，微寒，主治中了虫、鱼毒，嘴治鱼骨鲠，形状像鹤而大长颈，赤目，头高六七尺，《诗》所谓"有鹙在梁"是也。

淘鹅 味咸，性温，无毒。主治风湿导致的肌肉麻木。脂肪治疗耳聋，散痈疽肿胀，治疗瘰病，可以引导药力直达病所。舌头治疗疔疮热毒。

野鸡 味甘酸，性微寒，有小毒。主补中益气，能止泄泻、痢疾、利小便，又能治烦渴，饮水无度，和盐、豆豉作羹食又治脾胃虚弱，下痢日夜不能停止，肠滑不下食。野味虽贵，但吃了损多益少。有血疾痼疾气，烧灰为末服方寸匕即愈。民间误称野鸡为鸵鹑，《诗》所谓"维鹑在梁"也。

天鹅 味甘，性热，无毒。主补中益气。天鹅有三、四等，金头鹅为次，小金头鹅又次。绒毛可以治疗刀杖疮伤。

山鸡 味甘，性平，有小毒。补益五脏气，生寄生虫。同豆豉食，对人体有害。山鸡卵同葱食，生绦虫。又名菜鸡。

鸠 味甘，性平，无毒。主明目，补气，助阴阳，安五脏。或有斑点，或无斑点，或大或小，形状虽然不同，功用却是相同的。又能治疗痈疽，排瘀血。人

---

〔1〕寸匕：古代量取药末的器具。其状如刀匕。一方寸匕大小为古代一寸正方，其容量相当于十粒梧桐子大。

吃了金屑中毒，鸠肉可解毒。《诗》名雎，又名睢鸠，是水鸟。

布谷 江东人呼为郭公，北人呼为拨谷。味甘，性温，无毒。主安神定志，令人少睡。

黄褐侯 鸠类。主治蚁瘘、恶疮，能够安五脏，助气虚、劳损，排脓血并一切痈疖。五味腌炙食之，极甘美。青鸠功用相同。

鹗 味甘，性平，无毒。味道很美味，能使眼睛明亮，治疗瘰疬。鹗的骨头能用来接骨。

鹰 食之主邪魅，五痔。屎主伤挞，灭瘢痕，鹰屎与僵蚕、衣鱼作面膏，效果很好。用来治疗目疾，和乳汁研之，晚上三次滴入眼中，三日可见天空中物体。一种鹞，与鹰相同。《诗》云，鴥彼晨风，也是此类，即是鹞。

鸱 味咸，性平，微毒。不要多吃。能消化鸡、鹌鹑引起的食积。治疗癫痫，用鸱的头效果更好。脑部有微毒。同酒一起吃，令人容易喝醉、健忘。

鹌鹑 味甘，性温平，无毒。可以补五脏，益中续气，实筋骨，耐寒温，消结热。鹌鹑肉和小豆、生姜煮食，可以止泻痢，酥煎令人下焦肥。与猪肉一起吃令人生小黑痣，和菌子食会引发痔疮，小儿患疳及下痢五色，天天食之有效。春月不要吃。《本草》中说，鹌鹑由蛤蟆变化而来。《素问》中说，田鼠化为鴽，即鹑也。寇宗奭说，鹑有雌雄，卵生，非化也。

雁 味甘，性平，无毒。主风挛拘急，偏枯，气不通利，壮筋骨，补劳损。雁骨烧灰和米泔洗头，主发盛而黑。雁膏治耳聋，六、七月食之，主伤神气。一种名为鸨，形似雁，只是没有后足趾。《诗》谓"肃肃鸨羽"是也，性淫，雄鸟皆与为偶。

练鹊 味甘，性平，无毒。补益卫气。患有风疾的人，将练鹊炒香泡酒，经常饮用效果好。

鸀鸟 味甘，性温，无毒。主补五脏，益心力，解野葛、蛇、菌等毒，并可治瘟瘴病久而危者。合毛熬酒渍之，或生捣汁服良。膏脂，可以润泽手部肌肤，使不裂。食之忌笋，可祭祀天神。取鸀鸟献给天帝为好。自然死亡的不能吃。

喜鹊 味甘，性寒，无毒。可以祛风解渴，散胸膈痰结，四肢烦热，去石淋，利大小肠，雄者良。女人不能吃。

蒿雀 味甘，性温，无毒。比各种雀类美味。可以补精髓，益阳道，暖腰膝。

鸮 味甘，性温，无毒。可以和中利气，噎病人宜食，也能治风痫、鼠瘘。

鸬鹚 味酸，性平，无毒。能消痞积、症瘕，及治风湿病。

刺毛莺　味甘，性平，无毒。肥美，可以益胃和中，有疥疮的人少食。

猫头鹰　味甘，性平，无毒。炙食香美，可以益胃和中。不要在夜间水煮、炙烤猫头鹰，否则会招引来鬼魅。

啄木鸟　味甘酸，性平，无毒。杀痨虫，可以治疗风痫、心痛、痔瘘。庚日取血，面向西方热服，令人面发光彩。

山鹊　味甘，性温，无毒。能够补益人，解各种水果中毒。

鸲鹆[1]　味甘，性平，无毒。可以通智慧，治吃噎下气，止血。腊日以五味腌炙食，治久嗽五痔。

白鹇　味甘，性平，无毒。可以解诸毒，补中气，患疮疖的人不要吃，黑鹇与白鹇的功用相同。

鸳鸯　味咸，性平，有小毒。可以治瘘疮，多食可令人患风病。吴瑞说，夫妇不和，私下给他们吃鸳鸯肉，可令其相爱，煮了吃，治梦寐思慕者。

鸂鶒[2]　味甘，性平，无毒。可以解惊邪、野狐毒。冬月宜食，又叫溪鸭。

乌鸦　味酸涩，性平，无毒。腥臭的乌鸦肉不能吃。可以杀痨虫，治疗瘦怯、失血、咳嗽、骨蒸，以及小儿惊痫。

慈鸦　味酸咸，性平，无毒。不膻臭，可以和中益气力，除劳热虚嗽。和五味腌炙可食。嘴巴小的是慈鸦。

黄鹂　味甘，性温，无毒。可以助脾胃，益阳道，女人吃了不容易产生嫉妒的情绪。此鸟立春即鸣叫。

鹬　味甘，性温，无毒。可以补虚乏，温五脏，暖人。此鸟天将下雨就鸣叫。

百舌　味甘，性平，无毒。可以杀诸虫，益智慧。小儿迟缓不会说话的宜食。

鹡鸰　味甘，性平温，无毒。可以和中益脾，多食令人聪明，长尾青灰斑色。

蜡嘴　味甘，性温，无毒。可以补虚乏，长皮肉，刚生病后不要吃。

团尾　味甘，性平，无毒。同五味煮食，肥甘，江南地区很贵重。

油鸭　味甘，性平，无毒。可以补中气，养精血，冬月食良。脂膏滴耳治耳聋。

----

[1]　鸲（qú）鹆（yù）：鸟名，俗称"八哥"。

[2]　鸂（xī）鶒（chì）：水鸟名。形大于鸳鸯，多紫色，好并游，俗称紫鸳鸯。

鸂鶒　味甘咸，性平，无毒。可以解虾鱼毒。炙食益人，养之辟火灾。

青鸤　味甘，性温，无毒。番鸟，善于吃辣椒，煮食味佳。

孔雀　味咸，性凉，微毒。可以解诸药毒，味如鸡、鹜，山谷中居住的人宜多食之。血能解虫毒。昝殷说，鹅惊鬼，鸂鶒厌火，孔雀辟恶。

鹦鹉　味甘咸，性温，无毒。治虚乏咳嗽，杀痨虫。

翠鸟　味咸，性平，无毒。可食。能消鱼骨鲠。羽毛青翠可爱。雄性叫翡鸟，颜色多为红色。

鸧　味甘，性平，无毒。可以补气血，去风痹。鸧的脂肪可长须发。

鸎　味甘，性平，无毒。解热毒，治诸疮阴䘌[1]。又名鴷。三月，田鼠变化为鴷，八月，鴷变化为田鼠。

鹘嘲　味咸，性平，无毒。可以益脾胃，助气生血，治疗头风、眩晕、目暗。

子规　味甘，性平，无毒。可以解毒，益人，治疮瘘，长肌肉。

伏翼　味咸，性平，无毒。可以明目解愁，治久咳上气、久疟、五淋、瘰疬、内漏、女人带下、无子及小儿魃病[2]、惊风，多食令人下痢。血胆滴目，令人少睡，夜能见物。屎名夜明砂，味辛，性寒，无毒，能明目去翳，除惊悸，散寒热积聚肿毒，下死胎。

寒号虫　鸟类，有肉翅，不能飞。味甘，性平，无毒。可食，对人体有益。屎名五灵脂，味甘，性温，无毒，可以辟瘟疫，止心腹冷气痛，肠风下血，通气机经闭及小儿五疳。

燕　味酸，性平，有毒。不可食，会损伤人的精神和元气。吃燕子的人到水里，会被蛟龙吞食，因此不能杀燕子，能出痔虫、疮虫。

石燕　味甘，性温，无毒。可以壮阳、暖腰膝、添精补髓、益气、润皮肤、减少小便、御风寒、岚瘴、瘟疫气。吴瑞说，土燕多栖居在岩穴中，出于乳穴洞中的尤其好，冬月可以食用，其他月份只可以治病。

鸟类凡属下列情况的：自己闭气而死的，自己死了还伸不开脚的，身体白色而头为黑色的，身体黑色而头为白色的，三只脚的，鸟腿上有四个凸起的，六个脚趾的，四只翅膀的，形状怪异的，颜色怪异的，野禽生的蛋有八字形的，肝的颜色发青的，都有毒，误吃了会毒死人。

〔1〕阴䘌（nì）：中医的一种妇科病，症状是外阴部瘙痒疼痛，白带增多等。

〔2〕魃（jì）病：小儿病名。指小儿因吮吸已妊娠母亲的乳汁或乳食停滞所致身体黄瘦、腹大脚软、瘘痹、发落、神情不爽的疾病。

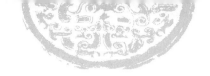

各种雀类的卵，都能补肾气，助阳道。

注：卷之五"禽类"中，水老鸦、淘鹅、山鸡、鹗、鸥、练鹊这六条，根据原本目录有，而正文无，今据 1999 年北京华夏出版社出版的《食物辑要》（收录于《中国本草全书》第六十三卷）卷之五，补充相关内容，可供读者参考。

果类

枸杞子味甘性微寒无毒补肾生精养血明目安神李当之云离家数里莫食枸杞。

黄精味甘微苦平无毒润肺益脾生气血去风湿明目乌须忌水萝卜

枸杞子味甘性微寒无毒。补肾生精养血，明目安神。李当之云，离家数里，莫食枸杞。

黄精味甘微苦平无毒。润肺益脾，生气血，去风湿，明目乌须。忌水萝卜。

枣　味甘，性平，无毒。生枣性寒，可以止渴，吃多了会损伤脾脏，引发腹泻、腹胀，患有寒热病、胃弱的人不要吃生枣，同蜂蜜一起吃会损五脏。熟枣性温，能杀天雄、附子毒，和胃养脾，助十二经气，和百药。但熟枣吃多了会损伤牙齿，引发咳嗽。小孩子吃多了会得疳积病。熟枣同各种鱼类一起吃，令腰腹痛。同葱一起食用，令五脏不和。脘腹胀满的人不要吃熟枣，因为熟枣味甘，能缓补脾胃。不要与鳖一起吃。

栗　味甘咸，性温，无毒。栗是补益肾脏的果实，但生吃会发气病，熟吃会使气机阻塞，必须晒过后风干，去除木气的才好。因为风干后的栗子炒熟食之，不甚滞气，味道尤其好。同橄榄食，有梅花香。栗子中间扁的部分叫栗楔，能补肾益气。患风疾和水肿的人，不可多吃栗子。小儿吃多了栗子，会难以消化形成疾病。炒栗子的方法：悄悄地拿出一颗栗子咬破后，蘸上香油，再和许多栗子同炒，这样所有的栗子都不发爆。

莲肉　味甘涩，性微寒，无毒。可以清心宁神，补脾，益十二经脉气血，安定上下君相火邪。去掉莲子心煮着吃，能厚肠胃，交心肾，固精气。吃生莲子过多，会使人动气。患霍乱病的人不要吃。

藕　味甘，性微寒，无毒。能伏硫磺，杀疫气，解蟹毒，开胃醒酒，散血，止烦渴。生吃过多，会使脾胃受寒。蒸熟吃，补五脏。同蜂蜜食，令脏肥，不生虫。《相感志》中说，藕少加一点盐水吃，对口腔和牙齿都有益处。与油炸的米、面裹起来的食品一起吃，就没有一点渣滓。产妇忌生冷，唯藕不忌，因为藕能散瘀血。入药忌铁器。

葡萄　味甘酸，性微温，无毒。可以解疮疹毒，益气力。其性走下，能渗水道，利小便，治疗筋骨湿痹，多食助热。取葡萄汁酿酒很好，但喝多了使人视力模糊。葡萄和白糖曝食良。古人说，葡萄架下饮酒，防虫尿滴入酒中伤人。

樱桃　味甘涩，性热，无毒。可以和脾胃，美颜色，止泄精、水谷痢，但多食会让人作呕，发暗风，动湿热，伤筋骨。有寒热病的人不要吃。哮喘咳嗽的人，吃了会病情加重。

柿　味甘，性寒，无毒。可以润心肺，解渴止血，治火热嗽，通耳鼻。同酒一起食用易醉。黄柿和米粉蒸食，可散肠癖脏毒。牛奶柿性冷，多食令寒中腹痛，痰火人宜食。干柿气平，厚肠胃，润咽喉，杀虫。多吃可以去面部黑褐色斑块、腹中宿血。柿子用火烘烤干灰色的不好，晒干呈白色的好。勿同鳖肉食，难以消化成为积病。柿霜味甘，性凉，可以生津清热，消痰止嗽。凡是没有成熟的红柿子，用冷盐汤浸泡，可以放一年左右。

桃 味甘酸，性温，微毒。是补益肺脏的果实。能够辟邪气，美颜色，但吃多了会损伤脾脏，助生内热，使人肿胀，引发疮疖。桃同鳖肉食，可使人患心痛病。喝了洗桃子的水，使泻肚的人发展为淋病。桃仁，味苦甘，性平，无毒。主治风痹骨蒸，肝疟寒热，破血杀虫。核中有双仁的有毒，应该抛弃。

杏 味甘酸涩，性热，微毒。对人身体没有好处，吃多了会使人神志不清，令膈热生痰，动脾，发疮疖，落须发，伤筋骨。患有眼病的人吃多了会引发失明。小儿勿多食。产妇禁食杏子。杏仁，味甘苦，性温，有小毒。得火良，能够解锡毒，杀虫，可以消化狗肉，化开索粉积食，解肌散风，消痰定喘，利膈润燥，能散能降。同天门冬一起食用，可润心肺。和奶酪作汤服下，可润喉发音。双仁者有毒，误食可令胸闷、精神迷乱，赶快取来杏树根煮成汤服下，可以解毒。

八担杏仁 味甘，性平温，无毒。可以止咳下气，散心腹迷闷，吃多了会引发旧病。

梅 味酸甘，性平，无毒。可以解酒，开胃生津。多食损齿伤筋，蚀脾胃，使人膈上生痰，产生内热。服黄精人忌食。吃梅子使牙齿酸软，嚼一些胡桃肉可以化解。又云，梅子同韶粉食，就不会发酸，也不会使牙齿发软。

乌梅 性温，无毒。解硫磺、马汗、诸鱼毒，可以杀虫，醒酒，解渴止呕，安心神，收敛肺气，调和脾胃。治疗疟痢、虚热、失血。

白梅 与乌梅功效相同。凡是中风、惊痫、喉痹、痰厥僵仆、牙关紧闭者，用梅肉揩擦牙根，令涎出，即开。梅仁，味酸，性平，无毒。可以明目益气，除烦热。有人说，用清水揉搓梅花的叶子，用来洗涤蕉布和葛布衣服，一夏天也不会发脆。梅叶煎汤洗徽衣，即去。

李 味甘酸苦，性微寒，无毒。能够调中益肝，去骨节间劳热。吃多了会使人腹胀、发痰、发疟疾或引发虚热。同蜂蜜食，同雀肉食，会损伤五脏。同浆水食，会得霍乱病。凡是在水中不下沉的、味道苦涩的李子，都有毒。李子的种类很多，味道甘美多汁的，也要少吃。李仁味苦，性平，无毒。可以散浮肿，利小肠，下水气。治疗僵仆、扭伤、瘀血、骨痛及女人小腹胀。

柰 味苦甘酸涩，性寒，微毒。虽有味甘脆可食者，但对人体没有益处。吃多了会使人肺寒腹胀，凡是病人吃了柰子之后会病情加重。

频婆果 味甘，性平，无毒。可以益心和脾，生津止渴。治疗一吃饭就饱胀，气壅塞不通的人，捣汁服效果好。

　　林檎　味甘酸，性温，无毒。能消痰下气，治疗霍乱腹痛、下痢泄精、小儿闪癖[1]。多食发热、生痰、滞气，闭百脉，令人好睡，发疮疖。

　　杨梅　味甘酸，性温，无毒。可以和五脏，消食下酒，解渴止呕。吃多了会引发疮疖，上火生痰，损伤牙齿，伤害筋骨。有火热病的人不要吃，忌讳与葱一起吃。核仁治脚气，把柿漆和杨梅核相拌后日晒，梅仁就自动裂开出来。

　　枇杷　味甘酸，性微寒，无毒。可以润五脏，清肺气，止烦渴。吃多了会伤脾，发痰助湿。与面粉或烤肉一起吃，会引发黄病，并使内湿和热气的散发受到阻塞。枇杷叶，味微苦，性平，无毒。可以和胃清肺，下气消痰，止咳呕哕。

　　胡桃　肉味甘，衣涩。性温，无毒。可以制铜毒，润肌肤，通血脉，利小便，助肾火，发痘疮。多食会生痰涎，动风气，脱眉发。同酒多食，令人咯血。如果同内皮一起吃，可以敛肺气。胡桃肉去掉薄衣的方法是：一斤胡桃，用五六段甘蔗节，和水一起煮透，过一夜，第二天早晨再稍煮一下。这样去掉胡桃外壳时，薄衣随之脱落。

　　龙眼肉　味甘，性平，无毒。可以解蛊毒，去五脏邪气，养血安神，长智敛汗。生龙眼用开水煮过之后，吃了不会影响脾胃。蔡襄说，龙眼生用效果不如荔枝。

　　荔枝　味甘，性温，无毒。益智壮气，能解烦渴，治头重心躁，背膊劳闷。也可以消瘰疬、瘤赘、疔肿。因为荔枝能散没有形质的滞气。多食会助热动血，令牙龈肿、口腔痛。吃鲜荔枝尤其厉害。《相感志》中说，吃鲜荔枝多了会醉人，用荔枝外壳泡水喝就解醉了。荔枝核，味甘涩，性温，无毒。可以止胃脘疼痛及小肠气，女人血气刺痛。使用方法：用针在荔枝壳上扎几个孔，用蜜水浸泡在瓷碗里面，隔着水蒸透，荔枝的肉十分饱满，味道也特别甜美。

　　白果　味甘苦涩，性温，有小毒。生食会引发疳积。熟食可以温肺，定喘嗽，减少小便。吃熟的太多使气机阻塞，腹胀，动风气。小孩子吃太多会引起昏厥或霍乱，导致惊风和疳积。同鳗鲡食，会患软风症。《延寿书》中说，银杏能醉人，吃到一千颗的人，就会醉死。三棱形状的银杏有毒。炒白果法：要炒银杏时，暗地里取一个握在手里，炒锅里的银杏就不会爆裂。

　　水梨　味甘微酸，性寒，无毒。能解恶疮毒，润肺，凉心，消痰，止咳，解酒渴，利二便。吃多了会使人腹中寒冷，损伤脾胃。产后血虚、金疮、冷泻的人，不要吃。《延寿书》中说，有梨子大如斗，送给朝廷权贵吃，吃的人都死

────────────────

　　〔1〕闪癖：即小儿疳病。临床以面黄肌瘦，毛发焦枯，肚大青筋，精神萎靡为特征。

了。因为梨树下有毒蛇，聚毒热极而生长的梨子。因此，凡是异常的食物都不可以食用。

海棠梨子 味酸甘，性平，无毒。可以止泻痢。花似紫绵色者为海棠，其他都是棠梨。

木瓜 味酸涩，性温，无毒。入肝，和脾胃。可以补益谷气，调和营卫。治噎噫、霍乱、肿胀，冷热泻痢腹痛。吃多了会损伤牙齿，有害筋骨。忌铁器。

榅桲[1] 味酸甘，性微温，无毒。可以温中下气，消食，散酒气，止渴，除心间酸水，治肠虚水泻。都宜生用。吃多了，会使血脉不畅，气聚胸中膈膜生痰。与文蛤类一起吃，会引发疝气。将要睡时吃生榅桲，会使胃脘阻塞。

棠球[2] 味酸甘，性微温，无毒。可以消食散血，行结气，化痰涎。生吃多了使人心嘈烦，损伤牙齿。凡脾胃虚弱的人不要吃。

榧子 味甘涩，性热，无毒。是补益肺脏的果实。炒食，可以去三虫，消谷食，行营卫，助阳道，治白浊。榧子同鹅肉一起吃，可使人患断节风，又可令气上壅。《相感志》中说，用猪油炒榧子，它的黑皮自然脱落。又说，榧子皮，与绿豆相反，会致人死命。

松子 味甘，性温，无毒。可以补气虚，散风寒。多食生痰涎，发虚热。有一种梅松子，与松子性味相同，能润五脏，散水气。治头眩、骨节风，去死肌、白发。凡是松子类果实，要走油了，可以摊在竹纸上用微火烘烤，就会还原到以前的味道。

榛子 味甘，性平，无毒。可以开胃益气，实大肠，令人不知饥饿，走得飞快。产自辽东新罗的尤其好。收藏榛子、松子、瓜子之类的物品，把灯芯草剪碎，一起放到罐子里，搁在干燥地方，不会走油。

橄榄 味涩甘，性温，无毒。可以解酒，解鱼鳖河豚毒。开胃下气，止泻生津。治疗咽喉痛。多食令气上壅。李时珍说，橄榄盐过不苦涩，与栗子一起吃味道很香。《延寿书》中说，吃橄榄要去两头，因性热也。过了白露之后采摘来吃，就不会患疟疾。核仁，味甘，性平，无毒。对人体有益。用锡盒装起来，再用纸密封牢固，放在干净的地上，可以放五六个月不会坏。

梧桐子 味甘，性平，无毒。生食无益。熟食开胃醒脾。多食生痰涎，动风气。

---

〔1〕榅（wēn）桲（po）：蔷薇科，落叶灌木或小乔木。晚春或初夏开花，花白色或淡红色，果实秋季成熟，梨形或苹果形，黄色，味甘酸，性耐寒冷。

〔2〕棠球：即山楂。

石榴子　味甘酸涩，性微温，无毒。可以压丹石毒，杀三尸虫，治疗咽喉燥渴。吃多了会损伤肺部，伤及牙齿，留在膈膜上会生痰。酸榴子能治痢疾，涩肠固精。子白而大者，名叫水晶榴，味甘美，对人体有益。

橘　瓤味甘酸，性温，无毒。甘者，可以润肺止渴，和中快膈。酸者，会恋膈生痰，滞肺气。同螃蟹一起吃，令人软瘫。橘皮，味苦辛，性温，无毒，可以解鱼腥毒，和脾，下气，止吐。但多用、独用会损脾。入药用，放置时间久的效果好。橘除去白瓤为橘红，可以理肺气，清痰宽中，治咳嗽。橘核，味苦，性平，无毒。能治肾虚腰疼，小肠疝气。橘瓤上的白筋，最难消化，小孩吃多了会成为积滞。橘叶，味苦，性平，无毒。走肝经，可以治乳疬胁痛，疏导胸膈逆气。有一种说法，用松树毛裹住橘子保存，留一百天也不会干；用绿豆保存也可以。最忌接近酒和米。柑子和橙子也是如此。

橙皮　味甘辛，性温，无毒。可以下气、消痰、宽中，多食反动气。橙皮和白糖作丁，甘美。饮酒的人，患疟疾的人，不要食用。橙皮和盐贮存后食用，可以止恶心，解酒病；作酱醋，味道香美，散肠胃恶气及浮风气。橙瓤，味酸，性寒，无毒。可以杀鱼鳖毒，但多食伤肝气，发虚热。橙子与小水獭肉一起吃，会使人眩晕、恶心。洗去酸汁，和盐、蜂蜜煎食，可止恶心。

金柑　味甘咸，性温，无毒。金柑能下气快膈，止渴解酒，辟臭味。用蜂蜜浸渍食用，味亦香美。

柑子　味甘，性寒，无毒。可以解丹石毒，去肠胃热气，止暴渴，利小便。柑子吃多了，会使人脾脏生寒，患饮水不消之症和肺寒咳嗽，还会出冷汗，使大肠泻痢。如果发生以上症状，立即用柑子皮煎汤饮用，或者饮用盐水，可以化解。柑皮，味甘辛，性寒，无毒。可以解酒，调中下气。吃多了会使肺燥热。

山柑皮　治疗喉咙疼痛有效。

佛手柑　味甘辛，性平，无毒。能和中下气，醒脾。佛手柑和白砂糖作丁食，尤其好。

柚　味酸，性寒，无毒。可以解酒消食，去口臭，涤荡肠胃恶气。孕妇厌食口淡的适合吃。柚皮，味苦辛，性平，无毒。能消食化痰，散胸膈愤懑之气。

香橼　味辛酸，性温，无毒。可以下气，消痰止嗽，治疗上腹及胃脘部痰饮、水饮之邪及气痛。

马槟榔　味涩甘，性微寒，无毒。可以生津止渴，下气消痰。细嚼，以冷水咽下，甘甜如蜜。孕妇临产嚼数枚，用热水服下，易生产。产后忌食，因为会使子宫寒冷。

西瓜　味甘，性平寒，无毒。可以解暑热、酒毒，除烦止渴。也能治喉痹、热痢，利小便。多食，会助湿动肠胃，发寒疝。西瓜同油饼一起食用，会损胃气。汪颖说，吃西瓜之后，又吃西瓜子，瓜的气味不会呼出来。西瓜接近糯米，沾上酒气，就容易烂。猫踩过的西瓜容易发沙。

甜瓜　味甘淡，性寒滑，有小毒。少食，可以解暑充饥止渴，利二便。多食，会动肠胃，引发虚热病、久治不愈的旧疾，使阴部湿痒、生疮。同油饼一起食用可引起腹泻。初病后食之，会反胃。患脚气、黄疸者，吃了甜瓜会难以痊愈。贪吃过多甜瓜，到深秋会泻痢，最是难治，因为吃甜瓜损伤了阳气的缘故。凡吃瓜引起的损伤、发胀，少食盐易消，或饮酒或饮麝香水可消除。五月间的甜瓜，放进水里能沉下去的，吃了会得冷病。九月间霜打了的甜瓜，吃了会得寒热病。长有两鼻两蒂的甜瓜，吃了损伤人。《卫生歌》中说，瓜桃生冷宜少食，免至秋来成疟痢。

甘蔗　味甘，性微寒，无毒。是补益脾脏的果实。能够和中，下气，止渴，解酒，解河豚毒。治呕哕、反胃，利大小肠。多食会发虚热，引起鼻子出血。喝过酒再吃甘蔗会引起多痰。同榧子一起食用，甘蔗的渣子会变软。燃烧甘蔗渣子散发的烟雾最能使视力受损，应该避开。

芡实　味甘，性平，无毒。熟食能健脾，益固肾精，减少小便。芡实吃多了难以消化。小孩子吃多了，就会不长高。

菱　味甘，性平，无毒。可以解丹石毒。生食能解烦热、止消渴，多食会伤脾损阳，熟食可以充饥。多食滞气，饮一两杯姜汁酒可解。同蜂蜜一起吃生蛔虫。小儿秋后食多，令脐下痛。长四个角或三个角的叫芰，两个角的叫菱，功用是一样的。

茨菰　味甘苦，性寒，无毒。可以治石淋，多食会损齿，动宿疾，使人患上冷气病，肚子膨胀，引发脚气，得瘫痪。患有崩中带下、肠风、五痔、疮疖的人不要吃。同生姜煮效果较好。小儿吃多了会脐下痛。

地栗　味甘，性寒滑，无毒。可以解丹石毒，辟蛊毒，止消渴，化痰积宿食，去胸中实热。治浮肿及五疸，利小便。如果和铜一起嚼食，铜就渐渐消失了。

落花生　味甘苦，性平，无毒。经霜后煮食味佳，可以调和脾胃。小孩吃多了，滞气难以消化。

香芋　味甘淡，性平，无毒。可以实胃健脾。吃多了会粘在膈膜上，使人滞气，小孩和孕妇少吃。

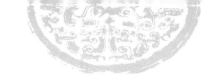

桑椹 熟者味甘涩，性微凉，无毒。能和五脏，养精血，驱散关节疼痛。桑椹和蜂蜜一起吃，安定神魄，使须发变黑。小孩子吃了会心痛。

枸杞子 味甘，性微寒，无毒。可以补肾生精养血，明目安神。李当之说，离家数里，莫食枸杞。

黄精 味甘微苦，性平，无毒。可以润肺益脾，生气血，祛风湿，明目乌发。忌与水萝卜一起吃。

百合 味甘，性平，无毒。主治百合病[1]。能够安神益智，润肺止嗽，养五脏，消浮肿，利二便。有产后病的妇女宜吃，和肉一起吃尤其好。

白苏子 味辛甘，性温，无毒。可以宽中润肠。有泄泻、脾胃虚弱的人不要吃。

锦荔枝 味苦，性寒，无毒。能解劳乏，除邪热，清心明目。锦荔枝的种子，味甘苦，性温，无毒，可以益气壮阳。

凡收藏青梅、枇杷、橄榄、橙子、李子、菱、瓜类，在腊月的雪水中加进少许铜青粉末。同水果一起密封到干净罐子里，保存很久但颜色不变。或者在腊月的雪水中加进少许薄荷、明矾，和各种水果分别浸泡到瓮里，可以存放很久而味道很好，且不变色。

解各种水果的毒，把猪骨头烧成灰，研末，用水送服。又治疗瓜果生冷所伤，用五苓散，桂枝加量。凡不是当令的水果，摘下来时间长有坏的水果，核还没有长成的水果，误吃了会引发痈疽和寒热病。果实从树上落地，有毒虫从上面爬过的，吃了会使人患九漏之病。偶有形状奇怪的水果，都有毒，人吃了会死。

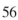

---

〔1〕 百合病：中医病名。是指以神情恍惚，行、卧、饮食等皆觉不适为主要表现的神志疾病，为情志病之一。因其治疗以百合为主药，故名百合病。

鱼品类

鳢鱼味甘平微毒，补五脏，和肠胃，壮筋骨，利水气，安胎。多食发疮肿成疿癣，勿同乳酪食。肝不可食，剥人面皮，中鳢鱼毒，多饮芦根汁可解。

鲈鱼味甘平微毒。补五脏，和肠胃，壮筋骨，利水气，安胎。多食发疮肿成疿癣。勿同乳酪食。肝不可食，剥人面皮。中鲈鱼毒，多饮芦根汁可解。

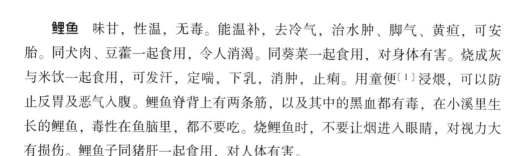

鲤鱼 味甘，性温，无毒。能温补，去冷气，治水肿、脚气、黄疸，可安胎。同犬肉、豆藿一起食用，令人消渴。同葵菜一起食用，对身体有害。烧成灰与米饮一起食用，可发汗，定喘，下乳，消肿，止痢。用童便[1]浸煨，可以防止反胃及恶气入腹。鲤鱼脊背上有两条筋，以及其中的黑血都有毒，在小溪里生长的鲤鱼，毒性在鱼脑里，都不要吃。烧鲤鱼时，不要让烟进入眼睛，对视力大有损伤。鲤鱼子同猪肝一起食用，对人体有害。

鲫鱼 味甘，性温，无毒。诸鱼惟此属土，能调胃，实肠，补虚。同五味一起食用，可以温中下气，止痢。同莼作羹一起食用，能开胃进食。同豆煮汁一起食用，可以消水肿。同蒜一起食用，会助热。同砂糖一起食用，会生疳虫。同芥菜一起食用，会发浮肿。同鸡、野鸡、鹿肉、猴肉，以及猪肝一起食用，会生恶疽。鲤鱼子同猪肝一起食用，对人体有害。

鳊鱼 味甘，性温，无毒。可以利五脏。作脍食，可强健脾胃，促进饮食。同酱、芥菜子汁食，能消食下气，患有疳积病和痢疾的人不能吃。

鲥鱼 味甘，性平，无毒。可以开胃补虚，过多食用会引发久治难愈的疾病，以及疮疥和疳积病。

鲈鱼 味甘，性平，微毒。可以补五脏，和肠胃，壮筋骨，利水气，安胎。过多食用会引发疮肿，成痃癖[2]。不要同奶酪一起食用。鲈鱼肝不可食用，会使人面部脱皮。中鲈鱼毒，多饮芦根汁可解毒。

鳜鱼 味甘，性平，无毒。可以和脾胃，补虚劳，益气力，过多食用会令人肥健。也能破恶血，止肠风下血，杀虫。小个的鳜鱼味道鲜美，重三四斤的鳜鱼味道不佳。《延寿书》中说，鳜鱼脊背上有十二根刺，与十二个月相对应。不小心被刺扎了咽喉，对身体有害。

鲨鱼 味甘，性平，无毒。可以暖胃益气。过多食用会引发疮疥。这种鱼大的有四五寸长，小的时候腹内就有鱼子。

鲦鱼 味甘，性温，无毒。可以温中益脾，止冷泻，过多食用会引发疮疥、丹毒。

鲙残鱼 味甘，性温，无毒。能够养胃宽中，过多食用会引发疮疥及小儿赤游风。

[1] 童便：10岁以下的童子尿称为童便，满月前一天的男孩清晨的第一泡尿最佳。味咸，性寒，滋阴降火、凉血散瘀，治疗阴虚火旺之咳嗽、吐血、鼻出血及产后血晕。一般作为药引使用，以增加处方的疗效。
[2] 痃癖：中医学病名。即横痃病，腹中生癖块。

鲢鱼　味甘，性温，无毒。可以温中益气，过多食用会使人身上发热、口渴，或者引发疮疥。

鳙鱼　味甘，性温，无毒。能够暖胃健脾，过多食用会动风气，引发疮疥，有重四五十斤者。

鳟鱼　味甘，性温，无毒。能够和中温胃，过多食用会动风气，助湿热，引发疮疥及难愈的旧病。

鲩鱼[1]　味甘，性温，无毒。可以暖胃、助脾、益气，吃多了会引发各种疮毒及湿毒、流气和痰核病。

青鱼　味甘，性平，无毒。能够和中益气，同韭白煮食，去烦闷，治风痹脚气。不要与胡荽、麦酱、豆藿、生葵菜一起吃。

大麦青鱼　味甘，性平，无毒。肥美开胃，对人体有益。患疫病、泄泻的人不可食用，过多食用会引发疮癣。

白鱼　味甘，性平，无毒。可以开胃助脾，补肝明目，去水气，通行十二经络。引发灸疮。吃多了会使身体发热生痰。

鲟鱼　味甘咸，无毒。主益气补虚，令人肥健，其子肥美，可杀腹内小虫。

鰡鱼　味甘，性平，无毒。开胃利脏，长期食用使人肥健，此鱼食泥，不忌药。

石首鱼　即黄鱼。佛经上记载，东海有一种鱼，名叫石首，比丘有疾病的，可以吃四两石首鱼肉。今人因嘴馋而吃得多，不是正当的方法。味甘，无毒。开胃益气。干者为鲞鱼，消宿食，烘烤的食物能化为水，主治中恶、暴痢、腹胀、食不消。鲞鱼要用大麦秆包裹，不漏风，放置时间越久越好，否则发红失味。石首鱼与荞麦一起吃，令人声音低弱暗哑。石首鱼头部的石头磨碎服用，能治疗淋证。煅烧为末，用鹅毛管吹入耳中治疗耳患效果非常好。

勒鱼[2]　味甘，性平，无毒。可以调和中气，健脾养胃。盐腌作鲞，功用相同。

鲚鱼　味甘辛，无毒。食用鲚鱼对人体没有益处，会助痰动气，引发疮疥。

鲂鱼　味甘温，无毒。可以调胃气，理五脏。和芥子酱一起食用，助肺气，去胃家风，消谷不化。作鲙食可助脾，令人有食欲，作羹臛尤其好。患有疳积、痢疾的人不可以食用。

────────

〔1〕鲩（huàn）鱼：即草鱼。

〔2〕勒鱼：原本目录有，正文无。今据1999年北京华夏出版社出版的《食物辑要》（收录于《中国本草全书》第六十三卷），补充相关内容，可供读者参考。

鲇鱼　江东称作鮧鱼，秦人称作鳀鱼。味甘，微毒。主治水浮肿病，利小便。同葱煮食，散痔。血同牛肝一起食用，会使人患风疾，并造成唾液倒逆，呼吸困难的病症。同野猪肉一起食用，会上吐下泻。同鹿肉一起食用，使人筋骨指甲萎缩。红眼睛、红须子和无腮的鲇鱼都有毒，不小心吃了会致人死亡。鲇鱼皮可以消痘毒，肝治骨鲠。

鲵鱼　味甘，性平，无毒。能和肠胃，利尿。多食可治疗久治不愈的顽疾。同野猪、野鸡一起食用，令人生出癞疮。同鹿肉一起食用，令人致死。红眼睛、红须的不要吃。

河豚　味甘，性温，有毒。可以开胃杀虫。多食发风，助湿，动痰。同鸭肉一起食用，对人体有益。有久治不愈的顽疾、疮疾的人不可以食用。服药的人不可食用。忌用煤火煮，误食沾灰尘的河豚可致人死亡。肝味美，有大毒，洗净恶血，去筋膜，煮至极熟，可食用。子有大毒，忌食。凡中此鱼毒，民间用橄榄、芦根汁等解毒，成效甚少，需用鸭血灌入口中，可以缓解。红眼睛的河豚，非常肥大的河豚，吃了都会致人死亡，什么药都不能缓解。

比目鱼　味甘，性平，无毒。可以补虚乏，益气力，过多食用会动风气，有风湿病者不要食用。

黑鱼　味甘，性寒，无毒。可以宽膈消胀，利大小肠，治湿痹、脚气、痔疾及妊妇子肿。同赤小豆煮食，消肿满，过多食用会引发久治不愈的顽疾。胆甘辣，无毒，在阴凉处晒干可救喉痹将危者，点入即可，或水调灌下。肝肠和五味炙香，贴痔瘘、蛀骭疮，引虫全部出来，使病痊愈。除夕用大黑鱼煮汤给小儿沐浴，能稀痘。

鳗鲡　味甘，性微温，有小毒。鳗鲡可压制各种草药石毒，杀痨虫，补虚乏，起阳道，祛风湿痹痛、脚气、五痔，女人带淋阴疮，小儿疳热。同白果一起食用，易患软风。有些重达三四斤的、把头抬出水面三寸游动的、有四只眼睛的、没有腮的、背上有白点的、腹部有黑斑的、有尖头剑背黑颜色的鳗鲡，吃着没什么味道，都有毒，不能吃。

海鳗鲡　味甘，性温，无毒。也可食用，治皮肤风燥、恶疮及疥蛋、痔瘘。肉粗无油的海鳗鲡有毒，不要食用。

鳝鱼　味甘，性大温，无毒。可以滋阴益肾，补中气，逐风邪湿痹，除腹中冷气，产后恶露淋漓，过多食用会令人感染霍乱，发疮疾，不要与犬肉一起食用。孙思邈说，颜色黑、体型大的鳝鱼有毒，吃了会致人死亡。一种是蛇变的，在水缸内养数百条，晚上用灯照着看，那种身子浮在水面，颈部下面有白点的，要立刻扔掉它。

鳖 肉味甘，性冷，无毒。可以滋阴，补虚乏，益气血，长须发，治血热久痢。同猪、兔、鸭肉一起食用，对人体有害。同芥菜子汁一起食用，会生恶疮。不要同鸡子一起食用。忌苋菜。《礼记》中说，吃鳖要去掉它身上的丑东西，这是指鳖脖子下面那块像乌龟形状的软骨，吃了会患水肿病。凡是鳖眼睛大的、眼睛白色的、只有三只脚的、红脚的、一只眼睛的、头和眼睛缩不回壳里的、眼睛四周凹陷的、腹下有玉字形的、字形花纹的、蛇交的，都有毒。夏天亦有蛇变化的鳖，食者须小心。山上生者名旱鳖，食之可致人死亡。省曾说，鳖肉主聚，甲主散，消症瘕，疗温疟，破宿血，生新血，治小儿疳积消瘦。

虾 味甘，性温，微毒。可以解野鸡病，消鳖瘕，下乳汁，托痘疮，助阳气，过多食用会动风助火，引发疮疾，有冷积者不要食用。千万不要把虾和热饭一起盛在密封的器具之内，如果把虾腌制成腌虾，对人体有害。虾没有须子的、腹下颜色通黑的、煮熟后颜色变白的，都有毒，不能食用。小儿食之令双脚无力，鸡、狗也是如此，生活在水田、沟渠里的虾有毒，不要食用。

鳅 味甘，性凉，无毒。可以暖中益气，醒酒，解消渴。同米粉做成羹食用，能调中，收痔。不要和白狗的血一起食用。和灯心一起煮，鳅味佳。凡中鳝、鳖、虾、鳅、蛤蟆毒，令脐下痛，小便秘，用豆豉一合煎出浓汁，多次饮用可解毒。

海虾 味甘，性平，有小毒。作鲙食效果极好，可去飞尸虫、口中疳虫。同猪肉一起食用，令人唾液增多。福建有五色虾，长一尺多，晒干后就是对虾，功用与海虾一样。

鲳鱼 味甘，性平，无毒。可以益气力，令人肥健，用葱、生姜、粳米和鲳鱼一起煮，骨头都会变软。子有毒，食之下痢。

鳐鱼 味甘，性平，无毒。可以补五脏，坚筋骨。曝干香美，过多食用也不会引发疾病。

鳡鱼 味甘，性平，无毒。能和中气，养脾胃，止呕吐。生疮疥的人不要食用。

黄颊鱼 味甘，性平，无毒。可以醒酒，祛风，消肿，利小便，过多食用会引发疮疾。黄颊鱼的胆春夏靠近上部，秋冬靠近下部。

嘉鱼 味甘，性温，无毒。珍美，食之令人肥健。治疗肾虚劳乏及消渴病。

乌贼鱼 味咸，性平，无毒。能益志，强气，通经。过多食用会动风气。《素问》中说，此鱼主治女人血枯。乌贼鱼骨名海螵蛸，味咸，微温，无毒。可以杀虫，止痢，治惊气入腹、环脐腹痛及女人血瘕，赤白漏下，且令人有子，治聤耳[1]，加入少量麝香吹入耳中有疗效。

邵阳鱼　味甘咸，性平，无毒。人吃了没有益处。同生姜一起煮，临起加入紫砂糖，味颇佳，不腥气，可以治白浊、膏淋、茎中痛。肝味佳，和少量姜糖一起煮，免腥气。邵阳鱼的尾巴善于刺人，在人小便之处蛰咬，使人阴部疼痛难忍，如死去一般，拔去毒刺就好了。

鮹鱼　味甘，性平，无毒。可以益血气，治肠风下血五痔，患痛疽者不要食用。

竹鱼　味甘，性平，无毒。珍美，能开胃、和中、益气，除湿痹、疼痛，过多食用会引发疮疾。

鲨鱼　味甘，性平，无毒。能和中，过多食用会引起咳嗽，引发疮疾，可治湿痹、脚气。鲨鱼的睛珠明目，头枕骨磨服，止心腹痛，胆明目。小个的鲨鱼叫作"鬼鲨"，吃了对人体有害。

田鸡　即青蛙。味甘，性寒，无毒。主治劳热痃瘦，利水消肿，补虚损，对产妇较好。《延寿书》中说，蛙的骨头热着吃，会使人小便淋漓不断。又说，小的蛙吃多了，使人尿道闭塞，肚脐下面酸痛，也有因此致死的。急忙把车前草弄碎，喝汁可以化解。

黄鲴鱼　味甘，性温，无毒。作鲊煎炙食味道极好，可以治胃寒、泄泻。它的油能杀虫，治疗疮，点灯会使人眼睛昏暗模糊。

鳙鱼　味甘，性平，无毒。可以和中益气。晒干和姜、醋一起食用，味似虾米。

金鱼　味甘咸，性平，无毒。金鱼味道太淡，不适合食用，只能养着赏玩。如果有白杨皮相伴，就不会生虫。可以治疗久痢。

鲛鱼　味甘，性平，无毒。可以补五脏，功效比鲫鱼稍差，作鲊也非常好。鲛鱼也称沙鱼，味肥美，其青目赤颊，背上有长毛，腹下有翅，大者尾长数尺，能伤人。皮无毒，烧灰水服食，治吃鱼中毒及吃生鱼片成积不消者。鱼皮上都有沙，像朱砂斑。有的鼻前骨头像斧子，善于攻击物体，毁坏船只，名叫锯鲨。有似虎坚强者，名虎鲨，也称胡鲨，虎鱼所化。虎鲨能咬伤人，被鲨鱼暗中咬伤的人，腰间系一块红布就可以避免。

章鱼　味甘咸，性寒，无毒。性虽冷，但不伤胃，能益气血。福建用新鲜的

---

〔1〕聤（tíng）耳：中医病名。以耳道流脓、听力障碍为主症，相当于西医的化脓性中耳炎。

章鱼和姜、醋一起食用，味如水母，颇佳。石距也是此类，身小足长，入盐烧食最佳。

文鳐鱼 味甘酸，性平，无毒。也可食用，治癫狂、痔痛的疾病。孕妇临产，佩戴文鳐鱼的骨头容易生产，烧为灰，用酒调服一钱，可催生产。文鳐鱼也称飞鱼。

鱴鱼 味甘，性平，无毒。益人。食之不染疫症，过多食用会引发疮疥。

鳝鱼 味甘，性平，微毒。肥美，可以和五脏，过多食用难以消化，会生痰助热，发风动气，发疮疾，同荞麦面一起食用令人失音。肝味甘，无毒，炙食散恶血。

鯑鱼 味甘，性温，有小毒。可以解虫毒，治症瘕积聚，与鮎鮠相类。

鲵鱼 味甘，性温，有毒。辟瘟疫。峡中人捕捉到鲵鱼后，将它绑在树上，用鞭抽打，直至身上的白汁流尽，才可以食用，不中毒。《食治通说》中说，凡是洗鱼，滴上几滴生油，就没有黏液。煮鱼之时，下一点没药，就不腥了。

龟 肉味酸，性温，无毒。可以通任脉，补血，资智慧。治疗风湿痹症、久年寒嗽、赤痢失血。酿酒饮，治疗麻风病、骨折、筋脉拘挛、关节疼痛。六甲日，人如果食用龟肉，会损伤神志。同猪肉、苋米、瓜、苋一起食用对人体有害。胆，点痘后目肿不开者效果较好。尿，滴入耳内可治聋症；点舌下，治中风、舌瘖及惊风不语。有一种说法，要取龟尿，用猪鬃或松叶刺龟鼻，尿即下。龟甲无毒，可以滋阴，散麻痹症瘕，治腰腿痛，排脓血。

玳瑁 肉味甘，性平，无毒。可食，镇心神，行气血，去风毒邪热，利大小肠，通月经。血解药毒，预防、解除痘疮，有一种用法是以生玳瑁、生犀角磨汁一起服下，效果尤其好。

鼋 肉味甘，性平，微毒。可以补益人，杀诸虫，去湿痹邪气。脂治麻风、恶疮。甲与鳖甲同功。

蟹 味甘咸，性寒，微毒。生姜能解蟹毒，蟹可解漆毒，理经脉，养筋骨，散恶血，去胸中结热。过多食用会动风，发霍乱，服木香汁可解。同柿子一起食用，会形成冷积。只有一只眼睛的，四只脚的，六只脚的，两只眼睛相对的，腹下有毛，壳里有骨头的，头上和背上有星点的，脚上有斑的，眼睛发红的蟹，都有毒，不可以吃。蟛蜞蟹扁大，性冷，无毒，可解热，散小儿痞气。蟛蜞蟹有毒，过多食用引发上吐下泻。还有剑蟹之类，也有毒，不可食用。蟹脚髓壳里的黄，熬成末，可纳金疮，续断筋。蟹爪可堕胎破血，用酒煮后将汁服下，可止产后血闷。凡蟹交八月，吃稻后可食用，霜降后尤佳。如未经霜者有毒。傅肱说，凡中蟹毒，用紫苏汁、蒜汁、芦根汁，多服可解。一云，糟蟹坛上放皂荚半锭，糟蟹就可以久留不坏，坛底放入一块炭，蟹黄就不会发沙败坏。

蛤蜊 味咸，性冷，无毒。可以醒酒开胃，润五脏，止消渴，治疬癣血块，作寒热。蛤蜊性虽冷，但湿中有火者、服丹石人忌食。紫口蛤壳煅成粉末，名蛤粉，是入肾经血分的药，治疗肾滑湿嗽，消顽痰，瘰核，白浊。李达说，用枇杷核与蛤蜊一起煮，蛤蜊的内丁即可脱落。

文蛤 味咸，性平，无毒。可以食用，能化痰软坚，利小便，治疗咳逆烦渴、胸痹、腰肋痛、崩带、痔疮。

蚶 肉味甘，性微温，无毒。可以开胃消食，和五脏，利关节，起阳道，止心腹、腰脊冷气风痛，过多食用会令人气机阻塞。同米饭一起食用，不口干。蚶壳烧过，醋淬为末，可消血块，化痰积，即是瓦楞子。

车渠 味甘咸，性寒，无毒。可以解酒毒，止消渴。壳与瓦楞子的功效相同。

贝子 味咸，性平，无毒。能止鼻渊脓血，消浮肿，下水气，除结热下痢，小儿疳蚀。壳煅末去目翳。

紫贝 肉味咸，性平，无毒。紫贝可食用，可以明目，消热毒及斑疹、目翳，胃寒的人不要多吃。

淡菜 味甘，性温，无毒。淡菜煮熟后食用，可以补五脏，起阳道，消疬癣、瘰气，治疗腰脚冷痛、女人带下、产后血结。淡菜吃多了使人头昏眼花，吃一点尝尝就可以了。吃的时间长了，会使人头发脱落。服丹石的人吃了，使人肠道阻塞。崔浩说，用少量的米和淡菜先煮熟，再去掉毛，然后再加进萝卜、紫苏，或者冬瓜一起煮，味道尤为鲜美。

龟脚 肉味甘咸，性平，无毒。龟脚可食用，能利小便，小儿不要食用。

海参 味甘咸滑，性微寒，无毒。能润五脏，补益人。患泄泻痢下者不要食用。

海螺 肉味甘，性冷，无毒。同菜煮食，可止心腹痛。肠胃虚寒者不要食用。

田螺 味甘，性大寒，无毒。可以压制丹石毒，解酒，去湿热，利小便。也能治疗目病、黄疸、脚气，有冷积病的人不要吃。小的田螺名螺蛳，性味、功用与田螺相同。

海月 味甘辛，性平，无毒。可以利五脏，下气消食，解消渴，止小便。宜和姜、醋一起吃，又称镜鱼。

担罗　肉味甘，性平，无毒。可以消食解热，同昆布作羹食，散结气，也是蛤类。

蛏　味甘，性温，无毒。蛏可解丹石毒，去胸中邪热、烦闷，治疗赤痢。疫病后者忌食。

石决明　肉味咸，性平，无毒。石决明可益精明目，清肝肺热，通五淋。壳的功效相同。

蚬　味甘咸，性冷，无毒。蚬可压制丹石毒，开胃，解酒，明目，治疗疗疮。去暴热，利小便，通乳汁。过多食用会发嗽消肾，动冷气。昝殷说，用糟腌渍或蒸煮食用好。

蚌　肉味甘咸，性冷，无毒。蚌可压制丹石毒、药毒，解酒除热，止渴去湿，治目赤、五痔、崩漏。马刀肉的功用与蚌肉相同。

牡蛎　肉味甘，性温，无毒。牡蛎可调中，治虚损，解丹毒，同姜、醋生食，止酒后烦渴，炙食也不错，可美颜泽肌。壳味咸，性寒，无毒。牡蛎可止汗涩精，化痰，祛湿热，泄水气，消疟痞疝瘕，久痢淋浊，小儿惊痫。

海蛇　味咸，性温，无毒。加入姜、醋，生熟皆可食用。海蛇可治疗妇人劳损、积血、带下，小儿风疾、丹毒、汤火伤。

凡中鱼毒，服黑豆汁、马鞭草汁、芦根汁、橘皮、大黄、朴硝汤，皆可解。

凡收藏银鱼、鲚鱼，把鱼和干猪草放在一起，就不变色泽和味道。收藏白鲞，把它和干稻柴包在一起。

以下这些鱼：眼睛有睫毛的、眼睛能开合的、两只眼睛不相同的、腮倒长的、全腮、无腮、脑白像珍珠一样连在一起的、鱼脊发白的、腹下有丹字形的，以及形状异常的，都有大毒，误吃了会致人死亡。

味品类

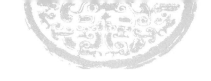

花椒味苦辛性温有毒。功用与川椒同。孟诜云，椒气善达下，治肾气上逆，以椒引之则归经而安。须微炒出汗可用。椒目味苦性寒无毒。其气下行，善行渗道，不行谷道，燥湿定喘。

盐　味咸，性寒，无毒。盐可杀虫邪疰毒，善走肾，能和五味，凉血润燥，吐胸中痰癖，止心腹卒痛，去皮肤风热。吃多了会损伤肺脏，引发咳嗽，使人失去血色，还损伤筋骨。患水肿者、咳嗽者忌食。小儿中蚯蚓毒，用盐汤沃洗可解毒。有一种戎盐，和一般的盐功用相同。凡饮食过多使肚子发胀，以盐擦牙、温水漱咽二三次可促进消化。

豆油　味辛甘，性冷，微毒。可以润燥杀虫，利五脏血脉。吃多了会使脾脏虚弱，引发冷病，使骨骼湿气过重。生者可以涂疮疥，解发脏。菜油功用相同。

麻油　味甘辛，性冷，无毒。麻油可杀五黄诸虫，下三焦热毒，止心腹痛，通大小肠。过多食用可滑肠胃，发冷疾。长期食用可损人肌肉。生麻油性冷，熟麻油性热，可随时经火熬用。凡隔了一夜的麻油，吃了会动风。过分煎熬的麻油，性极热，不要食用。

紫砂糖　味甘，性寒，无毒。可以解酒和中，助脾，缓肝气，润心肺、大小肠。治疗心腹热、口渴、痰嗽。多食令人心痛，使腹内生长虫，消肌肉，损害牙齿，引发疳积。同鲫鱼一起食用，生疳虫。同葵菜一起食用，会使人得饮水不消的病。同笋一起食用，会使人腹中成肿块，使身体沉重不能行走。

白砂糖　味甘，性寒，无毒。比紫砂糖稍胜，不冷利。多食会助热，损齿生虫。又轻又白，像霜一样的是糖霜；又坚硬又白，像冰块一样的是冰糖，性味相同。

蜂蜜　味甘，性微温，无毒。能解毒，和百药，安五脏，润肠胃，明耳目，治心烦、食欲不佳及肠癖，吃多了会伤及脾脏。凡收取蜂蜜，夏季、冬季为上，秋季次之，春季取的容易发酸。福建、两广所产的蜂蜜性热，四川产的蜂蜜性温，西南地区产的蜂蜜性凉，而且色白味甜，汁浓而沙，可入药。凡是用蜂蜜腌制黄梅等水果，把细辛放在装蜜制果子的罐子的盖子上面，这样就不生虫。

薄荷　味甘辛，性凉，无毒。可以清利头目，利咽喉口齿，散风热，通关格，宽胸消食，引药入营卫而发汗。可作蔬食。虚弱的人长期食用会成消渴病，疫症初愈食用薄荷，会令虚汗不止。薄荷与甲鱼性相反。

白豆蔻　味甘，性平温，无毒。可以益脾胃，解酒消谷，止反胃，散肺中滞气，去目内白膜，治疗疟疾，能流行三焦营卫，很快就会痊愈。

食茱萸　味辛苦，性热，无毒。可以杀腥物，暖胃燥湿，治疗心腹冷痛，咳逆泻痢。多食会动脾火，引发浮肿和虚火，形成疮疖和痔疮，有目疾火症者忌食。

生姜　味辛甘，肉性温，皮性寒。可以解半夏、菌蕈、野禽的毒性。生用发散，熟用温中开胃，能去秽恶，治疗风寒鼻塞，湿痰呕吐。多食会损心气，发目疾、五痔、失血。凡生疖之人食用生姜，会长恶肉。淮南王说，夜不食姜，以免动气，不要吃秋姜以免泻出真气。古人也有秋姜减少寿命的说法。也有说糟老姜加进一些蝉蜕，就没有筋了。

砂仁 味辛，性温，无毒。可以理脾胃，消水谷，治呕吐、泻痢、气结、痞胀、冷痛，安胎利产。砂仁得白豆蔻、檀香入肺，得人参益智入脾，得黄柏、茯苓入肾，得赤石脂入大小肠。古人用砂仁制地黄，不仅可引药力直入丹田，且无阻塞气机的担忧。

川椒 味辛，性热，有毒。可以杀痨虫、鬼疰、虫毒，解各种鱼、蛇毒，调五脏，通三焦，消宿食症结，宽胸止呕，除六腑寒邪，利关节，开腠理，补命门真火，壮阳道，减少小便，但长期食用会使人元气受伤，血脉受损。凡是有实热、哮喘、咳嗽和红眼火眼的病人，不可吃川椒。

花椒 味苦辛，性温，有毒。功用与川椒相同。孟诜说，椒气善达下，治肾气上逆，以椒引之则归经而安。稍微炒出水可用。椒目味苦，性寒，无毒。其气下行，善行渗道，不行谷道，燥湿、定喘、敛汗。治肾虚耳聋，误食闭口椒，能害人，急饮凉水、麻仁浆可解。

胡椒 味辛，性大热，有毒。可以杀鱼鳖蕈毒，温中下气，治疗寒痰虚胀及反胃白痢，须以他药佐之。过多食用会伤肺气、令人吐血，有实火的人食用，会助热伤气。

官桂皮 味辛，性温，无毒。可以温中伐肝，补命门火，暖腰膝。治疗寒疝及气血冷痛，有实火的人忌食。

大茴香 味辛甘，性热，无毒。能暖下元，助阳道，治膀胱寒疝，过多食用会使人昏目发疮，有实火的人忌食。

小茴香 味辛甘，性微温，无毒。可以开胃调中，去秽气，暖丹田，治肾劳、癫疝及脚气。得酒良，有实火的人不要食用。

莳萝 味辛，性温，无毒。可以滋食味，去除鱼、肉的毒性，开胃健脾，消食，利膈，补肾脏。治疗霍乱、痞满、腹痛、两肋气胀。有实热的人不要食用。莳萝的根有剧毒，误食会毒死人。

茶 味苦甘，性寒，无毒。芽茶能清头目，发汗，消痰热，解酒毒，治血痢，如虎丘、天池、松萝等。粗茶叫作茗，性味颇同，可以解酒消食，清热除烦，利小便，涤油腻，解炙煿〔1〕之毒，如宜与岕茶〔2〕等。凡饮茶，宜热不宜冷，宜少不宜多，茶饮用过多会消耗脂肪，饥饿的时候不要饮用，空腹切不可饮茶。饮茶多，令人少睡。忌同咸味的食物一起饮用，如引贼入肾。凡食后用浓茶漱口，令牙齿不受损伤。各个名山都出茶，水土各有所宜，而茶性寒是一样的。惟蒙山茶〔3〕性温，亦能疗病。治疗嗜好饮茶造成的癖积，用平胃散，稍加入丁香和麝香为末，再用盐汤调服。

酒　种类很多，味有甘、苦、酸、淡、辛、涩不一，其性皆热，微毒，借酒能发挥其他药物的功效，杀百邪恶毒，御风寒雾露，通血脉，扶肝壮胆。多饮则助火生痰，使人神志昏迷，全身无力，伤脾胃，缩短人的寿命。凡饮酒宜温不宜热，宜少不宜多。有火症、目疾、失血、痰嗽者，忌饮酒。喝冷酒吃牛肉，使人体内生虫。酒与奶一起喝，使人气郁结不散。饮酒后，多吃芥菜或辛辣之物，使人筋骨无力。酒后多饮茶，会伤肾聚痰，并形成水肿，及挛痛腰脚重，膀胱疝症。喝醉后躺在风中容易生癞风，醉后用冷水洗澡容易引发痛痹。凡是用酒服丹砂、雄黄等药，会引药毒入四肢，使四肢滞血，生成痈疽。中了砒霜和虫蛇之毒，毒从酒中来者不易治疗。大多数饮酒的人，喜咸恶甘。酒咸性润下，能制酒热，令人多饮；甘性缓中，能滞其热，令人少饮。酒畏枳椇、葛花、绿豆者，是因为寒胜热的缘故。如果用酒浆照人没有影子，祭祀用的酒自己减少了，这些酒都不能喝。

红酒　少量红酒和红曲煮熟，味甘，性温，无毒。可以温中，散血，去伤，有痰嗽、失血、脚气、五痔者，勿饮。

烧酒　味甘，性大热，有毒。可以辟瘴疟，除寒痰、冷积。患阴毒寒症者，只可暂时饮用，有火热症者忌饮。同生姜、大蒜、狗肉一起食用，会发五痔，引发旧有的顽疾。多饮烧酒伤胃腐肠，使骨髓溃烂、筋骨衰弱，损伤人的精神，减少人的寿命。有中其毒者，急服盐冷水、绿豆粉可稍微解毒，又用大黑豆一升，煮成一二升豆汁，多喝一些，呕吐后毒就解了。酒变酸以后，用赤小豆一升炒焦放入坛内，可变好。

屠苏酒　用赤术、桂心各七钱半，防风一两，菝葜五钱，川椒、桔梗、大黄各五钱七分，乌头二钱半，赤小豆十四粒，缝个三角囊将它们放入其中，除夕悬

---

〔1〕　炙煿：煎炒或烘干食物。

〔2〕　岕（jiè）茶：因产于江苏宜兴罗、解两山之间，故名。又因种植者姓罗，也称"罗茶"。

〔3〕　蒙山茶：产于四川省雅安市名山区西十五里。其间有五峰，最高者名"上清峰"。其巅一石，大如数间屋，有茶树七株生石上，相传为甘露大师手植，产量极少。为明代贡茶。

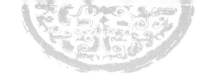

在井底，元旦取出来，放入酒中煎沸数次。全家朝着东面，由少到年长，依次饮用，药滓投井中，一年用此水，不染时疫。这是华佗辟疫疠的方法。

酒糟 味辛甘，性温，无毒。可以去腥物、瓜、菜毒。能温中，调脏腑，除冷气，润肌肤，有火病、热病的人不要吃。

醋 味酸甘，性微温，无毒。可以解鱼、肉、瓜、菜毒。杀邪气，散瘀血、坚块、痈肿，收敛咽疮，下气除烦。过多食用会损齿伤筋，脸色不好，饴糖、酒糟皆可作醋。大麦醋性凉，米醋尤其好。《延寿书》中说，诸醋皆能发毒。王戬自幼不食醋，八旬能传神。

酱 味咸甘，性冷，无毒。可以杀鱼、肉、菜、蕈和各种药物中的毒性，调五味，和脏腑，除烦热。过多食用会引发疮疖，助长湿气。同鲤鱼一起吃会发喉疮。患肿胀、五疸、咳嗽者不要食用。

小麦曲 味甘，性平，无毒。能消食，散结气，治霍乱、痰逆、泻痢，下鬼胎[1]。

大麦曲 味甘，性平，无毒。可以和中消食，破宿血，下鬼胎。

谷芽 味甘，性平，无毒。可以养胃健脾，消食，破积，顺气，能补能消。

麦芽 味甘，性平，无毒。可以开胃，止呕，化痰，消米、面、诸果之积，散胸腹胀满。但虚弱者勿用，可催生。

饴糖 味甘，性温，无毒。可以解附子、乌头毒，养胃健脾，进饮食，益气力，消痰润肺止嗽，治咽痛唾血。熬焦酒服，能下恶血。多食动脾风。患有腹内胀满、呕吐上逆、红眼、牙齿生虫，以及疳积病的人，不要吃饴糖。

淡豆豉 味苦甘，性寒，无毒。可以调中下气，治伤寒发汗及泻痢腹痛。康伯造豉的方法是，用黑豆加醋、酒拌蒸，曝干，加入香油，又蒸曝，共三次，之后加姜椒末即腌成。淡豆豉得葱发汗，炒熟用止汗，得盐令吐，得酒疏风，得薤治痢疾，得蒜散血。

豆豉 味辛甘咸，性平，无毒。可以杀腥物，调中气，通关节。制作方法是以黑豆、酒、醋浸蒸曝干，加入香油再蒸曝干，共三次，酌量加入炒盐、川椒、姜末、橘皮、瓜片、杏仁、烧酒一起贮存较好。有火病、热病的人不要吃。

豆腐 味淡甘，性寒，无毒。可以清热散血，宽中，下大肠浊气。多食会动气作泻，发肾邪及头风病。凡因吃豆腐影响健康的人，吃萝卜、杏仁可以解除。

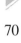

---

〔1〕 鬼胎：妇女妊娠数月，腹部异常增大，隐隐作痛，阴道反复流血或下水泡如蛤蟆子者，称为"鬼胎"，也称"伪胎"。本病相当于西医学的葡萄胎、侵蚀性葡萄胎。

粉皮 味甘淡，性凉，无毒。可以解酒及厚味饮食引起的热毒。多食难消化，令人腹痛泄泻，吃杏仁能消除。同时，索粉[1]也是绿豆粉所作，性味、功用相同。

乳饼 味甘，性微寒，无毒。能润五脏，利二便，滋养十二经络。多食动气，滑肠生痰。患泄泻的人不要吃。

乳酪 味甘酸，性寒，无毒。可以润燥，止渴，生血，除胸中虚热，虚冷泻痢的人不要食用。羊乳酪与腌鱼一起吃，会使人腹内生肿块。不可与醋一起吃。

酥 味甘，性微寒，无毒。能够补五脏，润心肺，解消渴，利大小肠，治咳嗽、失血，脾气虚弱寒冷的人不要吃。《生生编》中说，酥涤荡腹内垢腻，能追毒气发出于毛孔之间。

鱼鲊 味甘咸，性平，无毒。各种鱼都可做成鲊，多食难消化，且发疮疥，要防止吃鱼鲊而乱发病害人。生鱼鲊会损伤身体，食之会引发脾胃病。同芫荽、葵菜、豆藿、麦酱一起食用，都会引发消渴和霍乱。凡是无鳞鱼做的鱼鲊，尤其对人没有好处。韶州有两个僧人，食用蜂蜜后，经过村墟时，又买鱼鲊食，到了晚上都死了。

鱼鲙 味甘，性温，无毒。能开胃，止吞酸，利大小肠。鱼鲙同蒜、薤一起食用，可以去冷气痛；同乳酪一起食用，会使人患上霍乱。不要同各种瓜一起食用。只有鲫鱼生鱼片能治疗久痢、肠癖、痔疾。食用生鲙，会使人得腹内结块的怪病。晚上食用不易消化，容易形成积食。食用生鱼片后饮冷水，会使腹内生虫。患流行性传染病之后吃鱼鲙，会损伤脾脏，还会引发疾病。崔浩说，用马鞭草汁和酒一起服用，能使病症消除。

鱼胶 味甘咸，性平，无毒。可以养筋脉，定手颤抖，补肝肾。烧灰酒服下能催生，治产后虚风痉症。也能止呕血，消瘀血，散肿毒，但脾虚的人不要过多食用。

---

[1] 索粉：即粉条、粉丝，以绿豆粉或其他豆粉制成的细条状食物。

饮食须知

四月　初五日，勿食咸生菜，仙家大忌。初七日沐浴，令人家富。初八日取枸杞苗，煮汤沐浴，令光泽不老。初九日，日没时沐浴，令人长命。十六日，拔白生黑，勿食鸡韭雉菹，并令气逆。

四月　初五日勿食醎生菜仙家大忌初七日沐浴令人家富初八日取枸杞苗蔦湯沐浴令光澤不老初九日日沒時沐浴令人長命十六日拔白生黑勿食雞韭雉菹並令氣逆

饮食须知

扁鹊说，安身的根本，必须依赖水饮和食物，水饮以养阴，食物以养阳。谷类养育身体，果类助养，菜类作为补充，畜类补益身体。只有调节适宜，才可以养生。如果饮食调节不当，反而会对身体有害。饮食无论四时，都最好吃温热的食物。夏月伏阴在内，尤其以温暖的食物为佳，像空腹喝茶、清晨饮酒、黄昏后吃饭，都要少用。食后勿终日稳坐，恐凝滞气血，时间长了会减少寿命。食后常以手摩腹数百遍，仰面呵出食毒之气数十，漱口数遍，牙齿就不生蛀虫，口气不臭。趑趄[1]缓行百步，称为消食，食后勿便卧，恐令人患肺气、头风、中痞的疾病。吃饱了不要快步或小跑、驰马飞驰、登山涉险地，恐气滞而激发逆乱，致伤脏腑。不宜深夜进食。脾喜欢音声，闻声就会碾磨食物。日入之后，各种声响都没有了，脾就不再碾磨，食物不易消化，不消化就会对胃有损伤。进食要每次量少而多餐，不要一顿吃太多而难消化，常令饱中有一点饥饿的感觉，饥中有一点饱的感觉，为好。饮食不要太杂，杂食就会有食物相克的情况，当时虽不觉，但积累久了定会发病。食热物后不宜再食冷物，食冷物后不宜再食热物。冷热相激，必患牙齿疼痛。不是当季的水果、自己死亡的禽兽，以及生鱼片、油腻、粉粥、过水面或凉面等食物，都能生痰、生疮疡、生症癖，都不适宜食用。吃美味必须细嚼慢咽，最忌粗与速。要防止食用汗水滴入肉类的食物，以免发疔疮。古人用象牙制作筷子，遇毒则变黑，取石首鱼头部的硬石作器皿，遇毒则裂开。如果中诸般食物毒，以香油灌下，吐出即可解毒。然而五味入口不可偏多，多则会损伤五味所对应的脏腑。《黄帝内经》中说，阴之所生，本在五味，阴之五宫，伤在五味。如酸多伤脾，则皮肉皱缩，口唇干裂而掀起。故春季七十二日，宜减少酸味，增加甘味，以养脾气。苦多伤肺，导致皮肤枯槁，汗毛脱落。故夏季七十二日，宜减少苦味，增加辛味，以养肺气。辛多伤肝，导致筋脉拘急，爪甲枯槁。故秋季七十二日，宜减少辛味，增加酸味，以养肝气。咸多伤心，导致血脉凝涩不畅，面色改变。故冬季七十二日，宜减少咸味，增加苦味，以养心气。甘多伤肾，导致骨骼疼痛，头发脱落。故四季各有十八日为土所掌管，宜减少甘味，增加咸味，以养肾气。故上士恬淡寡欲，其次调和五味。凡饮酒，少则对人体有益，能引滞气，导药力，通荣卫，辟秽恶；过多则会损伤身体，能令肝气上浮，胆大横暴，诸脉气血相互冲激。如感觉喝多了，最好吐出来。饮酒后，勿饮冷水、冷茶，会被酒引入肾经，形成冷毒诸疾。不宜极饥而食，食勿过饱；不宜

---

〔1〕趑（zī）趄（jū）：想前进又不敢前进的样子。

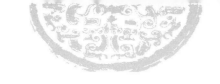

极渴而饮，饮勿过多。吃得过多则形成腹内结块，喝得过多则成痰癖[1]。善养生者养内，不善养生者养外。养内者安恬脏腑，调顺血脉，使一身之气，运行畅通和顺，百病不生。养外者放纵口腹之欲，极尽滋味之美，穷尽饮食之乐，虽然身体丰满，面色和悦有光泽，然而猛烈的气往内侵蚀脏腑，形神已经虚弱了。如何能保持阴阳和合，顺乎自然，以享长寿呢？庄子说，人应当畏惧的，是房事与饮食不能节制，却不知引以为戒。想要尊重生命的人，在日常生活中，应当知道。

同食相忌

猪肉忌生姜、荞麦、葵菜、芫荽、梅子、炒豆、牛肉、马肉、羊肝、麋鹿、龟鳖、鹌鹑、驴肉。

猪肝忌生鱼片、鹌鹑、鲤鱼及肠子。

猪心、猪肺忌饴糖、白花菜、茱萸。

羊肉忌梅子、小豆、豆腐、荞麦、生鱼片、猪肉、醋、酪、酢。

羊心、羊肝忌梅、小豆、椒、苦笋。

犬肉忌麦、蒜、鲤鱼、鳝鱼、牛肠。

白犬血忌羊、鸡。

驴肉忌猪肉、荸荠、茶。

牛肉忌黍米、韭薤、生姜、猪肉、犬肉、栗子。

牛肝忌鲇鱼。

麋脂忌桃、李。

麋鹿忌生菜、鲍鱼、鸡、虾、菰、蒲草、野鸡肉。

牛乳忌生鱼、酸物。

马肉忌仓米、生姜、猪肉、鹿肉、稷米。

兔肉忌生姜、芥末、鸡肉、獭肉、橘皮、鹿肉。

獐肉忌生菜、梅、李、鸽、虾。

鸡肉忌糯米、犬、李、鳖、芥末、野鸡、獭、兔、葱、鱼汁。

鸡子忌同鸡。

野鸡肉忌荞麦、木耳、鲫鱼、鹿肉、胡桃、蘑菇、鲇鱼、猪肝。

野鸭忌胡桃、木耳。

[1] 痰癖：中医病症名。指水饮久停化痰，流移胁肋之间，以致有时胁痛的病症。

鸭子忌李子、鳖。

鹌鹑忌菌子、木耳。

雀肉忌李、猪肝、酱。

鲤鱼忌猪肝、葵菜、犬肉、鸡肉。

鲈鱼忌乳酪。

鲟鱼忌笋干。

鲫鱼忌鹿肉、鸡、猴、糖、猪肝、野鸡、蒜、芥末。

青鱼忌豆、藿。

鱼鲊忌绿豆、麦酱、豆、藿。

黄鱼忌荞麦。

鮰鱼忌野猪、野鸡。

鲇鱼忌牛肝、鹿肉、野猪。

鳖鱼忌苋菜、薄荷、鸭、猪肉、芥菜、桃子、兔、鸡子。

李子忌浆水、鸭、雀、鸡、蜜。

鳅、鳝忌犬肉、桑柴煮。

螃蟹忌荆芥、橘、枣、柿。

虾子忌猪肉、鸡肉。

橙、橘忌獭、槟榔。

枣子忌葱、鱼。

枇杷忌葱、鱼。

梅子忌猪、鱼、羊肉、獐肉。

杨梅忌生葱。

银杏忌鳗鲡。

慈姑忌茱萸。

诸瓜忌油饼。

砂糖忌鲫鱼、葵菜、笋。

荞麦忌猪肉、羊肉、黄鱼、野鸡。

黍米忌葵菜、牛肉、蜜。

绿豆忌榧子杀人,绿豆忌鲤鱼酢。

生葱忌犬、鸡、枣、蜜、杨梅。

韭、薤忌蜂蜜。

胡荽忌猪肉。

大蒜忌鸡、犬、鲫鱼、生鱼片鲊。

苋菜忌鳖、蕨。

白花菜忌猪心、猪肺。

生姜忌猪、牛、马、兔。

芥末忌鲫鱼、鳖、鸡、兔。

干笋忌砂糖、鲟鱼、羊心、羊肝。

孕妇忌食

食胡椒助胎热，令子发生疮疡。

食大蒜令子生眼病。

食生姜助胎热，多食令子生疮疥，或生多指。

多食辛辣物，皆损胎。

饮烧酒令子惊痫。

多饮水浆，令妇女以后绝产。

食酸齑菜令妇女绝产。

食芫荽令妇女难产。

多食茄子损子宫。

多食苋菜滑胎，临月食之易产。

食马齿苋堕胎。

食葵菜滑胎。

食斜蒿令妇女汗臭且难产。

食薏苡仁堕胎。

食羊肉令子多热，食羊肝令子多厄。

食羊目令子睛白。

食山羊肉令子多病。

食犬肉令子失音且生虫。

食麋肉令子目疾。

食马肉、骡肉都令子延月难生。

食鹿肉令堕胎。

食兔肉主逆生，令子唇缺。

多食雀肉，令子雀目。

食雀脑动胎气，令子雀目。

食雀多饮酒，令子多淫。

食水老鸦令逆生。

多食鸡卵、鸭卵令子失音且生虫。

鸡卵同生鱼片食令子生疳，发疮疥。

鸡卵同鲤鱼食令子生疥疮。

鸡卵同桑椹食令子逆生。

食杨梅、李子都令子生疮疥。

食菌令子生风疾。

食茨菰能消胎气。

多食酱令子面部生有黑褐色斑块。

豆酱同葵菜、豆藿食，能堕胎。

食白果滑胎。

糯米同杂肉食，令子生疮疥。

食干鱼令子多病。

食青蛙令子声哑。

食虾令妇女难产。

食无鳞鱼都令妇女难产。

食鳝鱼令子声哑。

食鳗鲡鱼令妇女胎不安。

食蟹损胎，令子头短。多食蟛蜞蟹，都令子横生。

食河豚令子赤游风。

服药忌食

甘草忌猪肉、菘菜、海菜、鲛鱼、鲨鱼。

黄连、胡黄连忌猪肉、冷水。

苍耳忌马肉、猪肉、淘米水。

桔梗、乌梅忌猪肉。

仙茅忌牛肉、牛乳。

半夏、菖蒲忌羊肉、羊血、饴糖。

牛膝忌牛肉。

白术、苍术忌雀、李、桃、青鱼、菘菜。

薄荷忌鳖肉。

麦门冬忌鲫鱼。

牡丹皮忌蒜、胡荽。

当归忌湿面。

厚朴、蓖麻忌炒豆。

茯苓、茯神、丹参忌醋及一切酸。

常山忌生葱、生菜。

土茯苓、威灵仙忌面、茶。

鳖甲忌苋菜。

附子、乌头、天雄忌豉汁、稷米。

巴豆忌野猪肉、菰笋、芦笋、酱豉、冷水。

紫苏、天门冬、丹砂、龙骨都忌鲤鱼。

荆芥忌驴肉、河豚、一切无鳞鱼蟹。

补骨脂忌猪血、芸薹。

吴茱萸忌猪肉、猪心。

商陆忌犬肉。

地黄忌莲须、菜菔、葱、蒜。

胡首乌忌葱、蒜、菜菔、一切血。

细辛、藜芦忌狸肉、生菜。

阳起石、云母、钟乳、礜石、硇砂都忌羊肉。

丹砂、轻粉、空青都忌一切血。

黄精忌梅实。

大黄忌冷水。

干漆忌猪脂。

龙骨、龙齿都忌诸鱼。

麝香忌大蒜。

葶苈忌醋。

甘遂忌盐、酱、甘草。

凡服药，不要吃油腻、烧烤、肥羹、鱼鲙、腥臊、大蒜、胡荽、生果滑滞等物。《千金》中说，伤寒新愈后，吃早猪、犬、羊、肥鱼，必泄泻。吃鲙饼、果实、脯修[1]、硬物，必更结热难救，因为胃气尚弱，不能消化的缘故。出麻疹

---

〔1〕 脯修：即干肉。

新愈后，误吃鸡、鱼，则终身只要遇到时疫，又令重出，必须等到四十九日之后，才不会发生疾病。

月令摄养

正月　元旦立春日，宜食五辛菜，用葱、蒜、韭、蓼蒿、芥辛味嫩菜，杂和食，取迎春之义，就是古人所谓的"五辛盘"。每年的第一天吃五辛盘，能助五脏气，经常食用可以温暖脾胃，去恶气，消食，但热病后不要食用，恐损伤视力。元旦吞盐、豆豉七粒，一年不误食苍蝇。元旦以赤小豆煮熟，加入蜂蜜和汁，空腹时合家食之，一年无病。元日用嫩槐枝七寸，紫苏一束，入酒煎，早上起床后，合家各饮一杯，各无病。元旦日，不要食用梨子，不益人。元日用自己小便洗腋下，腋气即除。甲子日拔白头发，令头发变黑。正月不要食用虎、豹、貍肉，恐损伤精神，减少寿命。不要食用鲫鱼头，恐有虫。

二月　饮用祭祀土地神的酒，可以治疗耳聋。初二日，取枸杞菜煎汤沐浴，令肌肤光泽，不痒不老。二月上寅日，取泥土涂抹蚕室，对蚕有益。丁亥日，取桃花和杏花，阴干为末，等到戊子日，和井水服方寸匕，主女人有孕，效果很好。初八日，黄昏沐浴，令人身体轻盈健壮，初八日为神仙良日，宜拔白发。初九日，不要食用鱼鳖，这是仙家大忌。庚寅日，吃鱼大凶。二月，吃韭、薤不益心，吃黄花菜及百草心芽，会引发久治不愈的顽疾，动宿气。吃蒜，令气机阻塞，吃鸡子令气滞。吃兔、狐、貉肉，令神魂不安。

三月　初二日，取桃叶曝干为末，心痛发作时，用酒调服一钱。初三日，收苦楝花或叶铺床席下，可以辟蚤虫。又收桃花晒干，留用。初三日忌食禽兽、诸鳞、百草物。十三日拔白发，能使头发永黑。寒食日，把面粉装在纸袋里，挂在通风处，中暑的人，用井水调服一钱，或留于端午日，修合丹药。到了清明节，取井水，用干净的容器贮存，制作眼药，可以明目。三月吃百草心芽，会引发久治不愈的顽疾。吃鸡子，令气昏。吃驴、马、獐鹿，都令人心神不安。吃鳖、黑鱼，令食物难消化，引发旧有的顽疾，神魂恍惚。不要食用禽兽五脏，这是仙家大忌。不要食用芹菜，恐生腹部肿块，服砂糖，令吐尽可解。辰日、庚寅日，吃鱼、鳖大凶，吃蒜伤人性情。春季三个月，不要吃禽兽的心脏。

四月　初五日，不要食用咸生菜，这是仙家大忌。初七日沐浴，令人家中富裕。初八日，取枸杞苗，煮汤沐浴，令肌肤光泽不老。初九日，日落时沐浴，令人长寿。十六日，拔白发生黑发，不要食用鸡、韭、野鸡、薤，都令人气逆。吃鳝鱼会减少寿命。吃胡荽、蒜，损胆，伤气，成疝病。吃胡葱，令人气喘多惊。吃抱鸡肉，令人生疽，引发津液下漏不止的疾病。

五月 戊辰日，用猪头祭祀土地神，能使百事顺利通达。初五日，取白矾，从早上曝晒到晚上，收起来，凡是被各种虫类咬，敷之即愈。太阳没有出来的时候，采摘东南方向的桃枝三寸，放在衣袖中，使人不健忘。午时用熨斗火烧几枚枣子放在床下，可以防蚊。午时用朱砂写"茶"字，倒贴在门框的竖木上，或者写"仪方"二字倒贴，都可以防蛇蝎。午时望着太阳写"白"字，倒贴在柱脚四处，能令房内没有苍蝇。采摘百草的嫩苗捣成汁，和石灰作饼，阴干储存，凡遇到刀、剑等一些金属器械造成伤口或者跌打损伤，敷之有效。五日吃鲤鱼、各种菜类，会引发各种病。五月，君子当斋戒，节制欲望。食用没有成核的水果，会引发痈疽、疔疮、寒热病。吃椒令人健忘，耗气伤心。石首鱼同枇杷、鲜鱼一起吃，会引发黄疸，同荞麦面一起吃，令人声音嘶哑，甚至完全发不出声音。吃韭菜，会令人缺少气力。吃鳝鱼，会损伤视力，引发风疾。食茄子、鸡肉，令人动气。吃獐、鹿兽肉，耗损精神。

六月 初六日，斋戒，沐浴。取梅叶晒干为末，收藏贮存，和水洗眼睛，令眼睛不模糊。初六日将乌梅肉捣烂，加入蜂蜜浸，用汤调服，止消渴。初六日不可动土。初七、初八、二十一日，沐浴，祛除疾病和灾祸。十九日，拔白头发，令人永不生白发。二十四日，是老子拔白头发的日子。六月吃韭菜，会使视力模糊，食茱萸、羊肉，都损伤精神。吃羊血，令人健忘。吃野鸭、鹜鸟、生葵菜，都能引发旧有的疾病。喝山间水沟、沼泽的水，可以防止中鱼涎毒，生腹部肿块。夏季三个月，不要吃禽兽的心脏。

七月 初七日，取乌鸡血，和三月初三日的桃花末涂抹面部，可以使面部肌肤莹白如玉。初七日取赤小豆，男子吞服七粒，女子吞服十四粒，能使一年无病。初七日晒衣服没有虫子，晒书籍没有虫蛀。七夕取一只蜘蛛，放在衣领内，令人不健忘。七夕夜，取十四只萤火虫，染头发自然变黑。二十五日沐浴，令人长寿。二十八日拔白头发，能使头发永黑。七月吃韭菜，使人视力模糊，吃生姜发火症，吃蜂蜜令人霍乱暴下，食茱萸、雁损伤精神，吃獐鹿动气。

八月 辰日，可施舍一文钱，利益会翻倍。初七日沐浴，令人聪明。初十日用红色的水点小儿额头，名为天灸，能消除疾病。十九日，拔白头发，能使白发永不生。吃生蒜，令人神魂不安。吃生果生疮疡。八月宜吃韭菜、露葵，不要吃肥腻腥气的食物，以免霍乱。吃猪肝、猪肺、鸡子、抱鸡肉，都损伤精神。吃蒜发疮疡。吃新姜，到了冬季引发咳嗽生痰。吃野鸡使人智力下降，寿命减短。吃芹菜生腹部肿块。饮用流淌于阴地的泉水，会感染山林间湿热郁蒸的毒气，使人患脚气。

九月 深秋，戒生冷，以免下痢，忌吃犬、野鸡，以养神气。采菊花酿酒香美，可以去头风，明目。初九日佩采茱萸，饮菊花酒，可以令人长寿。初九日取枸杞浸酒饮，能令人不老，去风疾。二十日，斋戒沐浴，大吉。九月少吃新姜、小蒜，防止引发旧有的顽疾。吃冬瓜，令人反胃。饴糖同猪肝一起吃，到冬季会引发咳嗽，令人难以痊愈。立秋日，吃猪肉伤神气。秋分日，戒杀生、酒醉，这是仙家大忌。秋季三个月，不要吃禽兽的肺脏。

十月 纯阴用事，忌房事。初一沐浴，大吉。初十，宜拔白头发。十三日，是老子拔白头发的日子。十四日，取枸杞煎汤沐浴，使人不生病不衰老。十八日，鸡鸣时沐浴，使人长寿。上巳日，采槐子服，可以祛百病，通神明，槐为虚星之精也。十月，吃熊伤神气，吃獐动气，吃椒损心脏，伤血脉，减弱食欲，多忘。吃猪肉，引发旧有的顽疾。吃韭菜，多涕唾。

十一月 冬至，寅时，面向东方坐，受生气七口，咽入丹田，使人长寿。在北边的墙壁下，厚铺草卧，受元气。冬至日不要多事，多言会损伤精神。冬至以后第三个戌日为腊日，腊日前几次下雪，称为腊前三白，主菜、麦好。谚语说，腊雪是被，春雪是鬼。十一月食用生菜，会引发旧疾。吃韭菜多涕唾。吃鳖患水病。吃獐肉、陈脯，动气。吃黄鼠狼损神。吃鸳鸯发疽毒。吃螺蛳、螃蟹、龟、蚌带甲之物，损伤心志，长尸虫。

十二月 初二日沐浴，吉利。腊月作芝麻油，久留不坏，点灯使眼睛明亮，煎膏药有效，女人抹发，发黑不燥，不生垢。腊月制药，很长时间不中暑。收青鱼胆阴干，治喉痹及骨鲠，含津咽下可消。制玄明粉、制牛胆南星之类，效果都很好。癸丑日造门，贼不敢来。丑日忌吃牛肉、马肉。十二月严寒之时，勿多吃生葱、蒜。吃薤、鳖损伤精神。其他同上个月。除夕五更，取麻子、赤小豆各二十七粒，投井中，一年免疫病。焚安息香、苍术以辟邪。除夕日全家，各人拔发一根投井中，念咒："敕使某各家清眷。"则一年不患伤寒、瘟疫。又收家内一切不用的药材，在庭院中焚烧，以辟疫气。堆积柴火在庭院中焚烧，以助阳气且辟邪。在神像前及各房间内，都亮灯到天亮，主家宅光明。除夕夜宜安静为吉利，戒骂奴婢，对奴婢生气，夫妇争吵，损坏器物，不可以大醉。年终取吉祥之义，以祈祷来年百事顺利，全家都享有长寿。冬季三个月，不要吃禽类、兽类的肾脏。凡是自己生肖属于的动物，以及父母生肖属于的动物，不可以吃。恐怕会令人魂魄不安。

注：原本五月至八月，以及十二月记载的内容不全，今据 1999 年北京华夏出版社出版的《食物辑要》（收录于《中国本草全书》第六十三卷），补充相关内容，可供读者参考。

从现代营养学和中医学角度解读《食物辑要》

水和食物都是人类赖以生存的基石，食物是供给人类食用的物质，为人体提供必需的营养物质。其来源主要包括植物性物质和动物性物质。食物的种类繁杂，品种多样，质地有殊，性质有别，味道各异，均含有人类所需的营养物质。古代医药学家十分推崇食物的营养保健作用，我国现存最早的医学著作《黄帝内经》中《素问·脏气法时论》所载"五谷为养，五果为助，五畜为益，五菜为充"的论述，对食物的保健作用作出了诠释。

　　现代研究也认为食物中含有蛋白质、脂肪、碳水化合物、维生素、矿物质、膳食纤维及水等，是人类赖以发育、生长、繁衍后代和保持健康长寿的必需营养物质。食物的合理搭配、膳食平衡是预防保健、治疗疾病不可或缺的关键因素。

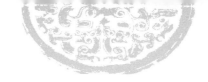

卷之四

兽品类：

1. 牛肉	2. 羊肉	3. 猪肉	4. 狗肉
5. 驴肉	6. 兔肉		

卷之五

禽类：

1. 鹅肉	2. 鸭肉	3. 鸡肉

卷之六

果类：

1. 大枣	2. 栗子	3. 莲子	4. 藕
5. 葡萄	6. 樱桃	7. 柿子	8. 桃子
9. 杏	10. 杨梅	11. 李子	12. 枇杷
13. 荔枝	14. 桂圆	15. 白果	16. 梨
17. 番木瓜	18. 橄榄	19. 石榴	20. 橘子
21. 脐橙	22. 金橘	23. 柚子	24. 甜瓜
25. 松子	26. 榛子	27. 桑椹	

卷之七

鱼品类：

1. 鲤鱼	2. 鲫鱼	3. 鳊鱼	4. 鲈鱼
5. 鳜鱼	6. 鲨鱼	7. 银鱼	8. 鲢鱼
9. 鳙鱼	10. 草鱼	11. 青鱼	12. 黑鱼
13. 鲳鱼	14. 黄鱼	15. 带鱼	16. 鲮鱼
17. 黄辣丁	18. 泥鳅	19. 黄鳝	20. 甲鱼
21. 河蚌	22. 田螺	23. 河蟹	24. 海蟹
25. 蛏子	26. 淡菜	27. 乌贼	28. 鱿鱼
29. 章鱼	30. 生蚝	31. 海蜇	32. 海参
33. 蛤蜊	34. 鲍鱼	35. 基围虾	36. 虾仁

卷之八

（上）味品类：

1. 食盐　　　　　2. 白糖　　　　　3. 冰糖　　　　　4. 饴糖

5. 蜂蜜　　　　　6. 酱油　　　　　7. 醋　　　　　　8. 茶叶

9. 菜籽油　　　　10. 大豆油　　　　11. 芝麻油　　　　12. 薄荷

13. 肉桂　　　　　14. 豆腐　　　　　15. 豆豉　　　　　16. 奶酪

17. 酒

（下）饮食须知：

一、同食相忌、服药忌食

二、孕妇忌食

三、月令摄养

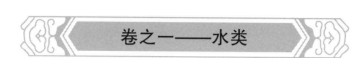

卷之一——水类

水为万物之源，没有水人类就无法生存。人类生活所依赖的水主要分为井水和泉水。

井水为井中之水。《本草纲目》中说："井水新汲，疗病利人。平旦第一汲，为井华水，其功极广，又与诸水不同……主治酒后热痢，洗目中肤翳……宜煎补阴之药，宜煎一切痰火气血药。"

泉水为未受污染的天然井泉中的新汲水或矿泉水。泉水含有人体所需要的水分和多种矿物质，因地区不同，成分也有所差异。《本草纲目》中说："其泉源远清冷，或山有玉石美草木者为良；其山有黑土毒石恶草者不可用。"《煮泉小品》中说："泉不流者，食之有害。"

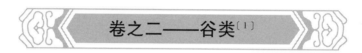

卷之二——谷类[1]

一 粮谷类

粮谷类是主要粮食作物，品种繁多，据统计可达 4 万种以上。我国居民膳食中 50%～70%的能量、50%～55%的蛋白质以及 B 族维生素主要来源于粮谷类食品。

【粮谷类的结构和营养素分布】

各类谷物种子除形态、大小不一外，其结构基本相似，都是由谷皮、胚乳、胚芽三个主要部分组成，分别占谷粒重量的 13%～15%、83%～87%和 2%～3%。谷粒中的营养素呈不均衡分布。

（1）谷皮：为谷粒的外壳，主要由纤维素、半纤维素等组成，含有较高的灰分和脂肪。糊粉层介于谷皮和胚乳间，含有较多的磷和丰富的 B 族维生素以及无机盐，但在碾磨加工时，易与谷皮同时脱落而混入糠麸中。

（2）胚乳：是粮谷类的主要部分，含大量淀粉和一定量的蛋白质。蛋白质含量靠近胚乳周围部分较高，越靠近胚乳中心含量越低。

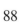

---

[1] 谷类：穆世锡著的《食物辑要》卷之二谷类中收录豆类，今根据现代营养学食物分类法，将谷类分为粮谷类和豆类。

（3）胚芽：位于谷粒的一端，富含脂肪、蛋白质、无机盐、B 族维生素和维生素 E。

【粮谷类的营养成分】

（1）蛋白质：粮谷类的蛋白质含量一般在 7.5% ~ 15%。粮谷类是膳食蛋白质的重要来源，但因其缺乏必需氨基酸——赖氨酸、苏氨酸、色氨酸、苯丙氨酸和蛋氨酸，营养价值较低。

（2）碳水化合物：粮谷类的碳水化合物主要是淀粉，含量在 70% 以上；其次为糊精、戊聚糖、葡萄糖和果糖等。淀粉是人类最理想、最经济的能量来源。淀粉分支链淀粉和直链淀粉。

（3）脂类：粮谷类属于低脂肪食物，除了燕麦、莜麦等少数品种的脂肪含量大于 7% 外，其他粮谷类食物的脂肪含量多在 1% ~ 3%，主要集中在糊粉层和胚芽中。

（4）矿物质：粮谷类含有的矿物质占比为 1.5% ~ 3%，主要是磷和钙，多以植酸盐的形式存在，人体对粮谷类中矿物质的消化吸收较差。

（5）维生素：粮谷类是膳食 B 族维生素的重要来源，包括维生素 B_1、维生素 B_2、维生素 B_6、尼克酸、叶酸、泛酸、生物素等。部分谷物含有维生素 E 以及少量的胡萝卜素。玉米中的尼克酸为结合型，需经过适当加工变成游离型尼克酸后才能被吸收利用。粮谷类食物不含维生素 A、维生素 D 和维生素 C。

【加工方式对粮谷类营养价值的影响】

粮谷类加工有制米和制粉两种。由于粮谷类所含的营养素分布不均衡，蛋白质、脂肪、矿物质、维生素多分布在谷粒的周围和胚芽内，胚乳中心较少，因此加工精度与粮谷类营养素的保留程度有密切关系。加工精度越高，糊粉层和胚芽损失越多，营养损失越大，尤以 B 族维生素损失显著。加工精度较低时，营养损失减少，但感官性状差且消化吸收率也相应降低，而且由于植酸和纤维素含量较多，还会影响其他营养素的吸收，如植酸与钙、铁、锌等螯合形成植酸盐，不能被机体利用。

粮谷类食物性味多甘平，大多具有健脾益气、和胃等作用，常作为人们的主食，也可用于预防或治疗脾胃虚弱所致的食少纳呆、神疲乏力、恶心、呕吐及大便稀溏等病症。粮谷类食物主要含碳水化合物、维生素、矿物质、膳食纤维，以及少量蛋白质、脂肪等，它们是维持人体健康必需的营养物质。粮谷类食物在我国传统膳食中占据重要地位。

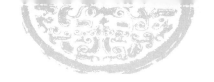

1. 籼米、粳米

籼米和粳米统称为大米。籼米可分为早籼米和晚籼米，是我国出产最多的一种稻米。其米粒为长圆形或细长形，米色较白，透明度比其他米差。因其吸水性强，胀性较大，所以出饭率较高。粳米为常见食用米，为禾本科粳稻的种仁，一般呈椭圆形颗粒状，较圆胖，半透明，表面光亮，腹白度较小。

（1）现代营养学价值：大米中碳水化合物的含量较高，占75%左右。糙米中无机盐、B族维生素（尤其是维生素 B_1）以及膳食纤维含量都较精米高。大米中含蛋白质7%~8%，主要是谷蛋白，其次是胶蛋白和球蛋白，其蛋白质的生物价和氨基酸的构成比例比小麦、大麦、小米、玉米等禾谷类作物高，消化率为66.8%~83.1%。大米蛋白质中赖氨酸和苏氨酸的含量较少，所以不是完全蛋白质，其营养价值比不上动物蛋白质。大米脂肪中所含的亚油酸（ω-6 多不饱和脂肪酸）含量较高，一般占全部脂肪的34%。

（2）食用功效：大米常见的加工工序为脱去果皮、种皮、糊粉层（统称为米糠层）和胚芽，剩下的胚乳就是常见的精米。精米失去了米糠层所富含的膳食纤维，也失去了胚芽富含的维生素 E、矿物质和不饱和脂肪酸。所以食用大米更推荐糙米或保留了胚芽的胚芽米，它们更有利于肠道健康，并能起到辅助稳定血压、血糖的作用，还能预防脚气病、口腔炎症、老年斑，提高免疫系统功能。

（3）食用性味、归经及主治：味甘，性平；归脾、胃、肺经；具有补中益气、健脾养胃、滋阴润肺、益精强志、除烦渴、和五脏、通血脉的功效；适用于泻痢、胃气不足、口干渴、呕吐、诸虚百损等症。

2. 陈廪米

陈廪米，别名陈仓米。制作陈廪米，北方人多用粟米，南方人多用粳米和籼米，都用水浸泡后蒸熟晒干制成，也有用火烧过后制成的。因为入仓贮存很久，都散去了气味，变了颜色，所以古人把它叫作红粟红腐。

（1）食用功效：通气，除烦躁口渴，调养胃，止下泄。滋五脏，但不易消化。可暖脾，除去疲乏。适宜煮汤、烧饭吃。止痢疾，补中益气，壮筋骨，通血脉，壮阳。用陈廪米饭和醋捣碎敷于毒疮之上，有助于收敛燥湿。用陈廪米煮饭，米汤不浑，开始时无气味，清淡可以滋养胃。古人多用来煮水煎药，也是因为它具有调养肠胃、利于小便、除去湿热的功效。

（2）食用性味、归经及主治：味咸酸，性温，无毒。《千金方》记载，痢疾不停，就炒陈廪米研成末和开水一起喝下。

3. 糯米

糯米是糯稻脱壳的米，在我国南方称为糯米，而北方多称为江米，是家常食用的粮食之一。其因香糯、黏、滑，常被制成各种风味小吃。糯米也是酿造醪糟（甜米酒）的主要原料。

（1）现代营养学价值：糯米富含丰富的支链淀粉和 B 族维生素等。因其中所含淀粉为支链淀粉，所以在肠胃中难以消化水解。糯米较其他谷类含有更多的矿物质。

（2）食用功效：糯米有收涩作用，对尿频、止虚汗有较好的食疗效果。糯米为温补强壮的食品，湿热痰火偏盛、发热、咳嗽痰黄、黄疸、腹胀等病症的患者不宜过多食用。糯米年糕无论甜咸，其碳水化合物和钠的含量都很高，患有糖尿病、肥胖或其他慢性病（如肾脏病、高脂血症）的人食用要适可而止。由于支链淀粉难以消化，患有胃炎、十二指肠炎等消化道炎症者，应该少食。老人、小孩或患者也宜慎食，不宜一次食用过多。

（3）食用性味、归经及主治：糯米性温，味甘；归脾、肺、胃经；具有补中益气、健脾养胃、止虚汗的功效；适用于肺结核、神经衰弱、病后、产后、体虚自汗、盗汗、多汗、血虚、头晕眼花、脾虚腹泻等症。

4. 稷米

稷米，又称小米、黍、穄子、夏小米、黄米，有糯质和非糯质之别。糯质小米多作醇酒；非糯质小米，称为糜，以食用为主。黄米曾经是北方一种粮食，比小米稍大，颜色淡黄，煮熟后很黏。

（1）现代营养学价值：黄米碳水化合物含量为79%，所含人体必需的 8 种氨基酸的含量均高于大米和小麦，尤其是蛋氨酸含量，几乎是大米和小麦的 2 倍。黄米中各种矿物质如钙、镁、铜、铁、锌等的含量也高于大米和小麦。其色泽金黄，甜软香糯，热量高，经常食用可强身健体。

（2）食用功效：黄米补虚损，益精气，润肺补肾，有助于改善肺肾阴虚，适宜久病体虚或是虚劳的补益，可以使产妇虚寒的体质得到调养，帮助她们恢复体力。黄米滋阴养血，润肺通肠，祛除肺燥肺热，可使人呼吸畅通舒适、大便通畅。

（3）食用性味、归经及主治：黄米性微寒，味甘；归脾、肾、胃经；具有

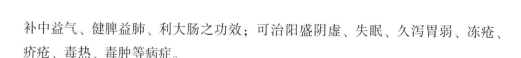

补中益气、健脾益肺、利大肠之功效；可治阳盛阴虚、失眠、久泻胃弱、冻疮、疥疮、毒热、毒肿等病症。

5. 秫米

秫米，别名高粱，又名蜀黍、芦粟、桃粟、番黍等。高粱脱壳后即为高粱米，籽粒呈椭圆形、倒卵形或圆形，大小不一，呈白、黄、红、褐、黑等颜色，一般随种皮中鞣质含量的增加，籽粒由浅变深。红色高粱米称为酒高粱，主要用于酿酒，比如茅台、五粮液、汾酒等都是以红高粱为主要原料酿造的。白色高粱用于食用。此外，高粱按性状及用途可分为食用高粱、糖用高粱、帚用高粱。高粱是制醋、提取淀粉、加工饴糖的原料。

（1）现代营养学价值：高粱米中的蛋白质以醇溶性蛋白质为多，色氨酸、赖氨酸等人体必需的氨基酸较少。醇溶性蛋白质是一种不完全的蛋白质，人体不易利用，将其与其他粮食混合食用，则可提高营养价值。高粱米含有矿物质与维生素。维生素 B_1、B_6 含量与玉米相同，泛酸、烟酸、生物素含量多于玉米，但利用率低。

（2）食用功效：高粱米外用有燥湿敛疮作用，可以治杖疮、鹅口疮等。糠皮内含大量鞣酸与鞣酸蛋白，故具有较好的收敛止血作用。高粱籽粒含有的鞣质绝大部分存在于种皮和果皮中。鞣质有涩味，妨碍人体对食物的消化吸收，容易引起便秘。为了消除鞣质对人体的不良影响，碾制高粱米时，应尽量将皮层去净。食用时，可用水浸泡并煮沸，以改善口味、减轻对人体的影响。

（3）食用性味、归经及主治：高粱性温，味甘、涩；归脾、胃经；具有补中益气、和胃消积、温中、涩肠胃、止霍乱、凉血解毒的功效；适用于神疲无力、胃痛泛酸、脾虚湿困、消化不良、湿热下痢、小便不利等症。

6. 稞米

稞米，别名青稞，是禾本科大麦属的一种禾谷类作物，有白色、紫黑色两种。因其内外壳分离，籽粒裸露，故又称裸大麦、元麦、米大麦。青稞主要产自我国西藏、青海、四川、云南等地，是藏族同胞的主要粮食。

（1）现代营养学价值：青稞是世界上麦类作物中 β-葡聚糖含量最高的作物，平均含量是小麦的 50 倍。β-葡聚糖具有提高机体防御能力、调节生理节律的作用。青稞所含可溶性膳食纤维是小麦的 15 倍。膳食纤维具有清肠通便、清除体内毒素的良好功效，是人体消化系统的"清道夫"。青稞淀粉主要为支链淀粉，对胃酸过多有抑制作用。

（2）食用功效：青稞含有多种有益人体健康的维生素和矿物质，如维生素B₁、维生素B₂、烟酸、维生素E、钙、铁、锌和硒等，一般人群都可以放心食用，但患有消化系统疾病的人要少吃。

（3）食用性味、归经及主治：青稞性平、凉，味咸；归脾、胃、大肠经；具有下气宽中、壮筋益力、除湿发汗、止泻的功效；适合脾胃气虚、倦怠无力人群。

7. 狼尾草

多年生草本植物，是牛、羊、猪、鹅、鱼的优质青饲料，现代已不常用作食物。

8. 菰米

菰米，别名雕胡、黑米，禾本科植物菰的干燥成熟果实。分布于我国南北各地，为湖沼水塘内的栽培作物。

（1）现代营养学价值：菰米是一种高蛋白、低脂的健康食品。菰米的食物血糖生成指数较低，蛋白质功效比值高，氨基酸组成合理，且富含膳食纤维、维生素和矿物质。除营养物质外，菰米还含有丰富的生物活性物质，包括植物甾醇、γ-谷维素、γ-氨基丁酸和酚类化合物等。其中，酚类化合物主要包括酚酸、花青素、原花青素和黄酮糖苷等，其与菰米抗氧化活性密切相关。

（2）食用功效：作为全谷物食品，菰米可以和稻米混合食用，有一定的稳定血压的作用，对于中风也有一定的预防作用。菰米还可改善补体效价，增强机体免疫力，促进糖代谢等。急性毒性试验表明，菰米无论口服或皮下注射，都安全无毒。

（3）食用性味、归经及主治：菰米性寒，味甘，归胃、大肠经。具有除烦止渴、和胃理肠的功效，主治心烦口渴、大便不通、小便不利、小儿泄泻等。

9. 蓬莱米

蓬莱米是粳米的亚种，由日本稻作专家矶永吉以日本种稻米改良成功，现主要种植于我国台湾。蓬莱米色泽白润光滑，性糍糯，味道香甜，比较适合煮稀饭；还可以用它制作米糕；又可以用它作原料，制作啤酒、米酒、黄酒、清酒等，其中以啤酒称冠。

（1）现代营养学价值：与普通粳米相比，蓬莱米蛋白质含量高，占比达10.5%。

（2）食用功效：类似于粳米，有补脾胃、养五脏、壮气力的良好功效。

（3）食用性味、归经及主治：蓬莱米味甘淡，性平和，一般人群都能食用。

10. 薏苡仁

薏苡仁，又名薏米、薏苡、薏仁、苡米、苡仁、六谷米等。薏米的营养价值很高，被誉为"世界禾本科植物之王"和"生命健康之禾"。薏米在我国栽培历史悠久，是我国古老的药食皆佳的粮种之一。薏米在日本被列为防癌食品。

（1）现代营养学价值：薏米含碳水化合物62%～80%，蛋白质13%～15%，脂肪3%～5%，以不饱和脂肪酸为主，其中亚油酸占34%，并有特殊的薏苡仁酯。薏米含有一定的维生素 E，是一种美容食品，常食可以让人体皮肤保持光泽细腻、消除粉刺、色斑、改善肤色，并且它对于由病毒感染引起的赘疣等有一定的治疗作用。薏米含有丰富的维生素 B_1，对防治脚气病十分有益。薏米还含有多种矿物质，特别是硒元素，能有效抑制癌细胞的增殖，可用于胃癌、子宫颈癌的辅助治疗。

（2）食用功效：薏米有防癌作用。健康人常吃薏米，能使身体轻盈，减少肿瘤发病概率。薏米还能增强肾功能，并有清热利尿作用，因此对水肿也有一定疗效。薏米适合一般人食用，尤其适合体弱、消化功能不良的人。便秘、尿多者及孕早期的妇女应忌食。食用前须提前浸泡2～3小时。

（3）食用性味、归经及主治：薏米性微寒，味甘、淡；归脾、胃、肺经；具有健脾利水、除痹、清热排脓、除湿热的功效；适用于屈伸不利、水肿、癌症、各种关节炎、脚气病、扁平疣、寻常性赘疣、传染性软疣、粉刺等病症。

11. 大麦

大麦别名元麦、稞麦、饭麦、赤膊麦、裸大麦。大麦属禾本科植物，是我国的古老粮种之一，已有几千年的种植历史。世界谷类作物中，大麦的种植总面积和总产量仅次于小麦、水稻、玉米，居第四位。我国的大麦现多产于淮河流域及其以北地区。全世界大麦约1/2的产量用作饲料，其余供人类食用，或用以制造麦芽糖、啤酒。

（1）现代营养学价值：因为大麦含谷蛋白量少，所以不宜发酵，不能做多孔面包。在北非及亚洲部分地区，人们尤喜用大麦粉做麦片粥，大麦是这些地区的主要食物之一。珍珠麦是经研磨除去外壳和麸皮层的大麦粒，常加入汤内煮食。大麦粉可制作饼、馍，吃起来筋道柔香；大麦磨成粗粉粒称为大麦糁子，可制作粥、饭；大麦可制作成麦片，继而做麦片粥或掺入一部分糯米粉做麦片糕；食用时先制成粉，再经烘炒深加工制成糌粑，是藏族同胞的主要食物。

（2）食用功效：大麦滋补虚劳，使血脉强壮，对肤色有益，充实五脏，消食止泻。大麦富含膳食纤维，可刺激肠胃的蠕动，达到通便的作用，并可降低血液中的胆固醇含量，预防动脉粥样硬化、心脏病等疾病。大麦也是降暑效果很好的食物，降暑作用与绿豆粥差不多，但它的保健作用又比绿豆要广泛，除了祛火解暑外，还能保胃、健脾、利尿、助消化、治疗冠心病等。最重要的是，大麦是一种健康的粗粮，体质比较弱的老年人在选择解暑食物时，最好常吃点大麦食物。刚怀孕的女性最好不要吃大麦，尤其是大麦芽，因为大麦芽煮汤具有催生落胎的作用，可能导致胎儿流产、早产。对哺乳期的女性，炒麦芽或焦麦芽是回乳的，而生麦芽是下乳的，将两者区别开是很有必要的。

（3）食用性味、归经及主治：大麦性凉，味甘、咸；归脾、胃经；具有益气宽中、消渴除热、回乳的功效；适用于滋补虚劳、强脉益肤、充实五脏、消化谷食、止泻、宽肠利水、小便淋痛、消化不良、饱闷腹胀等。

12. 小麦

小麦经加工制成面粉，面粉是我国北方人民的主食。小麦在我国主要用来加工成白面粉，继而用来制作各种面食，如馒头、面包、饺子、面条、烙饼、蛋糕及油炸食品等。小麦发酵后可制成啤酒、酒精、白酒（如伏特加）等。

（1）现代营养学价值：小麦的蛋白质含量比大米稍高。从蛋白质的含量看，生长在大陆干旱性气候区的麦粒质硬而透明，含蛋白质较高，含量达 14% ~ 20%，面筋强而有弹性，适宜烤面包；生长于潮湿条件下的麦粒含蛋白质量约为 8% ~ 10%，麦粒软，面筋差。全麦面粉是用整粒小麦磨制的，它含有麸皮、胚乳和麦芽的全部营养。而白面粉仅含胚乳，因此缺少部分 B 族维生素、钙和铁等营养元素。

（2）食用功效：小麦不仅是供人营养的食物，也是供人治病的药物。《本草再新》把它的功效归纳为四种：养心、益肾、和血、健脾；《医林纂要》又概括了它的四大用途：除烦、止血、利小便、润肺燥。长期进食全麦面粉可以降低血液中的雌激素含量，从而达到预防乳腺癌的目的；对于更年期妇女，还能缓解围绝经期综合征。小麦粉（面粉）还有很好的嫩肤、除皱、祛斑的功效。时间适当长些的面粉比新磨面粉的品质好，民间有"麦吃陈、米吃新"的说法。面粉与大米搭配着吃最好。

（3）食用性味、归经及主治：小麦性凉，味甘；归心、脾、肾经；具有养心除烦、健脾益肾、除热止渴的功效；适用于脚气病、末梢神经炎、产妇回乳、自汗、盗汗、多汗等病症。

13. 荞麦

荞麦，又名三角麦、乌麦、花荞，我国栽培的主要有普通荞麦和鞑靼荞麦两种，前者称甜荞，后者称苦荞。苦荞麦的产量较低，但是它的营养价值更高。由于苦荞的种实含有芦丁，所以也称芦丁苦荞。

（1）现代营养学价值：荞麦的蛋白质含量很低，且所含的必需氨基酸中的赖氨酸含量高而蛋氨酸含量低，可以与其他谷物如小麦、玉米、大米（赖氨酸含量较低）互补食用。荞麦含有的铁、锰、锌等矿物质比一般谷物丰富，荞麦还含有丰富的镁。荞麦含有丰富的维生素 E，还含有烟酸和芦丁。荞麦中的某些黄酮成分还具有抗菌、消炎、止咳、平喘、祛痰的作用。荞麦的碳水化合物主要是淀粉。因为颗粒较细小，所以和其他谷类相比，荞麦具有易煮熟、易加工、易消化的特点。荞麦含有丰富的膳食纤维，是一般精制大米的 10 倍。

（2）食用功效：荞麦有保护血管的作用。荞麦含有丰富的维生素 E 和可溶性膳食纤维，同时还含有烟酸和芦丁。芦丁有降低人体血脂和胆固醇、软化血管、保护视力、预防脑血管出血的作用。荞麦还有抗血栓的作用。荞麦含有丰富的镁，能促进人体纤维蛋白溶解，使血管扩张，抑制凝血块的形成，具有抗栓塞的作用，也有利于降低血清胆固醇。荞麦有减少炎症的作用。荞麦中的某些黄酮成分还具有抗菌、消炎、止咳、平喘、祛痰的作用，因此，荞麦还有"消炎粮食"的美称。荞麦还有降血脂、血糖的作用。实验证明，长期食用荞麦，人体高密度脂蛋白胆固醇/总胆固醇的比值明显增加，有利于降血脂，另外利用荞麦代替精制谷物还具有降低血糖的功效。

（3）食用性味、归经及主治：荞麦味甘，性平；归脾、胃、肺经；具有补中益气、健脾养胃、滋阴润肺、益精强志、除烦渴、和五脏、通血脉的功效；适用于泻痢、胃气不足、口干渴、呕吐、诸虚百损等症。

14. 穬麦

大麦的一种，也称裸大麦。参考前文的大麦。

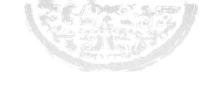

15. 雀麦

雀麦，别名野小麦、野大麦、野麦、牛星草、牡姓草、杜姥草、爵麦、野燕麦，为禾本科植物雀麦的全草。雀麦多生长在湿润的农田、山坡、荒野、道路旁边，我国长江、黄河流域等大部分地区均有广泛分布。雀麦用途广泛，既可作药材，也可作饲料，还具有观赏价值。近年来，随着人工草地的建立，雀麦开始在牧区大量种植，发展很快，已成为当地枯草季节的重要饲料来源。

16. 罂粟

罂粟，又名罂子粟、阿芙蓉、御米、象谷、米囊、囊子、莺粟。中医以罂粟壳入药，处方又名"御米壳"，因此罂粟又称御米。罂粟有敛肺、涩肠、止痛的作用，用于久咳、久泻、脱肛、脘腹疼痛。该品易成瘾，罂粟壳已被列入麻醉药品品种目录。

二　豆类

豆类属豆科植物中供人们食用的食物，古代统称之为"菽"。《辞海》释曰："菽，本谓大豆，引申为豆类的总称。"《诗·小雅·小宛》载云："中原有菽。"陈奂传疏言："菽，豆之大名。"

豆类种类比较多，按营养成分含量多少可分为两大类：一类是大豆，含有较多的蛋白质和脂肪，而碳水化合物相对较少，如黄豆、黑豆与青豆；另一类是除大豆以外的其他干豆，含有较多的碳水化合物、中等量的蛋白质和少量的脂肪，如绿豆、豌豆、小豆、蚕豆、芸豆等。作为一种优质蛋白质来源，我国居民食用大豆已有数千年历史，目前我国居民每日干豆类摄入量平均为 4.2 克，豆制品摄入量平均为 11.8 克。

【大豆的营养价值】

大豆含有 35%～40% 的蛋白质，是植物性食品中含蛋白质最多的食品。大豆蛋白质的氨基酸组成接近人体需要，仅含硫氨基酸含量略低，具有较高的营养价值，而且富含谷类蛋白较为缺乏的赖氨酸，是与谷类蛋白质互补的天然理想食品，故大豆蛋白为优质蛋白。

大豆含有 15%～20% 的脂肪，其中不饱和脂肪酸占 85%，且以亚油酸最多，高达 50% 以上，还含有 1.64% 的磷脂和丰富的维生素 E，是优质食用油的来源。

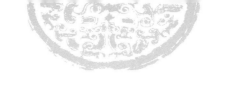

大豆含有 25%～30% 的碳水化合物，其中只有一半是可供利用的淀粉、阿拉伯糖、半乳聚糖和蔗糖，而另一半是人体不能消化吸收的棉籽糖和水苏糖，在肠道细菌作用下，发酵产生二氧化碳和氨，可引起腹胀。

【豆类中的天然活性成分】

（1）大豆异黄酮：大豆异黄酮属于多酚类物质的一种，在大豆中的含量为 0.1%～0.4%，其他豆类及制品中也含有较多的大豆异黄酮。豆类食物是大豆异黄酮的唯一膳食来源，蒸煮等加工方式不易使大豆异黄酮受到破坏，烘烤会使染料木黄酮和大豆黄素分别丢失 21% 和 15%。大豆异黄酮具有非常广泛的生物学作用，如清除自由基和抗氧化作用、抗肿瘤作用、雌激素样作用、免疫调节作用、降血脂作用、抗病毒作用、抗辐射作用等。作为一种具有保健功能的食品，大豆异黄酮在许多国家已经得到广泛应用。

（2）大豆皂苷：大豆皂苷是由萜类同系物（皂苷元）与糖缩合形成的一类化合物。纯皂苷是一种白色粉末，带苦味和辛辣味，其粉末对于人体黏膜具有刺激性，能引起局部充血、水肿和出血性炎症。大豆皂苷具有溶血作用，这是其被视为抗营养因子的原因之一，同时也说明它具有抗血栓作用。大豆皂苷具有降血脂作用，可保护心脑血管功能。其他作用包括抗突变和抑制肿瘤生长、抗氧化、免疫调节、抗病毒作用等。

【豆类及其制品的合理利用】

不同的加工和烹调方法，对大豆蛋白质的消化率有明显的影响。整粒熟大豆的蛋白质消化率仅为 65.3%，但加工成豆浆该值可达 84.9%，做成豆腐可提高到 92%～96%。大豆中含有抗胰蛋白酶的因子，它能抑制胰蛋白酶的消化作用，使大豆难以被分解为人体可吸收利用的各种氨基酸，经过加热煮熟后，这种因子即被破坏，消化率随之提高，所以大豆及其制品须经充分加热煮熟后再食用。

豆类中膳食纤维含量较高，特别是豆皮，因此国外有人将豆皮经过处理后磨成粉，作为高纤维用于烘焙食品。据报道，食用含纤维的豆类食品可以明显降低血清胆固醇，对冠心病、糖尿病及肠癌也有一定的预防及治疗作用。提取的豆类纤维加到缺少纤维的食品中，不仅改善食品的松软性，还有保健作用。

豆类食物性味多甘平，多具有健脾益气、利水消肿或清热的功效，可用于气血亏虚、脾虚水肿、小便不利、疮疡肿毒等病症。

1. 黄豆

干黄豆中含高品质的蛋白质（含量为 35%~40%），是天然食物中蛋白质含量最高的食品。黄豆蛋白是优质蛋白，氨基酸组成接近人体需要，且富含谷类蛋白较为缺乏的赖氨酸，是与谷类蛋白互补的天然理想食品。

（1）现代营养学价值：黄豆的脂肪含量为 15%~20%，也在豆类中占首位。豆油中不饱和脂肪酸占 85%，以亚油酸为最多。豆油中含 1.6% 的磷脂，并富含维生素 E。

（2）食用功效：黄豆中的卵磷脂可防止血管硬化、预防心血管疾病、保护心脏，黄豆中含有的可溶性纤维，既可通便，又能降低胆固醇含量。黄豆中含有一种抑制胰酶的物质，对糖尿病有治疗作用。黄豆所含的皂苷有明显的降血脂作用，同时可抑制体重增加。黄豆异黄酮是具有雌激素活性的植物性雌激素，能够减轻女性围绝经期综合征症状、延迟女性细胞衰老、使皮肤保持弹性、养颜、减少骨丢失、促进骨生成等。生黄豆含有不利健康的抗胰蛋白酶和凝血酶，所以黄豆不宜生食，夹生黄豆也不宜食用。黄豆不宜干炒食用，食用时宜高温煮烂，不宜食用过多，以碍消化而致腹胀。患有严重肝病、肾病、痛风、消化性溃疡、低碘者应禁食。

（3）食用性味、归经及主治：大豆性平，味甘；归脾、大肠经；具有健脾宽中、润燥消水、清热解毒、益气的功效；主治痞积泻痢、腹胀羸瘦、妊娠中毒、疮痈肿毒、外伤出血等症。

2. 黑豆

黑豆，又名黑大豆、乌豆、橹豆、冬豆子、零乌豆。黑豆有"豆中之王"的美称，为豆科植物大豆的黑色种子，种皮黑色，里面黄色或绿色。

（1）现代营养学价值：黑豆具有高蛋白、低热量的特性，蛋白质含量高达 36% 以上，其中优质蛋白含量比黄豆高出 1/4 左右，居各种豆类之首，因此也赢得了"豆中之王"的美誉。黑豆中不饱和脂肪酸含量高达 80%，其中亚油酸含量就占了约 55.08%。黑豆含有多种矿物质，如锌、铜、镁、钼、硒、磷等，而且含量都比较高。黑豆中富含多种维生素，尤其是维生素 E 在每 100 克黑豆中的含量高达 17.36 微克。黑豆还含有多种生物活性物质，如黑豆色素、黑豆多糖、皂苷和异黄酮等，异黄酮含量比黄豆还要多。黑豆皂苷对遗传物质 DNA 损伤具有保护作用。在清除活性氧方面，皂苷同样有良好作用。黑豆多糖属于非还原性、非淀粉性多糖，具有显著的清除人体自由基的作用，尤其是对超氧阴离子自由基的清除作用非常强大。以黑豆皮为原料提制出的天然色素称为"黑豆红色素",简称"黑豆红"。黑豆红色素可以降低脂质过氧化反应终产物丙二醛（MDA）的含量,同时提高超氧化物歧化酶（SOD）、过氧化氢酶（CAT）和谷胱甘肽过氧化物酶（GSH-Px）的含量,这就意味着黑豆红色素具有明显的抗氧化作用。

（2）食用功效:黑豆含异黄酮、卵磷脂等,有防治动脉粥样硬化、冠心病和降低胆固醇的作用。黑豆富含维生素 E 等多种抗氧化成分,且黑豆皮含有花青素,这些物质均能清除体内自由基,抗氧化效果好,可以降低由于色素沉着引起的黄褐斑和老年斑,使皮肤衰老得到延缓,皱纹减少,达到养颜美容、保持青春的目的。带皮食用黑豆能够改善贫血症状。黑豆皮提取物的补血作用主要是通过作用于人体内的铁调素而达成。此外,黑豆中的多糖成分可以促进骨髓组织的生长,具有刺激造血功能的作用。黑豆含有丰富的粗纤维,能促进肠道蠕动,有利于消化,对胃胀、便秘有明显疗效。黑豆可以增厚子宫壁,有助于安胎,常吃有助于受孕。黑豆还可以治疗白发和脱发。

（3）食用性味、归经及主治:黑豆性平,味甘;归脾、肾经;具有消肿下气、润肺燥热、活血利水、祛风除痹、补血安神、明目健脾、补肾益阴、解毒、乌发黑发以及延年益寿的功效;适用于脾虚水肿、脚气水肿、风痹痉挛、体虚、产后风痛、痈肿疮毒、小儿盗汗、小儿夜间遗尿、肾虚耳聋等症。

3. 青豆

青豆,又名青大豆,是大豆中的一种,分为青皮青仁大豆和青皮黄仁大豆两种。

（1）现代营养学价值:青豆含有丰富的蛋白质和膳食纤维,还含有维生素 A、维生素 C、维生素 K 以及 B 族维生素。青豆还能提供钙、磷、钾、铁、锌等矿物质。青豆蛋白质中含人体必需的多种氨基酸,尤其以赖氨酸含量高。青豆富含不饱和脂肪酸和大豆磷脂。青豆富含多种抗氧化成分,如儿茶素和表儿茶素两种类黄酮抗氧化剂,还有 α-胡萝卜素、β-胡萝卜素等抗氧化成分,同时,青豆富含皂角苷、蛋白酶抑制剂、异黄酮等植物活性物质。

（2）食用功效:青豆富含不饱和脂肪酸和大豆磷脂,有保持血管弹性、降低血液中的胆固醇、健脑和防止脂肪肝形成的作用。青豆中富含多种抗氧化成分,能够有效去除体内的自由基,预防由自由基引起的疾病,延缓身体衰老,还有美容护肤、消炎的作用。青豆中富含皂角苷、蛋白酶抑制剂、异黄酮、钼、硒

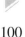

等抗癌成分，对前列腺癌、皮肤癌、肠癌、食管癌等都有抑制作用。青豆可消除水肿，能够防治心脏病，对外伤也有很好的止血功效。

（3）食用性味、归经及主治：青豆味甘，性平；归脾、大肠经；具有健脾宽中、清热解毒、润燥、消水肿的功效；适用于痞积泻痢、妊娠中毒、疮痈肿毒、外伤出血、高血压病、冠心病、骨质疏松等病症。

4. 赤豆

赤豆，又名红豆、赤小豆、红小豆、红赤豆、小豆。一般做成豆沙或作糕点原料。

（1）现代营养学价值：红豆富含淀粉，因此又被人们称为"饭豆"。红豆含有丰富的蛋白质，其氨基酸中赖氨酸含量较高。此外，红豆含有维生素 B_1、维生素 B_2、叶酸及多种矿物质，还含有丰富的膳食纤维。红豆含有较多的皂角苷。

（2）食用功效：红豆含有较多的皂角苷、膳食纤维，具有良好的润肠通便、降血压、降血脂、调节血糖、解毒抗癌、预防结石的作用。红豆可刺激肠道，且有良好的利尿作用，能解酒、解毒，对防治心脏病和肾病、水肿均有益。产妇、乳母多吃红小豆有催乳的功效，水肿、哺乳期妇女尤为适合。红豆有清心养神、健脾的功效，加入莲子、百合能治肺燥、干咳，提升内脏活力，增强体力。红豆利尿，故尿频的人应注意少吃。红豆沙是一道甜品，有提高免疫力、安神除烦、补充能量的作用。红豆既可以解暑又可以养生，是夏天的最佳选择。

（3）食用性味、归经及主治：红豆性平，味甘、酸；归心、小肠经；具有健脾利水、解毒消痈、消利湿热的功效；适用于水肿胀满、脚气水肿、黄疸尿赤、小便不利、风湿热痹、痈肿疮毒、解酒、通乳、肠痈腹痛等。

5. 绿豆

绿豆，又名青小豆、植豆，是我国传统的豆类食物。其实绿豆还有一种颜色——黄色，这种品种很稀少，目前只在江西鄱阳看到，外表黄色，豆皮比绿色的更薄，营养更佳。

（1）现代营养学价值：绿豆含有蛋白质、脂肪、碳水化合物，维生素 B_1、维生素 B_2、胡萝卜素、烟酸、叶酸、钙、磷、铁等。其所含的蛋白质主要为球蛋白类，属完全蛋白质，营养价值高。绿豆含有香豆素、生物碱、黄酮类化合物、植物甾醇等植物活性物质。

（2）食用功效：绿豆中所含蛋白质、磷脂等均有兴奋神经、增进食欲的作

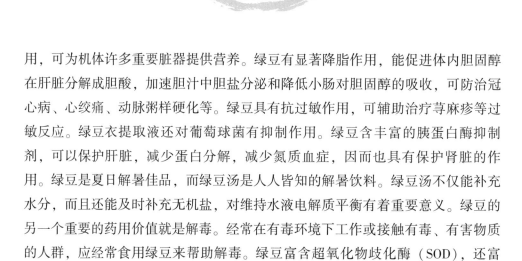

用，可为机体许多重要脏器提供营养。绿豆有显著降脂作用，能促进体内胆固醇在肝脏分解成胆酸，加速胆汁中胆盐分泌和降低小肠对胆固醇的吸收，可防治冠心病、心绞痛、动脉粥样硬化等。绿豆具有抗过敏作用，可辅助治疗荨麻疹等过敏反应。绿豆衣提取液还对葡萄球菌有抑制作用。绿豆含丰富的胰蛋白酶抑制剂，可以保护肝脏，减少蛋白分解，减少氮质血症，因而也具有保护肾脏的作用。绿豆是夏日解暑佳品，而绿豆汤是人人皆知的解暑饮料。绿豆汤不仅能补充水分，而且还能及时补充无机盐，对维持水液电解质平衡有着重要意义。绿豆的另一个重要的药用价值就是解毒。经常在有毒环境下工作或接触有毒、有害物质的人群，应经常食用绿豆来帮助解毒。绿豆富含超氧化物歧化酶（SOD），还富含氨基酸、β-胡萝卜素、香豆素、生物碱、植物甾醇等营养成分，可以增强机体免疫功能，有很好的抗衰老和抗肿瘤作用。绿豆性凉，脾胃虚弱的人不宜多吃。特别是服温补药时，不要吃绿豆食品，以免降低药效。未煮烂的绿豆腥味强烈，食后易恶心、呕吐。

（3）食用性味、归经及主治：绿豆性凉，味甘；归心、胃经；具有清热解毒、利尿、消暑除烦、止渴健胃的功效；适用于高血压病、水肿、红眼病、中毒急救、中暑、风疹等。

6. 蚕豆

蚕豆，又称罗汉豆、胡豆、南豆、竖豆、佛豆。蚕豆可以分为老蚕豆和新蚕豆，所谓新蚕豆，就是指刚收获时绿绿的、吃起来软软的蚕豆，常作为蔬菜食用；而老蚕豆则指蚕豆干豆，常加工成零食食用，一般以五香卤制或油炸为主。

（1）现代营养学价值：蚕豆含有大量蛋白质，含量在日常食用的豆类中仅次于大豆，并且氨基酸种类较为齐全，特别是赖氨酸含量丰富。蚕豆含碳水化合物、粗纤维、磷脂、胆碱、维生素 C、维生素 B_1、维生素 B_2、烟酸和钙、铁、磷、钾等多种矿物质，尤其是磷和钾含量较高。

（2）食用功效：蚕豆中含有能调节大脑和神经组织的重要成分——钙、锌、锰、磷脂等，并含有丰富的胆碱，有增强记忆力的健脑作用。蚕豆中的钙有利于骨骼对钙的吸收与钙化，能促进人体骨骼的生长发育。蚕豆中的蛋白质含量丰富，且蚕豆不含胆固醇，可以提高食品营养价值，预防心血管疾病。蚕豆中的维生素 C 可以延缓动脉粥样硬化，蚕豆皮中的膳食纤维有降低胆固醇、促进肠蠕动的作用。蚕豆也是抗癌食品之一，对预防肠癌有作用。蚕豆有补血益气的作用，可以使精气更加凝聚，适当地起到壮阳的作用。蚕豆中含有有毒的β-氰基丙氨酸和 L-3，4-二羟基苯丙氨酸。β-氰基丙氨酸是一种神经毒素，中毒后出现肌肉无力、腿脚麻痹等症状；L-3，4-二羟基苯丙氨酸是葡萄糖-6-磷酸脱氢酶缺乏症（蚕豆病）的致病因子，病症表现为急性溶血性贫血，患者多为儿童，食后 5~24 小时发病。通常加热烹制可消除其毒性。有遗传性血红细胞缺陷症者，患有痔出血、消化不良、慢性结肠炎、尿毒症等患者不宜进食蚕豆。加工后的蚕豆含有大量的盐分或油脂，不宜食用过多。

（3）食用性味、归经及主治：蚕豆性平，味甘；归脾、胃经；具有补中益气、涩精实肠、利湿消肿、止血解毒的功效；适用于慢性肾炎、肾炎水肿、脾胃气虚、食欲缺乏、大便稀薄等病症。

7. 白扁豆

白扁豆，别名藕豆、白藕豆、南扁豆。

（1）现代营养学价值：白扁豆含有丰富的矿物质和维生素，含量比大部分根茎菜和瓜菜都高。白扁豆蛋白质以及脂肪的含量也很丰富，其蛋白质含量不仅丰富，而且较为平衡。白扁豆与其他豆类相比，豆中的抗营养因子含量较低，消化吸收的性能较好。

（2）食用功效：白扁豆可增强 T 淋巴细胞的活性，提高细胞的免疫功能，有抗菌、抗病毒的作用。白扁豆对于呕吐、急性胃肠炎引起的肠道损伤，有一定的辅助治疗作用。白扁豆利尿、通便，可防治肾结石、尿毒症。长期食用白扁豆，可以起到防癌、抗癌的作用。白扁豆可防止夏天中暑、吐泻等症。白扁豆含非特异性植物凝集素，有抗胰蛋白酶活性，属毒性成分，故白扁豆必须煮熟再吃。

（3）食用性味、归经及主治：白扁豆性微温，味甘；归脾、胃经；具有健脾化湿、利尿消肿、清肝明目、和中消暑等功效；适用于脾胃虚弱、食欲缺乏、大便溏泻、白带过多、暑湿吐泻、胸闷腹胀等症。

8. 白芸豆

白芸豆，芸豆的一种，又称菜豆，原产自美洲，现在在我国的云贵高原和四川地区有着广泛的种植。白芸豆的颗粒肥大整齐，大小和蚕豆差不多，颜色洁白。

（1）现代营养学价值：白芸豆富含蛋白质、脂肪、胡萝卜素、多种微量元素及维生素，还富含钾和镁，钠的含量很低。白芸豆富含 α-淀粉酶抑制剂和膳食纤维，它能有效阻断高淀粉类食物中淀粉的分解，阻断大部分淀粉热量的摄取，降低脂肪合成。白芸豆含有细胞凝集素等多种球蛋白，以及皂苷、尿毒酶等成分。

（2）食用功效：白芸豆可以有效地消除饥饿感，且餐后体重不增，特别适合糖尿病、高脂血症患者和减肥者食用。白芸豆富钾低钠，尤其适合动脉粥样硬化和心脏病患者食用。芸豆粒含有细胞凝集素等多种球蛋白，不但可以凝聚人体的红细胞、激活淋巴细胞胚形转化，而且能激活肿瘤患者的淋巴细胞，产生淋巴毒素，有显著消退肿瘤的功效。白芸豆含有的皂苷、尿毒酶，能提高人体自身的免疫能力，增强抗病能力，对肿瘤细胞的发展起到抑制作用。白芸豆可刺激骨髓的造血功能，增强患者的抗感染能力，诱导成骨细胞的增殖，促进骨折愈合。白芸豆有镇静作用，对于神经痛、跌打损伤等具有很好的治疗效果。白芸豆必须煮熟再吃，因为白芸豆中含有细胞凝集素等多种球蛋白，以及皂苷、尿毒酶等成分。白芸豆不要一次吃得太多，以免胀气。

（3）食用性味、归经及主治：芸豆味甘，性平；归脾、胃、肾经；具有温中下气、利肠胃、止呃逆、益肾补元、镇静等功效；适用于食欲缺乏、便溏、水肿、虚寒呃逆、胃寒呕吐、跌打损伤、腰痛、神经痛等症。

9. 豌豆

豌豆，又称为青豆、小寒豆、淮豆、麻豆、青小豆、留豆等。豌豆可作蔬菜炒食，也常被用来作为配菜，以增加菜肴的色彩，促进食欲。

（1）现代营养学价值：豌豆含有优质蛋白质，且豌豆蛋白质富含大量的赖氨酸，这是很多粮食中所没有的。豌豆含蛋白质、糖类、胡萝卜素、纤维素、维生素C、钙、钾、磷等多种营养物质。豌豆中还含有赤霉素和植物凝集素等植物活性物质。

（2）食用功效：豌豆可以提高机体的抗病能力和康复能力。经常吃豌豆，可以补充赖氨酸，促进骨骼发育。豌豆可防止人体致癌物质的合成，从而减少癌细胞的形成，降低人体癌症的发病率。豌豆中富含粗纤维，能促进大肠蠕动，保持大便通畅，防治肠道疾病。经常吃豌豆有利于控制血糖，对于糖尿病患者有很好的改善作用。豌豆有美容护肤的作用，可以消除黑斑，润泽肌肤。

（3）食用性味、归经及主治：豌豆性平，味甘；归脾、胃经；具有益中气、止泻痢、调营卫、利小便、消痈肿的功效；适用于糖尿病、腹胀、脾胃不适、呃逆呕吐、下肢水肿、脚气、产妇缺乳、痈肿、口渴、泻痢等病症。

10. 豇豆

豇豆，又叫作豆角，是夏天盛产的蔬菜。常见的品种有白豆角、青豆角、紫豆角。

（1）现代营养学价值：豇豆含有易于消化吸收的蛋白质、适量的碳水化合物。豇豆含有粗纤维、胡萝卜素、维生素 B_1 和磷、铁、硒等矿物质。鲜嫩豆荚中还含有丰富的维生素 C。

（2）食用功效：豇豆有维持正常的消化腺分泌和胃肠道蠕动的功能，可抑制胆碱酶活性，帮助消化、增进食欲。此外，多吃豇豆还能辅助治疗呕吐、呃逆等不适。豇豆的磷脂有促进胰岛素分泌、参加糖代谢的作用，是糖尿病患者的理想食品。豇豆有健脾和胃的作用，还能够补益肾脏，提高人的睡眠质量。

（3）食用性味、归经及主治：豇豆性平，味甘、咸；归脾、胃经；具有理中益气、健胃补肾、调颜养身，生精髓，止消渴、吐逆、泻痢，排毒的功效；适用于呕吐、痢疾、尿频、遗精、带下、腹泻、脾胃气虚、肾虚、糖尿病等病症。

11. 刀豆

刀豆豆荚的形状很像刀，因此取名刀豆。

（1）现代营养学价值：刀豆含蛋白质、糖类、纤维素、维生素 C、维生素 B_1、钾、磷等多种营养物质。刀豆含有刀豆赤霉素、尿毒酶、血细胞凝集素、刀豆氨酸等植物活性物质。

（2）食用功效：刀豆对人体镇静有很好的作用，可以增强大脑皮质的抑制过程，使人神志清晰、精力充沛。刀豆所含成分具有维持人体正常代谢、促进人体内多种酶活性的作用，从而增强抗体免疫力，提高人体抗病能力。刀豆所含刀豆赤霉素和刀豆血细胞凝集素能刺激淋巴细胞转变成淋巴母细胞，具有抗肿瘤作用，还可使部分肿瘤细胞重新恢复到正常细胞的生长状态。

（3）食用性味、归经及主治：刀豆性平，味甘；归胃、肾经；具有温中下气、止呃逆、益肾的功效；适用于病后、虚寒性呃逆、呕吐、腹胀以及肾虚所致的腰痛等。

12. 黄豆芽

黄豆芽，即黄豆的芽，为豆科植物黄豆的种子经浸泡后发出的嫩芽。

（1）现代营养学价值：黄豆芽所含的热量极低，而水分和膳食纤维含量较高。黄豆芽中除维生素 C 大量增加外，B 族维生素也成倍增加。豆类发芽时在种

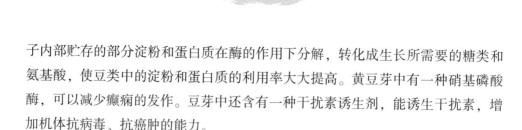

子内部贮存的部分淀粉和蛋白质在酶的作用下分解，转化成生长所需要的糖类和氨基酸，使豆类中的淀粉和蛋白质的利用率大大提高。黄豆芽中有一种硝基磷酸酶，可以减少癫痫的发作。豆芽中还含有一种干扰素诱生剂，能诱生干扰素，增加机体抗病毒、抗癌肿的能力。

（2）食用功效：黄豆生芽后天冬氨酸急剧增加，天冬氨酸能减少体内乳酸堆积，起到消除疲劳的作用。黄豆芽中含有一种叫硝基磷酸酶的物质，这种物质能有效地抗癫痫和减少癫痫发作。经常食用黄豆芽对由于维生素 B_2 缺乏引起的舌疮口炎、维生素 C 缺乏引起的坏血病等都有辅助治疗作用。黄豆芽富含维生素 C、维生素 E，常吃黄豆芽能营养毛发，使头发保持乌黑光亮，对面部雀斑有较好的淡化效果，是美容食品。黄豆芽对青少年生长发育、预防贫血等大有好处。黄豆在发芽过程中，使人胀气的物质被分解，使营养素更容易被人体吸收。黄豆芽可清除血管壁中胆固醇和脂肪的堆积，可降低胆固醇，防止动脉粥样硬化。黄豆芽还有抗癌作用。

（3）食用性味、归经及主治：黄豆芽性凉，味甘；归脾、大肠经；具有清热利湿、消肿除痹、祛黑痣、治疣赘、润肌肤的功效；适用于癌症、癫痫、肥胖症、贫血、牙龈出血、脾胃湿热、大便秘结、寻常疣、高脂血症等病症。

13. 绿豆芽

绿豆芽，即绿豆的芽，为豆科植物绿豆的种子经浸泡后发出的嫩芽。

（1）现代营养学价值：绿豆在发芽过程中，维生素 C 会增加很多。绿豆芽中部分蛋白质也会分解为各种人体所需的氨基酸，达到绿豆原含量的 7 倍。

（2）食用功效：绿豆芽富含维生素 C、维生素 B_2，可以预防坏血病、口腔溃疡的发生。绿豆芽富含纤维素，是便秘患者的健康蔬菜，有预防消化道肿瘤的功效。绿豆芽可清除血管壁中的胆固醇和堆积的脂肪，可防治心血管疾病。常吃绿豆芽，可以起到清肠胃、解热毒、减肥的作用。炒豆芽时应热锅快炒，使维生素 C 少受破坏。

（3）食用性味、归经及主治：绿豆芽性凉，味甘；归心、胃经；具有清热解毒、消肿、利湿热的功效；适用于暑热烦渴、酒毒、小便不利、目翳、口腔溃疡、消化道肿瘤、肥胖症等病症。

卷之三——菜品类

蔬菜是供人们佐餐食用的植物类食物的总称。汉代许慎所撰《说文解字》云:"蔬,菜也。"《尔雅·释天》载郭璞注曰:"凡草菜可食者通名为蔬。"《辞海》将菜解释为"蔬菜类植物的总称"。

蔬菜食物种类繁多,其性味和功效各有不同,应用各异,生活中常作为主食的补充品。正如《素问·脏气法时论》所说"五菜为充"。

蔬菜按其结构及可食部分不同,可分为叶菜类、根茎类、瓜茄类、鲜豆类和菌藻类,所含的营养成分因其种类不同,差异较大。

蔬菜是维生素和矿物质的主要来源。此外还含有较多的纤维素、果胶和有机酸,能刺激胃肠蠕动和消化液的分泌,因此它们还能促进人们的食欲和帮助消化。蔬菜在体内的最终代谢产物呈碱性,故称"碱性食品",对维持体内的酸碱平衡起重要作用。

【蔬菜的合理利用】

(1) 合理选择:蔬菜含丰富的维生素,除维生素 C 外,一般叶部含量比根茎部高,嫩叶比枯叶高,深色的菜叶比浅色的高,因此在选择时,应注意选择新鲜、色泽深的蔬菜。

(2) 合理加工与烹调:蔬菜所含的维生素和矿物质易溶于水,所以宜先洗后切,以减少蔬菜与水和空气的接触面积,避免损失。洗好的蔬菜放置时间不宜过长,以避免维生素被氧化破坏,尤其要避免将切碎的蔬菜长时间地浸泡在水中。烹调时要尽可能做到急火快炒。有实验发现,蔬菜煮 3 分钟,其中维生素 C 损失5%,煮 10 分钟达 30%。为了减少损失,烹调时加少量淀粉,可有效保护抗坏血酸的破坏。

(3) 菌藻食物的合理利用:菌藻类食物除了提供丰富的营养素外,还具有明显的保健作用。研究发现,蘑菇、香菇和银耳中含有多糖物质,具有提高人体免疫功能和抗肿瘤的作用。香菇中所含的香菇嘌呤,可抑制体内胆固醇的形成和吸收,促进胆固醇分解和排泄,有降血脂作用。黑木耳能抗血小板聚集和降低血凝,减少血液凝块,防止血栓形成,有助于防治动脉粥样硬化。海带因含有大量的碘,临床上常用来治疗缺碘性甲状腺肿。海带中的褐藻酸钠盐,有预防白血病和骨癌的作用。

1. 韭菜

韭菜，又叫起阳草、长生韭、扁菜等，味道非常鲜美，还有独特的香味。

（1）现代营养学价值：韭菜含有挥发油、硫化物、蛋白质、脂肪、糖类、胡萝卜素、B族维生素和维生素C、钙、磷、铁等。韭菜还含有丰富的纤维素，但每100克韭菜中可溶性纤维仅含1.4克。韭菜的独特辛香味是其所含的硫化物形成的，这些硫化物有一定的杀菌消炎作用。

（2）食用功效：韭菜含有较多的纤维素，能增进胃肠蠕动，对便秘患者有益处，对预防肠癌亦有重要作用。韭菜含有的挥发油和含硫化合物，具有促进食欲、提高机体免疫力、杀菌和调节血脂的作用，可预防和治疗高脂血症、心血管疾病等疾病。不过，硫化物遇热易挥发，因此烹调韭菜时需急火快炒起锅。冬季食用韭菜可以温肾壮阳。韭菜的粗纤维较多，不易消化吸收，所以一次不能吃太多，否则大量粗纤维刺激肠壁，往往会引起腹泻，最好控制在一顿100～200克，不能超过400克。

（3）食用性味、归经及主治：韭菜性温，味甘、辛；归肝、胃、肾经；具有补肾助阳、温中开胃、散瘀血等功效；适用于跌打损伤、噎膈、反胃、肠炎、吐血、鼻衄、胸痛、阳痿、早泄、遗精、多尿等病症。

2. 薤菜

薤菜，也被称为薤白、野葱、藠头等，为多年生草本植物，地下有鳞茎，鳞茎和嫩叶可食。

（1）现代营养学价值：薤菜的营养丰富，富含蒜氨酸、甲基蒜氨酸、大蒜糖等成分，薤白所含大蒜辣素的主要成分是硫化丙烯，另外还含有大蒜配糖体。

（2）食用功效：薤白所含的硫化丙烯有降脂作用，且性味辛温，能温阳散结，可用于治疗高胆固醇和高脂血症，而且薤白还含有丰富的大蒜配糖体，有降低血压的作用，高血压胸闷患者常食薤白可以通阳气、宽胸，因此特别适合患有三高的人群食用。薤白所含的大蒜辣素能杀菌消炎，对痢疾杆菌、金黄色葡萄球菌均有抑制作用，对感染性疾病有一定疗效。薤白所含的特殊香气和辣味，能促进消化功能，增加食欲，还可加强血液循环，起到利尿祛湿的作用。

（3）食用性味、归经及主治：薤白味辛、苦，性温，归心、肺、胃、大肠经，通常具有通阳散结、行气导滞的功效，可用于缓解胸痹心痛、脘腹痞满胀痛、里急后重等情况。可以振奋阳气，驱散体内寒结，为治胸痹之要药。所谓胸痹，是指胸部闷痛，甚则胸痛彻背，喘息不得卧为主要表现的一种疾病，类似于现代常说的冠心病、心绞痛、心肌梗死等疾病。

3. 大葱

大葱，是葱的一种，大葱常作为一种普遍的香料调味品或蔬菜食用，在烹调中占有重要的角色，而在山东则有大葱蘸酱的食用方法。

（1）现代营养学价值：大葱含有蛋白质、糖类、胡萝卜素、食物纤维、维生素以及磷、铁、镁等矿物质。葱叶部分比葱白部分含有更多的维生素 A、维生素 C 及钙。大葱中含有挥发油，挥发油的主要成分为蒜素，又含有二烯丙基硫醚、硫化丙烯、草酸钙等。

（2）食用功效：大葱有一种独特的香辣味，来源于挥发性硫化物葱素，能刺激唾液和胃液分泌，增进食欲。大葱能兴奋神经，改善促进循环，解表清热；还可以刺激上呼吸道，使黏痰易于咳出。大葱油中所含蒜素，具有明显的抵御细菌、病毒的作用，尤其对痢疾杆菌和皮肤真菌抑制作用更强。大葱所含的蒜素还可以抑制癌细胞的生长，降低胃液内的亚硝酸盐含量，对预防胃癌及多种癌症有一定作用。大葱可明显地减少结肠癌的发生。大葱有舒张小血管、促进血液循环的作用，可防止血压升高所致的头晕，使大脑保持灵活，并预防老年痴呆。大葱还可降低胆固醇在血管内的堆积。常吃葱，即便脂多体胖，胆固醇并不增高，而且体质强壮。大葱中的各种维生素能保证人体激素正常分泌，还有壮阳补阴的作用。

（3）食用性味、归经及主治：葱白性温，味辛；归肺、胃经；具有发汗解表、散寒通阳的功效；适用于风寒感冒、恶寒发热、头痛鼻塞、阴寒腹痛、痢疾泄泻、虫积内阻、乳汁不通、二便不利等症。

4. 小葱

小葱，别名香葱、绵葱、火葱、四季葱，是一种常用调料，一般都是生食或拌凉菜用。

（1）现代营养学价值：小葱的主要营养成分是蛋白质、糖类、胡萝卜素、食物纤维以及磷、铁、镁等矿物质。小葱的矿物质和胡萝卜素含量相对大葱较高。小葱含有葱油，油中的主要成分为蒜素，又含有二烯丙基硫醚、硫化丙烯等。

（2）食用功效：小葱含有具刺激性气味的挥发油和辣素，能祛除腥膻等油腻厚味菜肴中的异味，产生特殊香气，刺激消化液的分泌，健脾开胃，增进食欲。小葱具有刺激身体汗腺的作用，可达到发汗散热的功效；葱油还能刺激上呼吸道，使黏痰易于咳出。小葱富含蒜素和辣素，有较强的杀菌功效。因此，小葱常与姜、红糖一起熬制成的"葱姜水"，是治疗风寒感冒的一剂中药。小葱中含有一种果胶，可减少结肠癌的发生，小葱内的蒜素也可以抑制癌细胞的生长，具有抗癌作用。小葱有舒张小血管、促进血液循环、降低胆固醇的作用，有助于防止血压升高所致的头晕，使大脑保持灵活，预防阿尔茨海默病。小葱中含有大量维生素，可以保证人体激素正常分泌，具有壮阳补阴的功效。

（3）食用性味、归经及主治：小葱性微温，味辛；归肺、胃经；具有健脾开胃、增进食欲、发表散寒、祛风胜湿、解毒消肿的功效；适用于风寒感冒、头痛、寒湿、红肿、痛风、疮疡等症。

5. 大蒜

大蒜，也叫作蒜头，属于百合科植物，但是大蒜种类很多，根据蒜头颜色，可以分为白皮蒜和紫皮蒜；根据蒜瓣的大小，分为大瓣蒜和小瓣蒜。

（1）现代营养学价值：大蒜含有蛋白质、糖类、胡萝卜素、维生素 B_1、维生素 B_2、烟酸、膳食纤维以及硒、磷、铁、镁等矿物质。大蒜中含挥发油约0.2%，油中主要成分为大蒜辣素，是由大蒜中所含的蒜氨酸受大蒜酶的作用水解产生的。大蒜中还含多种烯丙基、丙基和甲基组成的硫醚化合物等。

（2）食用功效：大蒜可促进消化液的分泌，增强食欲，去腥味。大蒜的挥发油中所含的大蒜辣素等具有明显的抗炎灭菌作用，其杀菌能力可达到青霉素的1/10，对病原菌、病毒和寄生虫都有杀灭作用，有预防流行性感冒、防止伤口感染、治疗感染性疾病和驱虫的功效。大蒜具有抗氧化作用，它的抗氧化性优于人参，可提高机体免疫力，延缓衰老。大蒜中含有"蒜胺"，对大脑的益处比 B 族维生素还强。平时让儿童多吃些葱蒜，可使脑细胞的生长发育更加活跃。大蒜中含硒较多，对人体中胰岛素合成下降有调节作用，所以糖尿病患者多食大蒜有助于减轻病情。大蒜能保护肝脏，诱导肝细胞脱毒酶的活性，可以阻断亚硝胺致癌物质的合成，从而预防癌症的发生。大蒜的有效成分具有明显的降血脂及预防冠心病和动脉粥样硬化的作用，并可防止血栓的形成。大蒜还可以祛除风湿、破冷风，对于风寒湿冷类关节炎有不错的抑制作用。大蒜植物活性物质遇热会很快失去作用，因此烹调时不宜久煮，最好大火快炒，防止有效成分被破坏。

（3）食用性味、归经及主治：大蒜性温、平，味辛；归脾、胃、肺经；具有解毒、消肿、杀虫的功效；适用于痈肿疔肿、癣疮、肺结核、顿咳、痢疾、泄

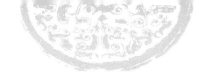

泻、虫积腹痛等病症。

6. 芥菜

芥菜，别名盖菜，潮州人称它为"大菜"，是我国的特产蔬菜，栽培历史悠久。

（1）现代营养学价值：芥菜含有维生素 C、胡萝卜素、B 族维生素、纤维素、钙、磷、铁等营养物质，其中胡萝卜素和维生素 C 含量很丰富。

（2）食用功效：芥菜含有大量的维生素 C，能增加大脑中的氧含量，激发大脑对氧的利用，有提神醒脑，解除疲劳的作用。芥菜有解毒消肿、促进伤口愈合的作用。芥菜中含有食物纤维，可以促进胃肠蠕动，有宽肠通便的作用，可防治便秘，尤宜于老年人及习惯性便秘者食用。芥菜腌制后有一种特殊的鲜味和香味，能促进胃、肠消化功能，增进食欲，可用来开胃，帮助消化。芥菜不能盲目食用，凡是目疾、疮疡、痔或素体热盛的患者都不宜食用芥菜。

（3）食用性味、归经及主治：芥菜性温，味辛；归肺、脾、胃经；具有利尿止泻、祛风散血、消肿止痛的功效；适用于咳嗽痰滞、胸膈满闷、疮痈肿痛、耳目失聪、牙龈肿烂、寒腹痛、便秘等症。

7. 白菜

白菜是一种原产于我国的蔬菜，又称结球白菜、包心白菜、黄芽白、胶菜等，在粤语里叫绍菜。白菜营养丰富，价格便宜，烹饪方便。

（1）现代营养学价值：大白菜除含糖类、膳食纤维、钙、磷、铁、胡萝卜素、维生素 B_1、烟酸外，还含丰富的维生素 C、维生素 B_2、锌，并含有能抑制体内对亚硝酸铵吸收的钼。大白菜含有活性成分吲哚-3-甲醇，实验证明，这种物质能帮助体内分解与乳腺癌发生相关的雌激素。

（2）食用功效：大白菜中含有大量的粗纤维，可促进肠壁蠕动，帮助消化，防止大便干燥，促进排便，稀释肠道毒素，既能治疗便秘，又有助于营养吸收。常食大白菜有助于增强机体免疫功能，还能减肥健美。白菜含活性成分吲哚-3-甲醇，可使乳腺癌发生率降低。此外，其所含微量元素钼可抑制体内对亚硝酸铵的吸收、合成和积累，也有一定抗癌作用。大白菜所含的果胶，可以帮助人体排除多余的胆固醇，降低人体胆固醇水平，增加血管弹性，常食可预防动脉粥样硬化和心血管疾病。

（3）食用性味、归经及主治：大白菜性平、微寒，味甘；归脾、胃、大肠

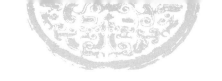

经；具有解热除烦、通利肠胃、补中消食、利尿通便、清肺止咳的功效；适用于感冒、肺热咳嗽、丹毒、咽干、口渴、睡眠不佳、食积、便秘、耳目不聪、胃脘疼痛等症。

8. 菜薹

菜薹，俗称菜尖或菜心，品质柔嫩，风味可口，是我国的特产蔬菜之一。

（1）现代营养学价值：菜薹含有丰富的维生素和多种矿物质，以胡萝卜素和维生素 C 的含量较为突出。菜薹里面含有的钙、铁元素也是很丰富的，但是吸收率一般，这也是蔬菜类食物不是钙、铁元素的良好食物来源的主要原因。菜薹还含有一定量的多糖、蛋白质及少量槲皮苷。

（2）食用功效：菜薹为低脂肪蔬菜，且含有丰富的膳食纤维，能与胆酸盐和食物中的胆固醇及甘油三酯结合，从而减少脂质的吸收，故可用来降血脂。菜薹中所含的植物激素，能够增加酶的形成，对进入人体内的致癌物质有吸附作用，故有防癌功能。菜薹中含有大量的植物纤维素，能促进肠道蠕动，有助于治疗多种便秘，预防肠道肿瘤。菜薹含有大量胡萝卜素和维生素 C，有助于增强机体免疫功能。此外，菜薹还能增强肝脏的排毒机制，对皮肤疮疖、乳痈有治疗作用。

（3）食用性味、归经及主治：菜薹性凉，味甘；归肝、脾、肺经；具有活血化瘀、解毒消肿、宽肠通便、强身健体的功效；适用于游风丹毒、手足疮肿、乳痈、习惯性便秘、便秘等症。

9. 苋菜

苋菜，原名苋，别名雁来红、老少年、老来少、三色苋。苋菜是一种常见的蔬菜，被人们誉为"长寿菜"。苋菜还有较好的药用价值，尤其是红苋菜。

（1）现代营养学价值：苋菜中富含蛋白质、碳水化合物，其所含的蛋白质比牛奶更能被人体充分吸收。苋菜含丰富的铁、钙、胡萝卜素、维生素 K 等维生素和矿物质。苋菜中铁的含量是菠菜的 1 倍多，钙的含量则是 3 倍多，为鲜蔬菜中的佼佼者。更重要的是，苋菜中不含草酸，所含钙、铁进入人体后很容易被吸收利用。

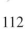

（2）食用功效：苋菜可为人体提供丰富的营养物质，有利于强身健体，提高机体的免疫力，有"长寿菜"之称。苋菜叶里含有高浓度的赖氨酸，可补充谷物氨基酸组成的缺陷，很适宜婴幼儿和青少年食用，对促进生长发育具有良好

的作用，尤其对用牛奶、奶粉等代乳品哺喂的婴儿有益。苋菜有丰富的铁和维生素 K，能促进血液凝固，并且还能提高血红蛋白的携氧能力、促进造血等。苋菜有丰富的钙质，能促进小儿的生长发育，对骨折的愈合具有一定的食疗价值。苋菜具有清热解毒、预防痉挛等功效，还能起到预防便秘的作用，帮助瘦身减肥。

（3）食用性味、归经及主治：苋菜性凉，味甘；归肺、大肠经；具有清热解毒、利尿除湿、凉血散瘀、通利大便的功效；适用于目赤目痛、咽喉红肿、痢疾、大便涩滞、漆疮瘙痒等症。

10. 菠菜

菠菜，又名波斯菜、赤根菜、鹦鹉菜等。

（1）现代营养学价值：菠菜有"营养模范生"之称，不仅含有大量的 β-胡萝卜素、维生素 C、硒和铁，也是维生素 B_6、叶酸、钙和钾的极佳来源。菠菜叶中含有铬和一种类胰岛素样物质，其作用与胰岛素非常相似，能使血糖保持稳定。菠菜含有较多草酸，草酸会妨碍机体对钙、锌、铁的吸收。菠菜含铁量很高，但其中能被吸收的铁并不多。

（2）食用功效：菠菜具有促进肠道蠕动的作用，利于排便，且能促进胰腺分泌，帮助消化。对于痔、慢性胰腺炎、便秘、肛裂等病症有治疗作用。菠菜能使血糖保持稳定。糖尿病患者，尤其是 2 型糖尿病患者，经常吃些菠菜有利于血糖保持稳定。菠菜能供给人体多种营养物质，促进人体新陈代谢，增进身体健康。菠菜提取物具有促进细胞增殖、增强细胞活力、抗衰老的作用。食用菠菜，还可降低脑卒中的危险，防治阿尔茨海默病。菠菜含有较多草酸，故吃菠菜时宜先用沸水漂烫，捞出再炒或凉拌。

（3）食用性味、归经及主治：菠菜性凉，味甘；归胃、大肠经；具有补血、利五脏、助消化、美容、活血脉的功效；适用于贫血、皮肤粗糙、流行性感冒、夜盲症、高血压病、糖尿病、痔、癌症等病症。

11. 莴苣菜

莴苣菜，也称莴笋。

（1）现代营养学价值：莴苣中碳水化合物的含量较低，而无机盐、维生素含量则较丰富。莴苣还含有一定量的微量元素锌、铁，莴苣中的钾离子含量丰富，是钠盐的 27 倍。

（2）食用功效：莴苣味道清新且略带苦味，可刺激消化酶分泌，增进食欲。

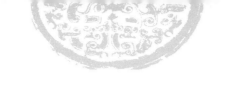

其乳状浆液，可增强胃液、消化腺和胆汁的分泌，从而促进各消化器官的功能。莴苣的钾含量大大高于钠含量，有利于体内的水电解质平衡，具有利尿、降低血压、预防心律失常和促进乳汁分泌的作用，对高血压病、水肿、心脏病患者有一定的食疗作用。莴苣含有多种维生素和矿物质，具有调节神经系统功能的作用。经常失眠、神经紧张的人可多食用莴苣。莴苣的提取物对某些癌细胞有很高的抑制率，故又可用来防癌抗癌。莴苣含有大量植物纤维素，能促进肠壁蠕动，通利消化道，可用于治疗各种便秘。莴苣富含烟酸，烟酸又是胰岛素的激活剂，糖尿病患者经常吃些莴苣，可改善糖的代谢。

（3）食用性味、归经及主治：莴苣性凉，味甘；归胃、大肠经；具有利五脏、通经脉、清胃热、清热利尿的功效；适用于糖尿病、高血压病、冠心病、肥胖症、癌症、小便不利、尿血、水肿、产后缺乳、缺铁性贫血等病症。

12. 苦菜

苦菜，一般指苦苣菜，又名苦菜、苦荬菜、小鹅菜。

（1）现代营养学价值：鲜苦菜含蛋白质、糖类、食物纤维、钙、磷、锌、铜、铁、锰等，以及维生素 B_1、维生素 B_2、维生素 C、胡萝卜素、烟酸等。鲜苦菜还含有甘露醇、蒲公英甾醇、蜡醇、胆碱、酒石酸、苦味素等植物化学物。

（2）食用功效：苦菜中含有蒲公英甾醇、胆碱等成分，有较强的杀菌作用，对黄疸型肝炎、咽喉炎、细菌性痢疾、感冒发热、慢性气管炎、扁桃体炎等均有一定的疗效。苦菜水煎剂对急性淋巴病型白血病、急慢性粒细胞白血病患者的血细胞脱氧酶有明显的抑制作用，还可用于预防宫颈癌、直肠癌、肛门癌等。苦菜嫩叶中的氨基酸种类齐全，且各种氨基酸之间比例适当。食用苦菜有助于促进人体内抗体的合成，增强机体免疫力，促进大脑机能。苦菜忌浸泡或先切后洗。

（3）食用性味、归经及主治：苦菜性寒，味苦；归心、脾、胃经；具有清热解毒、凉血的功效；适用于肠炎、痢疾、黄疸、淋证、咽喉肿痛、痈疮肿毒、乳腺炎、痔瘘、吐血、衄血、咯血、尿血、便血、崩漏等病症。

13. 芹菜

芹菜，有水芹、旱芹、西芹三种，功能相近，药用以旱芹为佳。旱芹香气较浓，称"药芹"。

（1）现代营养学价值：芹菜富含胡萝卜素、B族维生素、维生素C、维生素P、钙、磷、铁、钠、蛋白质、碳水化合物及膳食纤维等。芹菜叶、茎中含有具

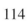

有药效的芹菜苷、佛手苷内酯和挥发油等。

（2）食用功效：芹菜别具芳香，能促进胃液分泌，增加食欲。芹菜是高纤维食物，可以加快粪便在肠内的运转时间，具有预防便秘、结肠癌的作用。芹菜具有降血压、降血脂、防治动脉粥样硬化的作用。芹菜在临床上对于原发性、妊娠性及围绝经期高血压病均有效。经常吃些芹菜，可以中和尿酸及体内的酸性物质，对预防痛风有较好效果。芹菜含利尿有效成分，能消除体内水钠潴留，利尿消肿，并且对神经衰弱、糖尿病亦有辅助治疗作用。肝火过旺、皮肤粗糙及经常失眠、头痛的人可适当多吃些芹菜。脾胃虚寒、肠滑不固者、血压偏低者应少吃芹菜。

（3）食用性味、归经及主治：芹菜性凉，味甘、微苦；归肺、胃、肝经；具有清热除烦、平肝、利水消肿、凉血止血的功效；适用于高血压病、头痛、头晕、暴热烦渴、黄疸、水肿、小便热涩不利、妇女月经不调、赤白带下、瘰疬等病症。

14. 茼蒿

茼蒿，又称同蒿、蓬蒿、蒿菜、菊花菜、塘蒿、蒿子杆、蒿子、桐花菜（在福建等地也叫鹅菜、义菜）。在中国古代，茼蒿为宫廷佳肴，所以又叫皇帝菜。

（1）现代营养学价值：茼蒿富含维生素 C，以及胡萝卜素、钾、钠、蛋白质、纤维素等。茼蒿可提取的茼蒿素，主要成分为山道年和百部碱，有杀虫的作用。茼蒿含挥发油，对多种农业病原菌具有一定抑制活性，主成分是樟脑、α-蒎烯、β-蒎烯等。

（2）食用功效：茼蒿具有调节机体免疫功能、抑制肿瘤转移和生长的作用。茼蒿可以安神养心，润肺补肝，稳定情绪，防止记忆力减退。茼蒿中含有特殊香味的挥发油，有助于宽中理气、消食开胃、增加食欲，并且其所含粗纤维有助肠道蠕动，可以促进排便。茼蒿含有挥发性的精油以及胆碱等物质，具有降血压、补脑的作用。

（3）食用性味、归经及主治：茼蒿性平，味甘、辛；归肝、肾经；具有安心气、养脾胃、消痰饮、利肠胃的功效；适用于贫血、骨折、高血压病、肺热咳嗽、黄痰、失眠多梦、夜尿频繁等病症。

15. 萝卜

萝卜，学名为"莱菔"，十字花科萝卜属二年或一年生草本植物。萝卜种类

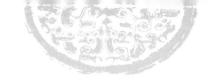

繁多，生吃、熟吃均可。萝卜在中国民间素有"小人参"的美称。

（1）现代营养学价值：萝卜含有丰富的碳水化合物、B 族维生素、维生素 C、植物蛋白、叶酸及钾、镁、锌等多种矿物质。萝卜含有淀粉酶，能分解食物中的淀粉、脂肪，使之得到充分吸收。萝卜还含有芥子油、木质素、芥辣素等植物活性物质。

（2）食用功效：萝卜含丰富的维生素 C 和微量元素锌，有助于增强机体的免疫功能，提高抗病能力，并能抑制癌细胞的生长。萝卜所含的木质素和辛辣味成分也有防癌的功效。萝卜能促进胃肠蠕动，增加食欲，帮助消化，有助于体内废物的排出，有消食、降气之功效。常食萝卜还可使皮肤白净细腻，从而改善皮肤粗糙、粉刺等情况。常吃萝卜可降低血脂、软化血管、稳定血压，预防冠心病、动脉粥样硬化、胆石症等疾病。萝卜中含有一定的芥辣素等物质，对于冬天因感冒引起的嗓子痛、鼻塞、气管炎和咳嗽有一定疗效。萝卜可以醒酒，以生吃为好，也可以选择糖醋萝卜或者白萝卜生姜汁。白萝卜生姜汁不但能治疗醉酒，还能起到一定的温胃养胃效果。服用人参、西洋参时最好不要同时吃萝卜，以免降低药效。

（3）食用性味、归经及主治：萝卜性凉，味辛、甘；归肺、脾、胃经；具有消积滞、化痰热、下气、宽中、清热生津、解毒、利小便等功效；适用于饮食不消、反胃呕吐、咽喉肿痛、小便不利、胆石症、腹泻、便秘、鼻衄、咯血等病症。

16. 胡萝卜

胡萝卜，又称红萝卜或甘荀，为野胡萝卜的变种。胡萝卜是一种质脆味美、营养丰富的家常蔬菜。

（1）现代营养学价值：胡萝卜含有大量的类胡萝卜素，特别是 β-胡萝卜素和 α-胡萝卜素。α-胡萝卜素含量最高的食物是胡萝卜。南瓜、橙子、柑橘中，α-胡萝卜素的含量也较高。胡萝卜含有丰富的糖类、挥发油、膳食纤维、B 族维生素、维生素 C、钙、铁等多种营养物质。胡萝卜还含有琥珀酸钾、槲皮素、花青素、山奈酚等植物活性物质。

（2）食用功效：胡萝卜中的 β-胡萝卜素在体内可转化为维生素 A，具有促进机体生长发育、保持视力、增强免疫力和抗癌的作用，并可减轻癌症患者的化疗反应，对多种脏器有保护作用。α-胡萝卜素具有的抑制肿瘤细胞的功效是 β-胡萝卜素的 10 倍之多，而且血液中 α-胡萝卜素的浓度越高，患心脏病的危险就

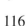

越低。吃较多胡萝卜的人群，比吃较少胡萝卜的人群，心脏病例数几乎减少50%。胡萝卜中含的槲皮素、山柰酚能增加冠状动脉血流量，降低血脂，促进肾上腺素的合成，因而有降压强心的作用。胡萝卜中含有琥珀酸钾盐，有助于防止血管硬化、降低胆固醇以及降低血压。胡萝卜含有植物纤维，吸水性强，在肠道中体积容易膨胀，是肠道中的"充盈物质"，可加强肠道的蠕动，从而通便防癌。类胡萝卜素具有很好的抗氧化作用，有明显的护肤抗皱功效，可延缓衰老。由于β-胡萝卜素、α-胡萝卜素是脂溶性物质，故胡萝卜应用油炒熟或和肉类一起炖煮后再食用，以利于其中类胡萝卜素的吸收。

（3）食用性味、归经及主治：胡萝卜性平，味甘；归肺、脾经；具有健脾消食、润肠通便、行气化滞、补肝明目、清热解毒、降气止咳等功效；适用于食欲缺乏、腹胀、腹泻、咳喘痰多、视物不明、小儿营养不良、麻疹、夜盲症、便秘、高血压病、肠胃不适、久痢、饱闷气胀等病症。

17. 芫荽

芫荽，别名胡荽、香菜、香荽，是人们熟悉的提味蔬菜，多用作凉拌菜、佐料等。

（1）现代营养学价值：芫荽含维生素C、胡萝卜素、B族维生素等，同时还含有丰富的矿物质，如钙、铁、磷、镁等。芫荽中所含维生素C、胡萝卜素的量比普通蔬菜高得多。芫荽含有许多挥发油，其特殊的香气就是挥发油散发出来的。挥发油主要成分为甘露糖醇、正葵醛、壬醛和芳樟醇等。芫荽内还含有苹果酸钾等。

（2）食用功效：芫荽有和胃调中的功效，能促进胃肠蠕动，具有开胃醒脾的作用。芫荽提取液具有显著的发汗清热透疹的功能，其特殊香味能刺激汗腺分泌，促使机体发汗、透疹。芫荽能去除肉类的腥膻味，因此在一些菜肴中加些芫荽，即能起到去腥膻、增味道的独特功效。

（3）食用性味、归经及主治：芫荽性温，味辛；归肺、脾经；具有发汗透疹、消食下气、醒脾和中的功效；适用于麻疹初期、食物积滞、胃口不开、脱肛等症。

18. 茄

茄子的别名有伽、落苏、昆仑瓜、矮瓜、紫瓜。

（1）现代营养学价值：茄子的营养丰富，含有蛋白质、脂肪、碳水化合物、

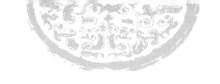

维生素、钙、磷、铁等多种营养成分。在茄子的紫皮中含有丰富的维生素 E 和维生素 P，这是其他蔬菜所不能比的。茄子中有丰富的维生素 C 和 B 族维生素。茄子还含有磷、钙、钾等矿物质和胆碱、皂草苷、葫芦巴碱、水苏碱、龙葵碱等多种生物碱，尤其是紫色茄子中维生素含量更高。

（2）食用功效：茄子含丰富的维生素 P，能增强细胞间的黏着力，增强毛细血管的弹性，防止微血管破裂出血，使心血管保持正常的功能。此外，茄子还有防治坏血病及促进伤口愈合的功效。茄子中含有龙葵碱，能抑制消化系统肿瘤细胞的增殖，对于防治胃癌有一定效果。茄子具有降低胆固醇、降低血压的作用。茄子中所含的 B 族维生素对痛经、慢性胃炎及肾炎水肿等也有一定的辅助治疗作用。茄子中含有皂草苷，可提高供氧能力，改善血液流动，防止血栓，提高免疫力。老茄子，特别是秋后的老茄子有较多茄碱，对人体有害，不宜多吃。油炸茄子会造成维生素 P 大量损失，挂糊上浆后炸制能减少这种损失。

（3）食用性味、归经及主治：茄子性凉，味甘；归脾、胃、大肠经；具有清热止血、消肿止痛的功效；适用于发热、便秘、坏血病、高血压病、动脉粥样硬化、眼底出血等病症。

19. 黄瓜

黄瓜，又名胡瓜、刺瓜、王瓜、青瓜、唐瓜、吊瓜。

（1）现代营养学价值：黄瓜含水分多，新鲜黄瓜约含水分 95%，既是蔬菜也是水果。黄瓜除富含水分外，还富含糖类、维生素 B_2、维生素 C、维生素 E、胡萝卜素、烟酸、钾、铁、磷等营养成分。鲜黄瓜内含有丙醇二酸，可抑制糖类物质转化为脂肪。黄瓜的苦味成分是葫芦素，具有很强的抗癌作用。

（2）食用功效：新鲜黄瓜中含有的黄瓜酶能有效促进机体的新陈代谢，扩张皮肤的毛细血管，促进血液循环，增强皮肤的氧化还原作用，因此黄瓜具有美容的效果。同时，黄瓜含有丰富的维生素，能够为皮肤提供充足的养分，有效对抗皮肤衰老。黄瓜中含有细纤维素，这种纤维素能够促进肠道蠕动，帮助排出体内的宿便，有排毒防便秘、预防肾结石的作用。黄瓜汁对治疗牙龈疾病有益，常吃能使口气更清新。此外，黄瓜还可降低体内尿酸水平，对肾脏具有保护作用。黄瓜中含有大量的 B 族维生素和电解质，可补充重要营养，从而减轻酒后不适，缓解宿醉。另外，黄瓜中所含的丙氨酸、精氨酸和谷胺酰胺对肝脏病患者，特别是对酒精肝硬化患者有一定的辅助治疗作用。黄瓜能降低胆固醇，调节血压，可预防高血压病，还可辅助治疗糖尿病。

（3）食用性味、归经及主治：黄瓜性凉，味甘；归脾、胃、大肠经；具有清热、解毒、利尿的功效；适用于烦渴、咽喉肿痛、火眼、烫伤、糖尿病、肥胖症、水肿等病症。

20. 冬瓜

冬瓜，又名白瓜、白东瓜皮、白冬瓜。

（1）现代营养学价值：冬瓜除富含水分外，还具有较高的营养价值。冬瓜含有丰富的蛋白质、碳水化合物、维生素以及矿物质等营养成分。冬瓜中膳食纤维含量达0.7%。此外，冬瓜还含有丙醇二酸这一物质，有控制糖类转化为脂肪的作用。

（2）食用功效：冬瓜有改善血糖水平、降低体内胆固醇、降血脂、防止动脉粥样硬化等作用。冬瓜可调节免疫功能，具有保护肾功能、利尿消肿的作用，可用于肾病水肿和心脏病水肿。冬瓜还有防治癌症的作用。冬瓜有减肥利尿的作用。冬瓜脂肪、碳水化合物含量少，热量低，且冬瓜中含有丙醇二酸，对防止人体发胖、增进形体健美有重要作用。夏秋季经常吃些冬瓜，对于一般人群或是体重偏高的人群，都是有益的。冬瓜清热生津，避暑除烦，在夏日服食尤为适宜。

（3）食用性味、归经及主治：冬瓜性凉，味甘、淡；归肺、大肠、膀胱经；具有清热利水、消肿解毒、生津除烦、利胆的功效；适用于肥胖症、孕妇、肾病水肿、肝硬化腹水、糖尿病、冠心病、高血压病、动脉粥样硬化、癌症等人群食用。

21. 南瓜

南瓜，又称倭瓜、饭瓜、窝瓜、番瓜、北瓜，为葫芦科植物南瓜的果实。

（1）现代营养学价值：南瓜的碳水化合物含量非常丰富，所以南瓜也可以作为主食。南瓜含有丰富的矿物质，其中微量元素钴的含量是其他任何蔬菜不可比拟的。南瓜含有丰富的β-胡萝卜素、B族维生素、果胶和南瓜多糖。

（2）食用功效：钴元素是胰岛细胞合成胰岛素所必需的微量元素，所以常吃南瓜有助于防治糖尿病。糖尿病患者可把南瓜制成南瓜粉，以便长期少量食用。南瓜中的果胶可延缓肠道对糖和脂质吸收，预防高血压病、高脂血症等病症；还能黏结和消除体内细菌毒素和其他有害物质，如重金属中的铅、汞和放射性元素，因而能起到解毒作用；南瓜所含的果胶还可以保护胃肠道黏膜，使其免受粗糙食品刺激，促进溃疡愈合，适宜于胃病患者。南瓜能消除致癌物质亚硝胺

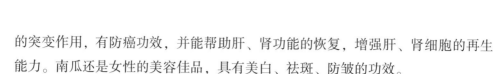

的突变作用，有防癌功效，并能帮助肝、肾功能的恢复，增强肝、肾细胞的再生能力。南瓜还是女性的美容佳品，具有美白、祛斑、防皱的功效。

（3）食用性味、归经及主治：南瓜性温，味甘；归脾、胃经；具有补中益气、消炎止痛、解毒杀虫、降糖的功效；适用于糖尿病、癌症、泌尿结石、肥胖症、高血压病、冠心病、高脂血症、老年便秘等病症。

22. 葫芦

葫芦，又名瓠瓜、壶卢、蒲瓜、瓠子等，是一道家常菜。

（1）现代营养学价值：葫芦含有丰富的维生素C、胡萝卜素、蛋白质及多种微量元素，还富含水分、胶质等营养物质。

（2）食用功效：葫芦有显著的清热、解毒、利尿作用。葫芦中能分离出两种胰蛋白酶抑制剂，对胰蛋白酶有抑制作用，从而起到降糖的效果。葫芦含有较多的胡萝卜素及一种干扰素诱生剂，可提高机体的免疫能力，起到防癌抗癌的作用。

（3）食用性味、归经及主治：葫芦性寒，味甘；归肺、胃、肾经；具有清热利尿、除烦止渴、润肺止咳、消肿散结的功效；适用于水肿腹水、烦热口渴、疮毒、黄疸、淋证、痈肿、肾炎、肝硬化腹水等病症。

23. 丝瓜

丝瓜，又称天罗、蛮瓜、吊瓜、布瓜。

（1）现代营养学价值：丝瓜含蛋白质、脂肪、碳水化合物、钙、磷、铁及维生素B_1、维生素C，还有皂苷、植物黏液、木糖胶、丝瓜苦味质、瓜氨酸等。

（2）食用功效：丝瓜中含防止皮肤老化的B族维生素、增白皮肤的维生素C等成分，能保护皮肤，消除斑块，使皮肤洁白、细嫩，是不可多得的美容佳品，故丝瓜汁有"美人水"之称。丝瓜含有皂苷类物质，具有一定的强心作用。丝瓜提取物对乙型脑炎病毒有明显预防作用，在丝瓜组织培养液中还提取到一种具有抗过敏性的物质泻根醇酸，其有很强的抗过敏作用。

（3）食用性味、归经及主治：丝瓜性凉，味甘；归肝、胃经；具有清热化痰、止咳平喘、通络、美容抗癌的功效；适用于痰喘咳嗽、妇女带下、产妇乳汁不足、热病烦渴、筋骨酸痛、便血等症。

24. 苦瓜

苦瓜，又叫癞瓜、凉瓜，具有特殊的苦味。

（1）现代营养学价值：苦瓜含有多种维生素，特别是维生素 C、维生素 P 的含量丰富，还含有独特的维生素 B_7。苦瓜含有铬和类似胰岛素的物质，有明显的降血糖作用。苦瓜具有一种独特的苦味成分，即奎宁，能起到消暑解热的作用。苦瓜还含有多种植物活性物质，如苦瓜素、苦瓜皂苷等。

（2）食用功效：苦瓜具有清热消暑的功效，对痢疾、疮肿、中暑发热、痱子过多、结膜炎等病症有一定的功效。苦瓜有明显的降血糖作用。经常食用苦瓜，能促进糖分分解，使过剩的糖分转化为热量，还能改善体内的脂肪平衡，是糖尿病患者理想的食疗食物。苦瓜中的有效成分可以抑制正常细胞的癌变并促进突变细胞的复原，具有一定的抗癌作用。苦瓜的维生素 C 含量很高，具有预防坏血病、保护细胞膜、防止动脉粥样硬化、提高机体应激能力、保护心脏等作用。苦瓜中的苦瓜素被誉为"脂肪杀手"，能使摄取的脂肪和多糖减少。常吃苦瓜还能增强皮层活力，使皮肤变得细嫩健美。苦瓜还有降血脂、预防骨质疏松、调节内分泌、抗氧化、抗菌以及提高人体免疫力等药用和保健功能。苦瓜最好的吃法还是凉拌，因为凉拌能够很好地保留苦瓜中所含有的维生素。

（3）食用性味、归经及主治：苦瓜性寒，味苦；归心、肝、脾、肺经；具有清热、明目、利尿、清心的功效；适用于中暑、暑热烦渴、暑疖、痱子过多、目赤肿痛、痈肿丹毒、烧烫伤、少尿等症。

25. 茭白

茭白，又名茭笋、高瓜、菰笋、菰手、高笋。世界上把茭白作为蔬菜栽培的，主要有中国和越南。

（1）现代营养学价值：茭白含蛋白质、糖类、维生素 B_1、维生素 B_2、维生素 E、胡萝卜素和矿物质等。嫩茭白的有机氮素以氨基酸的状态存在，并能提供硫元素，味道鲜美，容易为人体所吸收。但由于茭白含有较多的草酸，其钙质不容易被人体所吸收。

（2）食用功效：茭白有清湿热、解毒、催乳汁的作用。茭白含豆甾醇，能清除体内活性氧，抑制酪氨酸酶活性，从而阻止黑色素生成，还能软化皮肤表面的角质层，使皮肤润滑细腻，肉质鲜嫩。茭白有解酒醉的功用，而且对于黄疸型肝炎也有一定的辅助疗效。

（3）食用性味、归经及主治：茭白性微寒，味甘；归脾、肺经；具有祛热、

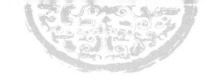

生津、止渴、利尿、除湿的功效；适用于暑湿腹痛、中焦痞热、烦渴、二便不利、酒毒、乳少等症。

26. 竹笋

竹笋，是竹的幼芽，也称为笋，一年四季皆有，但唯有春笋、冬笋味道最佳。竹笋是中国传统佳肴，味香质脆，食用和栽培历史极为悠久。

（1）现代营养学价值：竹笋含有丰富的蛋白质、糖类、钙、磷、铁、胡萝卜素、烟酸等。竹笋具有低脂肪、低糖、多纤维的特点。

（2）食用功效：竹笋中的纤维可以吸附大量油脂，从而降低胃肠黏膜对脂肪的吸收，降低与高脂血症有关疾病的发病率，故竹笋尤其适合肥胖、高脂血症患者食用。竹笋富含烟酸、纤维素等，能促进肠道蠕动、帮助消化、消除积食、防止便秘，故有一定的预防消化道肿瘤的功效。竹笋还含有多种可以防癌的多糖物质，对乳腺癌也有一定的预防作用。竹笋中植物蛋白、维生素及微量元素的含量均很高，有助于增强机体的免疫功能，提高防病抗病能力。竹笋中含有较多的草酸，会影响人体对钙的吸收，不适宜于儿童及有尿路结石者食用。有些人还可能对竹笋过敏。故食用竹笋前应先用开水焯过，以去除竹笋中的草酸。

（3）食用性味、归经及主治：竹笋性微寒，味甘；归胃、肺经；具有滋阴凉血、和中润肠、清热化痰、利尿通便的功效；适用于食欲缺乏、肥胖症、习惯性便秘、动脉粥样硬化、冠心病、癌症、水肿、腹水、小便不利、风热感冒、肺热咳嗽、小儿麻疹等病症。

27. 山药

山药，又称薯蓣、土薯、山薯蓣、怀山药、淮山、白山药，药用来源为薯蓣科植物薯蓣的干燥根茎。

（1）现代营养学价值：山药含碳水化合物、蛋白质、薯蓣皂苷及 B 族维生素、维生素 C 等。碳水化合物以淀粉为主。山药还含有黏蛋白、淀粉酶、皂苷、游离氨基酸、多酚氧化酶等物质。

（2）食用功效：山药含有皂苷、黏液质等，能有效阻止血脂在血管壁的沉淀，降低胆固醇和甘油三酯，对高血压和高脂血症等病症有改善作用。此外，山药还有降低血糖的作用。山药可增强机体的免疫能力，能使加速有机体衰老的酶的活性显著降低，有延缓衰老、延年益寿的作用。山药中的黏多糖物质与矿物质相结合，可以形成骨质，使软骨具有一定弹性。山药含有淀粉酶、多酚氧化酶等

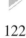

物质，山药所含淀粉糖化酶，是萝卜中含量的3倍，故山药有利于脾胃消化吸收功能，临床上常用于治疗脾胃虚弱、食少体倦、泄泻等病症。山药所含的胆碱是与学习记忆有关的神经传递物质——乙酰胆碱的物质基础。研究发现山药具有镇静作用。山药还有很好的减肥健美功用，并有补肾益精的作用。但山药有收涩的作用，大便燥结者不宜食用。

（3）食用性味、归经及主治：山药性平，味甘；归脾、肺、肾经；具有健脾补肺、益胃补肾、固肾益精的功效；适用于脾胃虚弱、倦怠无力、食欲缺乏、久泄久痢、肺气虚燥、痰喘咳嗽、肾气亏耗、腰膝酸软、糖尿病、消渴尿频等病症。

28. 芋头

芋头，又称芋、芋艿，通常食用的为小芋头。芋头口感细软，黏嫩爽口，营养丰富，既能做菜肴，又能做各种各样的零食，酥脆又可口。

（1）现代营养学价值：芋头含有大量的淀粉和膳食纤维，还含蛋白质、钙、磷、铁、钾、镁、胡萝卜素、烟酸、维生素C、B族维生素、皂角苷等多种成分。

（2）食用功效：芋头含有黏液蛋白，被人体吸收后能产生免疫球蛋白，可提高机体的抵抗力，防治肿瘤。芋头可作为防治癌症的常用药膳主食，在癌症手术或术后放疗、化疗及其康复过程中，有辅助治疗的作用。芋头所含的矿物质中，氟的含量较高，具有洁齿防龋、保护牙齿的作用。芋头为碱性食品，能中和体内积存的酸性物质，调整人体的酸碱平衡，有利于保持身体健康，防治心脑血管疾病等慢性病。

（3）食用性味、归经及主治：芋头性平，味甘、辛；归肠、胃经；具有益胃宽肠、通便、解毒、消肿止痛、散结、调节中气、化痰等功效；适用于少食乏力、肿块、痰核、痈毒、瘰疬、久痢、便秘等症。

29. 蕨菜

蕨菜，又名蕨苔、如意菜、龙头菜、正爪菜、拳头菜、山蕨菜等。蕨菜味道鲜美，营养丰富，又有一定的药用价值，因此深受人们的喜爱。

（1）现代营养学价值：蕨菜嫩叶含胡萝卜素、B族维生素、蛋白质、脂肪、糖类、粗纤维、钾、钙、镁、蕨素、蕨苷、乙酰蕨素、蕨菜素、胆碱、甾醇等。

（2）食用功效：蕨菜的某些有效成分能扩张血管，降低血压。经常食用蕨

从现代营养学和中医学角度解读《食物辑要》

菜可治疗高血压病、头昏、子宫出血等。蕨菜所含的蕨菜素对细菌有一定的抑制作用，故具有良好的清热解毒、杀菌消炎之功效。蕨菜所含的粗纤维能促进胃肠蠕动，具有下气通便的作用，能清肠排毒。民间常用蕨菜治疗泄泻、痢疾及小便淋漓不通。由于蕨菜含有一种名为"原蕨苷"的致癌物质，牛羊使用过量会导致死亡，人食用会导致癌症的发病率升高，蕨菜也被认为是导致日本胃癌发病率高的元凶之一。

（3）食用性味、归经及主治：蕨菜性寒，味甘；归大肠、膀胱经；具有清热、健胃、滑肠、降气、祛风、化痰的功效；适用于湿热腹泻、痢疾、小便不利、妇女湿热带下、大便秘结、习惯性便秘、湿疹、疮疡等病症。

30. 黑木耳

黑木耳，又名黑菜、桑耳、本菌、树鸡、木蛾、木茸，因形似耳，加之其颜色黑褐色而得名。

（1）现代营养学价值：黑木耳含有蛋白质、脂肪、碳水化合物和多种维生素与无机盐，其中铁的含量极为丰富，为猪肝的4倍多。黑木耳还富含维生素K、果胶以及多种对人体有益的植物化学物，如木耳多糖、发酵素和植物碱等。

（2）食用功效：黑木耳是缺铁性贫血患者的首选食物。黑木耳能减少血液凝块，预防血栓等病症的发生，并有防治动脉粥样硬化和冠心病的作用，但有出血性疾病的人不宜食用。黑木耳中的胶质可把残留在人体消化系统内的灰尘、杂质吸附集中起来排出体外，从而起到清洗胃肠的作用，对胆结石、肾结石等内源性异物也有比较显著的分解功能。木耳还含有多种抗肿瘤活性物质，能增强机体免疫力，经常食用可防癌、抗癌，而且有养血驻颜、祛病延年的作用。

（3）食用性味、归经及主治：黑木耳性平，味甘；归胃、大肠经；具有滋补、润燥、养血益胃、活血止血、润肺、润肠的功效；适用于癌症、高血压病、动脉粥样硬化等病症。

31. 银耳

银耳，又名白木耳、雪耳，为银耳科植物银耳的子实体。银耳自古被列为饮食和养生的上品。银耳性质平和，可与多种食材搭配，煲汤、煮、炖均佳，是秋冬季的进补佳品。

（1）现代营养学价值：银耳含蛋白质、碳水化合物、脂肪、粗纤维、无机盐、水分及少量B族维生素。银耳的蛋白质中含17种氨基酸，其中含量最大的是脯氨酸；无机盐中主要含硫、铁、镁、钙、钾等。银耳中还含有丰富的胶质。

（2）食用功效：银耳能提高肝脏解毒能力，保护肝脏功能，它不但能增强机体抗肿瘤的免疫能力，还能增强肿瘤患者对放疗、化疗的耐受力。银耳富有天然特性胶质，加上它的滋阴作用，长期服用可以润肤，并有祛除脸部黄褐斑、雀斑的功效。银耳是含膳食纤维的减肥食品，它的膳食纤维可助胃肠蠕动，减少脂肪吸收。

（3）食用性味、归经及主治：银耳性平，味甘、淡；归肺、胃、肾经；具有润肺生津、滋阴养胃、益气安神、强心健脑、止血的功效；适用于肺热咳嗽、肺燥干咳、痰中带血、胃阴不足、咽干口燥、大便秘结、便秘下血、月经不调、鼻衄、崩漏、心悸失眠、血管硬化症、高血压病等病症。

32. 石花菜

石花菜，又名海冻菜、红丝、凤尾等，是红藻的一种。石花菜通体透明，犹如胶冻，口感爽利脆嫩，还是提炼琼脂的重要原料。琼脂可用来制作冷食、果冻或微生物的培养基。

（1）现代营养学价值：石花菜含有丰富的矿物质和多种维生素，还含有丰富的多糖类物质。石花菜含有褐藻酸盐类、硫酸脂和丰富的纤维素。

（2）食用功效：石花菜具有降血脂功能，对高血压病、高脂血症有一定的防治作用。琼脂能在肠道中吸收水分，使肠内容物膨胀，增加粪便体积，刺激肠壁，引起便意。所以经常便秘的人可以适当食用一些石花菜。

（3）食用性味、归经及主治：石花菜性寒，味甘、咸；归肝、肺经；具有清肺化痰、清热燥湿、滋阴降火、凉血止血、解暑的功效；适用于肠炎、肾盂肾炎、肛周肿瘤、乳腺癌、子宫癌等病症。

33. 紫菜

紫菜是海中互生藻类的统称。

（1）现代营养学价值：食用紫菜一般蛋白质含量为 24%～28%，远远高于一般的蔬菜，且必需氨基酸含量多。紫菜的脂肪含量低，多在 1% 以下。紫菜含有丰富的碘、钙、铁等矿物质以及胡萝卜素、维生素 B_1 等多种维生素。紫菜含植物中几乎不存在的维生素 B_{12}，以干物质计，紫菜中维生素 B_{12} 的含量与鱼肉相近。紫菜中蛋白质、铁、磷、钙、维生素 B_1、胡萝卜素等含量居各种蔬菜之前列，故紫菜又有"营养宝库"的美称。

（2）食用功效：紫菜可以用于治疗因缺碘而引起的甲状腺肿大。紫菜有辅助治疗水肿、贫血的作用，还可以促进儿童、青少年骨骼和牙齿的健康生长。紫菜能活跃脑神经，增强记忆，达到预防衰老和减缓记忆力衰退的作用，还有改善抑郁症的功效。

（3）食用性味、归经及主治：紫菜性寒，味甘、咸；归肺经；具有化痰软坚、清热利水、补肾养心的功效；适用于甲状腺肿、水肿、慢性支气管炎、咳嗽、脚气、高血压等病症。

34. 燕窝

燕窝，又名燕窝菜、燕菜、燕蔬菜。燕窝是雨燕科金丝燕、侏金丝燕、雨燕等燕类用舌下腺分泌物与绒羽等混合凝结所筑的巢窝，多产于东南亚地区，如印度尼西亚、泰国、越南、老挝、缅甸、马来西亚等国。燕窝不是直接采摘下来就能吃的，而是需要经深加工后才能供人食用。

（1）现代营养学价值：燕窝的主要成分有水溶性蛋白质、碳水化合物，比起银耳来，脂肪含量更少而蛋白质更加丰富。燕窝还含有纤维、水分、磷、钾、钙、铁、钠等元素。燕窝中含有三种最为特别的营养物质，分别是唾液酸、表皮生长因子和集落刺激因子。

（2）食用功效：燕窝中的关键有效成分唾液酸，在人类脑或脑中枢神经系统的发育过程中扮演着重要角色，因此常服燕窝可达到增强免疫力、记忆力及学习能力的功效。燕窝中的唾液酸还能让细菌不易附着在呼吸系统黏膜上，适于慢性支气管炎等肺部疾病患者食用。燕窝独特的蛋白质成分和所含有的表皮生长因子，可直接刺激细胞分裂、再生、组织重建，有助于人体组织的生长、发育及病后复原。燕窝中的有效物质对皮肤活细胞有修复作用，能够滋养真皮层，让皮肤嫩滑，还有提拉紧致的功用。燕窝可促进免疫功能，有延缓人体衰老、延年益寿的功效。燕窝是保健营养食品。

（3）食用性味、归经及主治：燕窝性平，味甘；归肺、胃、肾经；具有润燥、益气、补中、养颜等功效；适用于营养不良、咳嗽、慢性支气管炎、盗汗、咯血、反胃、干呕、尿多、久痢等病症。

35. 马兰

马兰，又名马兰头、红梗菜、鸡儿肠、田边菊、紫菊、螃蜞头草等。马兰头有红梗和青梗两种，均可食用，药用以红梗马兰头为佳。

（1）现代营养学价值：马兰含有丰富的矿物质和β-胡萝卜素、维生素 E 等，其中钾含量是普通蔬菜的 20 倍，与一般蔬菜相比，其碘、锌、镁、钙等元素含量更丰富。马兰含挥发油，油中的成分有乙酸龙脑酯、甲酸龙脑酯、酚类、倍半萜烯、二聚烯和辛酸等。

（2）食用功效：马兰是碱性食物，也有很好的抗癌作用。马兰有凉血散瘀、清热利湿、消肿止痛的作用。

（3）食用性味、归经及主治：马兰头性凉，味辛；归肝、胃、肺经；具有清热解毒、明目、健脾、和胃、润肠的功效；适用于吐血、流鼻血、崩漏、紫癜、创伤出血、黄疸、泻痢、水肿、淋浊、感冒、咳嗽、咽痛喉痹、痈肿、痔、丹毒、小儿疳积、癌症等病症。

36. 黄花菜

黄花菜，也叫金针菜、金菜。黄花菜的花瓣肥厚，和木耳一样都很爽滑，营养价值也很高，被视作席上珍品。

（1）现代营养学价值：黄花菜干品含有丰富的蛋白质、碳水化合物、钙、磷、铁、胡萝卜素、维生素 B_1、维生素 B_2、烟酸等，磷的含量高于其他蔬菜。黄花菜还含有丰富的卵磷脂。

（2）食用功效：黄花菜有较好的健脑、抗衰老功效，因其含有丰富的卵磷脂，这种物质是机体中许多细胞，特别是大脑细胞的组成成分，对增强和改善大脑功能有重要作用，同时能清除动脉内的沉积物，对注意力不集中、记忆力减退、脑动脉阻塞等症状有特殊疗效，故人们称之为"健脑菜"。黄花菜能显著降低血清胆固醇的含量，有利于高血压病患者的康复，可作为高血压病患者的保健蔬菜。黄花菜中含有的有效成分能抑制癌细胞的生长，丰富的粗纤维能促进大便的排泄，因此可作为防治肠道癌的食品。黄花菜特别适宜孕妇、中老年人、过度劳累者食用。新鲜黄花菜中含有秋水仙碱，可造成胃肠道中毒症状，故不能生食，需加工晒干，吃之前先用开水焯一下，再用凉水浸泡 2 小时以上，食用时火力要大，彻底加热，每次食用量不宜过多。

（3）食用性味、归经及主治：黄花菜性平，味甘、微苦；归肝、脾、肾经；具有清热利尿、解毒消肿、止血除烦、宽胸膈、养血平肝、利水通乳、利咽宽胸、清利湿热、发奶等功效；适用于眩晕耳鸣、心悸烦闷、小便赤涩、水肿、痔、便血等病症。

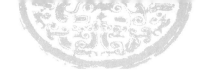

37. 香椿

香椿，又名椿芽、香椿头，古名栲、虎眼，是香椿树的幼芽。香椿一般分为紫椿芽、绿椿芽，尤以紫椿芽最佳。

（1）现代营养学价值：鲜椿芽中含丰富的胡萝卜素、钙、磷、钾、钠和大量的维生素 C、维生素 E。香椿含香椿素等挥发性芳香族有机物，还含有性激素物质。

（2）食用功效：香椿可健脾开胃，增加食欲。香椿有补阳滋阴的作用，故有"助孕素"的美称。其还有抗衰老和增强机体免疫功能的作用，是保健美容的良好食品。香椿的挥发气味能透过蛔虫的表皮，使蛔虫不能附着在肠壁上而被排出体外，可用于治蛔虫病。香椿作菜用，一般都是腌后生食，对食欲缺乏者更有独到的开胃作用。香椿中含有亚硝酸盐，老叶中含量更高，食用不当会中毒。用沸水焯烫香椿 1 分钟，可去除 2/3 以上亚硝酸盐，还不影响色泽。为减少亚硝酸盐摄入，要选择质地嫩而新鲜的香椿芽，而且一定要用开水焯烫后再烹饪。

（3）食用性味、归经及主治：香椿性平，味苦，无毒；归肝、肾、胃经；具有开胃爽神、止血利气、消火解毒、补虚固精的功效；适用于食欲缺乏、疮疡、脱发、目赤、肺热咳嗽等症。

38. 荠菜

荠菜，又名地菜，是人们喜爱的一种野菜。原产我国，目前遍布世界。我国自古就采集野生荠菜食用。

（1）现代营养学价值：荠菜含有膳食纤维、碳水化合物、胡萝卜素、维生素 B_1、维生素 B_2、烟酸、维生素 E、维生素 C、钙、磷、铁、钾、钠、镁、锰、锌、铜和硒等成分。荠菜中胡萝卜素含量较高。荠菜所含氨基酸达 11 种之多，为野菜中味最鲜美的。荠菜还含有荠菜酸、乙酰胆碱、谷甾醇和季铵化合物等植物活性物质。

（2）食用功效：荠菜含有丰富的维生素 C，可防止硝酸盐和亚硝酸盐在消化道中转变成致癌物质亚硝胺，可预防胃癌和食管癌。荠菜含有乙酰胆碱、谷甾醇、季铵化合物和大量的粗纤维，可以降低血液及肝脏中胆固醇和甘油三酯的含量，还有降血压的作用，有助于防治高血压、冠心病、肥胖症、糖尿病、肠癌及痔等。荠菜是治疗眼干燥症、夜盲症的良好食物。荠菜所含的荠菜酸，是有效的止血成分，能缩短出血及凝血时间。

（3）食用性味、归经及主治：荠菜性平，微寒，味甘；归心、肝、脾经；

具有和脾利水、止血明目的功效；适用于痢疾、水肿、淋证、乳糜尿、吐血、便血、血崩、月经过多、目赤疼痛等症。

39. 蕹菜

蕹菜，又名空心菜、竹叶菜、通菜、藤菜。在福建、广西、贵州、四川称空心菜；福建称通菜蓊、蓊菜；江苏、四川称藤藤菜；广东称通菜。

（1）现代营养学价值：蕹菜含有烟酸、维生素 C、钾、氯、粗纤维、蛋白质等营养物质。

（2）食用功效：蕹菜可降低肠道的酸度，预防肠道内的菌群失调。蕹菜还有促进肠蠕动、通便解毒的作用，对防治便秘及减少肠道癌变有积极的作用。蕹菜能降低胆固醇、甘油三酯，具有降脂减肥的功效。蕹菜还能降低血糖，可作为糖尿病患者的食疗佳蔬。蕹菜性凉，夏季常吃，可以防暑解热、凉血排毒、防治痢疾。蕹菜性寒滑利，体质虚弱、脾胃虚寒、大便溏泄者不宜多食，血压偏低、胃寒者慎吃。吃凉拌或清炒蕹菜时，最好放点蒜，因蒜能佐制寒凉。

（3）食用性味、归经及主治：蕹菜性凉，味甘；归小肠、胃经；具有解暑行水、清肝利胆、养胃、清热解毒、凉血止血、润肠通便等功效；适用于脘腹冷痛、痢疾、泄泻、肺结核、百日咳、感冒、疟疾等病症。

卷之四——兽品类

兽肉类是指猪、牛、羊等牲畜的肉、内脏及其制品，主要提供蛋白质、脂肪、无机盐和维生素。动物的肉因其种类、年龄、肥瘦程度以及部位的不同，营养素分布有一定差异。肥瘦不同的肉中脂肪和蛋白质变动较大，动物内脏脂肪含量少，蛋白质、维生素、无机盐和胆固醇含量较高。兽肉类食物除了营养素含量丰富外，消化吸收率也高。

《黄帝内经》言"五畜为益"，是对畜肉（兽肉）在日常膳食中的作用的概括描述。

兽肉类一般味甘，性质各异，猪肉性平，羊肉、狗肉偏于温热，大都能补益气血、滋补脾肾，多用于虚损劳倦、气血亏虚所致的羸瘦困弱、体倦乏力、纳差泄泻等证。

【兽肉类的营养价值】

（1）蛋白质：兽肉蛋白质含量为 10% ~ 20%，蛋白质含有丰富的必需氨基酸，并且在种类和比例上接近人体需要，易于消化吸收，属于优质蛋白质。存在于结缔组织中的间质蛋白，主要是胶原蛋白和弹性蛋白，其必需氨基酸组成不平衡，色氨酸、酪氨酸、蛋氨酸含量很少，蛋白质的利用率低。兽肉中含有可溶于水的含氮浸出物，包括肌凝蛋白原、肌肽、肌酸、肌酐、嘌呤、尿素和氨基酸等，使肉汤具有鲜味，成年动物肉中的含量较幼年动物高。

（2）脂肪：兽肉的脂肪含量因牲畜的肥瘦程度以及部位有较大差异。兽肉类脂肪以饱和脂肪酸为主，熔点较高，主要成分是甘油三酯，少量卵磷脂、胆固醇和游离脂肪酸。动物内脏胆固醇含量较高，一般为瘦肉的 4 ~ 5 倍。脑组织胆固醇含量非常高。

（3）碳水化合物：兽肉中的碳水化合物以糖原形式存在于肌肉和肝脏中，含量极少。宰杀后，由于酶的分解作用，糖原含量逐渐减少。

（4）矿物质：兽肉矿物质总含量占 0.8% ~ 1.2%，其中含钙量低，含铁、磷较多，铁以血红素铁的形式存在，生物利用率高，是膳食铁的良好来源。

（5）维生素：兽肉食物中含有丰富的脂溶性维生素，是人体维生素 A 和维生素 D 的主要来源。兽肉中还含有较多的 B 族维生素，如维生素 B_1、B_2、B_{12} 和叶酸等。肝脏是含维生素最丰富的器官。

1. 牛肉

牛肉是肉类食品之一。中国的人均牛肉消费量仅次于猪肉。

（1）现代营养学价值：牛肉的蛋白质含量高、脂肪含量低，蛋白质的氨基酸组成比猪肉更接近人体需要，营养价值更高，脂肪含量很低，却富含亚油酸。牛肉中的肌氨酸含量比任何其他食品都高，它对增长肌肉、增强力量特别有效。牛肉还富含维生素 B_1、维生素 B_2、铁、锌、镁等营养物质。

（2）食用功效：牛肉能提高机体抗病能力、促进蛋白质的新陈代谢和合成，对生长发育及手术后、病后调养的人在补充失血和修复组织等方面特别适宜。牛肉对运动员增长肌肉、增强肌肉力量，起着非常重要的作用；还可提高运动员耐缺氧能力，使其能适应高强度训练。牛肉富含铁元素，对治疗贫血有很好的效果。牛肉的肌肉纤维较粗糙，不易消化，故老人、幼儿及消化力弱的人宜烧熟煮烂后食用。

（3）食用性味、归经及主治：牛肉性平，味甘；归脾、胃经；具有补脾胃、强筋骨、化痰息风、止渴止涎的功效；适用于久病体虚、营养不良、贫血、面黄目眩、筋骨酸软等症，也适用于术后病人以及体力劳动者和运动员。

2. 羊肉

羊肉，有山羊肉、绵羊肉、野羊肉之分。古时称羊肉为羖肉、羝肉、羯肉。

（1）现代营养学价值：羊肉较猪肉的蛋白质含量要多，肉质要细嫩。羊羔肉富含锌和 B 族维生素，其中烟酸、维生素 B_2 和维生素 B_{12} 的含量尤其丰富；镁、钾和磷的含量也较高，并且易于吸收；铁、锌、硒的含量颇为丰富。羊的年龄越大，羊肉就越油腻，其热量就越高。

（2）食用功效：寒冬吃羊肉可益气补虚，促进血液循环，增强御寒能力。羊肉有补肾壮阳的作用，适合男性食用。羊肉属大热之品，凡有发热、牙痛、口舌生疮等上火症状者都不宜食用。患有肝病、高血压病、急性肠炎或其他感染性疾病，还有发热期间的人都不宜食用。夏秋季节气候热燥，不宜吃羊肉。

（3）食用性味、归经及主治：羊肉性温，味甘；归脾、肾经；具有益气补虚、温中暖下、补肾壮阳、生肌的功效；适用于胃寒反胃呕吐、气管炎咳嗽、身体虚弱、阳气不足、四肢不温、畏寒无力、腰酸阳痿、产后缺乳等症。

3. 猪肉

猪肉，又名豚肉，是主要家畜猪科动物家猪的肉。

（1）现代营养学价值：猪肉能为人体提供优质蛋白质，但在所有畜肉中，猪肉的蛋白质含量最低，脂肪含量最高。瘦猪肉含蛋白质较高，每 100 克可含高达 29 克的蛋白质。猪肉可提供血红蛋白（有机铁）和促进铁吸收的半胱氨酸，能改善缺铁性贫血。猪肉含有 B 族维生素及钙、磷等成分，还含有较多的脂肪和胆固醇。

（2）食用功效：猪肉是日常生活的主要副食品，经常食用可以使身体感到更有力气。猪肉具有补虚强身、滋阴润燥、丰肌泽肤的作用。凡病后体弱、产后血虚、面黄羸瘦者，皆可用之作营养滋补之品。肥胖和血脂较高者不宜多食，烧焦的肉最好不要食用。

（3）食用性味、归经及主治：猪肉性平，味甘、咸；归脾、肾、胃经；具有补肾养血、滋阴润燥的功效；适用于阴虚不足、头晕、贫血、老人燥咳无痰、大便干结、营养不良等病症。

4. 狗肉

狗肉，又叫"香肉"或"地羊"，有"至尊肾宝"的美誉，口感细嫩，肉质密，饱满。在粤语地区，狗肉也叫"三六香肉"。

（1）现代营养学价值：狗肉的蛋白质含量高，而且质量极佳，尤以球蛋白比例高，对增强机体抗病力、细胞活力及器官功能有明显作用。狗肉还含丰富的脂肪、维生素A、烟酸、铁、钙等营养物质。

（2）食用功效：食用狗肉可增强体魄，提高消化能力，促进血液循环，改善性功能。狗肉还可用于老年人的虚弱症，如四肢厥冷、精神不振等。冬天常吃，可使老年人增强抗寒能力。狗肉有温肾助阳、壮力气、补血脉的功效。狗肉属热性食物，不宜夏季食用，而且一次不宜多吃。狗肉热性大、滋补强，食后会促进血压升高，甚至导致脑血管破裂出血，因此脑血管病患者不宜多吃狗肉。

（3）食用性味、归经及主治：狗肉性温，味甘、咸；归脾、肾、胃经；具有温补脾胃、补肾助阳、壮力气、补血脉的功效；适用于腰膝冷痛、小便清长、小便频数、水肿、耳聋、阳痿、脘腹胀满、腹部冷痛等症。

5. 驴肉

民间有"天上龙肉，地上驴肉"的谚语，以此来形容驴肉之味美。

（1）现代营养学价值：驴肉的蛋白质含量比牛肉、猪肉高，而脂肪含量比牛肉、猪肉低，是典型的高蛋白质、低脂肪食物。驴肉中氨基酸构成十分全面，8种人体必需氨酸和10种非必需氨基酸的含量都十分丰富。驴肉的不饱和脂肪酸含量，尤其是生物价值特高的亚油酸、亚麻酸的含量都远高于猪肉、牛肉。驴肉还含有动物胶、骨胶原和钙、硫等成分。

（2）食用功效：驴肉具有补气血、益脏腑等功能，能为体弱、气虚乏力、食欲缺乏、病后调养的人提供良好的营养补充。一般人都能吃驴肉，平时脾胃虚寒、有慢性肠炎、腹泻者忌食驴肉。

（3）食用性味、归经及主治：驴肉性平，味甘、酸；归心、肝经；具有补益气血、息风安神、滋肾养肝的功效；适用于气血亏虚、短气乏力、倦怠羸瘦、食欲缺乏、心悸眼差、阴血不足、不寐多梦等症。

6. 兔肉

兔肉，包括家兔肉和野兔肉两种，家兔肉又称为菜兔肉。在日本，兔肉被称为"美容肉"，受到年轻女子的青睐，常作为美容食品食用。

（1）现代营养学价值：兔肉属高蛋白质、低脂肪、低胆固醇的肉类。兔肉质地细嫩，味道鲜美，营养丰富，具有很高的消化率（可达85%），食后极易被消化吸收。

（2）食用功效：兔肉富含大脑和其他器官发育不可缺少的卵磷脂，有健脑益智的功效。经常食用兔肉可保护血管壁，防止血栓形成，对高血压病、冠心病、糖尿病患者有益处，并能增强体质，健美肌肉，它还能保护皮肤细胞活性，维持皮肤弹性。兔肉中所含的脂肪和胆固醇，低于所有其他肉类，而且脂肪又多为不饱和脂肪酸，常吃兔肉，可强身健体，但不会增肥，是肥胖患者理想的肉食。常食兔肉可防止有害物质沉积，促进儿童健康成长，助老人延年益寿。兔肉性凉，宜在夏季食用；孕妇及经期女性、有明显阳虚症状的女性、脾胃虚寒者不宜食用。

（3）食用性味、归经及主治：兔肉性凉，味甘；归肝、脾、大肠经；具有补中益气、凉血解毒、清热止渴等功效；适用于热气湿痹、热毒、高血压病、冠心病、糖尿病等病症。

卷之五——禽类

禽肉包括鸡、鸭、鹅、鸽、鹌鹑等的肌肉、内脏及其制品，是膳食中的重要组成部分。禽肉的营养价值与兽肉相似，不同在于脂肪含量较少且熔点较低，含有20%的亚油酸，易于消化吸收。禽肉蛋白质的氨基酸组成接近人体需要，含量约为20%，质地较兽肉细腻且含氮浸出物多，故禽肉炖汤的味道较畜肉鲜美。禽肉及内脏中都含有较为丰富的维生素，特别是肝脏中维生素A的含量十分丰富；禽肉中还含有多种矿物质，其中磷和铁的含量较高。

【禽类的合理利用】

禽类蛋白质营养价值较高，含有较多的赖氨酸，宜与谷类食物搭配食用，以发挥蛋白质的互补作用。为了充分发挥畜禽肉营养作用，还应注意将畜禽肉分散到每餐膳食中，不应集中食用。

因畜肉的脂肪和胆固醇含量较高，脂肪主要由饱和脂肪酸组成，食用过多易引起肥胖和高脂血症等疾病，因此在膳食中的比例不宜过多。但是禽肉的脂肪含不饱和脂肪酸较多，故老年人及心血管疾病患者宜选用禽肉。内脏含有较多的维生素、铁、锌、硒、钙，特别是肝脏，维生素 B_2 和维生素A的含量丰富，因此宜经常食用。

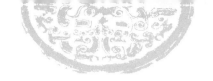

禽肉一般味甘咸，性平，或温或凉，功效以补益居多，可用于气血不足、肝肾亏虚所致的虚损羸瘦、阴虚消渴等症。

1. 鹅肉

鹅肉，为鸭科动物鹅的肉。鹅是食草动物，是理想的高蛋白、低脂肪、低胆固醇的营养健康食品。

（1）现代营养学价值：鹅肉含有人体生长发育所必需的各种氨基酸，其组成接近人体所需氨基酸的比例，所以鹅肉是优质蛋白质。鹅肉脂肪含量较低，而且品质好，不饱和脂肪酸的含量高，特别是亚麻酸含量超过其他肉类，对人体健康有利。鹅肉还含钙、铁、钾、烟酸等10多种矿物质和维生素。

（2）食用功效：鹅肉可为老年糖尿病患者补充营养，又可控制病情发展。鹅肉还可治疗和预防咳嗽等病症，尤其对治疗感冒、急慢性气管炎、慢性肾炎、老年水肿、肺气肿、哮喘有良效，特别适合在冬季进补。鹅血中还含有一种抗癌因子，能增强人体体液免疫。

（3）食用性味、归经及主治：鹅肉性平，味甘；归脾、肺经；具有益气补虚、和胃止渴、止咳化痰、解铅毒等功效；适于身体虚弱、气血不足、营养不良之人食用。

2. 鸭肉

鸭肉是一种美味佳肴，适于滋补，是各种美味名菜的主要原料。古人说："鸭肉美，就连家鸡都喜食之。"

（1）现代营养学价值：鸭肉的营养价值很高，可食部分鸭肉中的蛋白质含量16%～25%。鸭肉蛋白质主要是肌浆蛋白和肌凝蛋白。另一部分是间质蛋白，其中含有溶于水的胶原蛋白和弹性蛋白，此外还有少量的明胶，其余为非蛋白氮。肉食含氮浸出物越多，味道越鲜美。鸭肉中含氮浸出物比畜肉多，所以鸭肉味美。老鸭肉的含氮浸出物较幼鸭肉多，因此老鸭的汤比幼鸭鲜美。鸭肉中的脂肪含量适中，约为7.5%，比鸡肉高，比猪肉低，并较均匀地分布于全身组织中。脂肪酸主要是不饱和脂肪酸和低碳饱和脂肪酸，因此熔点低，约为35℃，易于消化。鸭肉是含B族维生素和维生素E比较多的肉类。100克可食鸭肉中含有B族水溶性维生素约10毫克。鸭肉还含有0.8%～1.5%的无机物。

（2）食用功效：鸭肉蛋白质含量丰富，常食可增强体质，提高免疫力。鸭肉特别是老鸭肉，可用于血晕头痛、阴虚失眠、肺热咳嗽、肾炎水肿、小便不利、低热等病症。常食鸭肉还可抗衰老，有美容护肤的作用。鸭肉性寒，腹痛、腹泻、腰痛、外感风寒者不宜食用鸭肉，以免加重病情。

（3）食用性味、归经及主治：鸭肉性寒，味甘；归肺、胃、肾经；具有滋补、养胃、补肾、除痨、消水肿、止热痢、止咳化痰等功效；适用于体质虚弱、食欲缺乏、发热、大便干燥和水肿等症。

3. 鸡肉

鸡的肉质细嫩，滋味鲜美，并富有营养，有滋补养生的作用。

（1）现代营养学价值：鸡肉蛋白质的含量比例较高，种类多，而且消化率高，很容易被人体吸收利用。鸡肉是高蛋白、低脂肪的食品。鸡肉含有丰富的钙、铁、铜等元素及维生素 A、B 族维生素、维生素 E 等。鸡肉含有对人体生长发育有重要作用的磷脂类，是中国人膳食结构中脂肪和磷脂的重要来源之一。鸡腿肉中脂肪的含量较多，也是整鸡中铁元素含量最多的一部分。

（2）食用功效：鸡肉有增强体力、强壮身体的作用，特别适合幼儿、青少年、老人、病患、体弱者食用。鸡肉可作为美容食品，以乌鸡为佳。乌鸡入肾经，具有温中益气、补肾填精、养血乌发、滋润肌肤的作用。鸡肉富含嘌呤，故痛风患者不宜多食，特别是不能喝鸡汤。中国人往往推崇喝鸡汤，但是鸡肉的营养价值要高于鸡汤。

（3）食用性味、归经及主治：鸡肉性平、温，味甘；归脾、胃经；具有益五脏、补虚损、健脾胃、强筋骨、添精髓的功效；适用于营养不良、畏寒怕冷、头晕心悸、乏力疲劳、月经不调、产后乳少、贫血、中虚食少、消渴、水肿、小便频数、遗精、耳聋耳鸣等症。

卷之六——果类

果类可分为鲜果、干果和坚果。鲜果与蔬菜一样，主要提供维生素和矿物质。水果也属碱性食品。鲜果包括苹果、梨、桃、橘、橙、柑、香蕉、荔枝、西瓜等；干果类主要有大枣、龙眼、葡萄干等；坚果类有花生、南瓜子以及葵花子等，一般作为副食食用，诚如《素问·脏气法时论》所言："五果为助。"

135

【果类的主要营养成分】

（1）**鲜果及干果类**：新鲜水果的水分含量较高，营养素含量相对较低。蛋

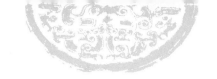

白质、脂肪含量一般均不超过1%，碳水化合物含量差异较大，低者为5%，高者可达30%。硫胺素和核黄素含量不高，胡萝卜素和抗坏血酸含量因品种不同而异，其中含胡萝卜素较高的水果为柑、橘、杏和鲜枣；含抗坏血酸丰富的水果为鲜枣、草莓、橙、柑、柿等。矿物质含量除个别水果外，相差不大，其中枣中铁的含量丰富，白果中硒的含量较高。

干果是新鲜水果经过加工晒干制成，如葡萄干、杏干、蜜枣和柿饼等。由于加工的影响，维生素损失较多，尤其是维生素C。但干果便于储运，并别具风味，有一定的食用价值。水果中的碳水化合物主要以双糖或单糖形式存在，所以食之甘甜。

（2）坚果：坚果是以种仁为食用部分，因外覆木质或革质硬壳，故称坚果。按照脂肪含量的不同，坚果可以分为油脂类坚果和淀粉类坚果，前者富含油脂，包括核桃、榛子、杏仁、松子、香榧、腰果、花生、葵花子、西瓜子、南瓜子等；后者淀粉含量高而脂肪很少，包括栗子、银杏、莲子、芡实等。

大多数坚果可以不经烹调直接食用，但花生、瓜子等一般经炒熟后食用。坚果仁经常制成煎炸、焙烤食品，作为日常零食食用，也是制造糖果和糕点的原料，并用于各种烹调食品的加香。坚果富含钾、镁、磷、钙、铁、锌、硒、铜等矿物质，铁的含量以黑芝麻为最高，硒的含量以腰果为最多，榛子中含有丰富的锰，坚果中锌的含量普遍较高。

【果类的合理利用】

水果除含有丰富的维生素和矿物质外，还含有大量的非营养物质，可以防病治病，也可致病。食用时应注意。例如，梨有清热降火、润肺祛燥等功能，对于肺结核、急性或慢性气管炎和上呼吸道感染患者出现的咽干喉疼，痰多而稠等症状有辅助疗效，但产妇、胃寒及脾虚泄泻者不宜食用。又如，红枣可增强机体抵抗力，对体虚乏力，贫血者适用，但龋齿疼痛、下腹胀满、大便秘结者不宜食用。杏仁中含有杏仁苷，柿子中含有柿胶酚，食用不当，可引起溶血性贫血、消化性贫血、消化不良、柿结石等疾病。

鲜果类水分含量高，易于腐烂，宜冷藏。坚果水分含量低而较耐储藏，但含油坚果的不饱和程度高，易受氧化或滋生霉菌而变质，应当保存于干燥阴凉处，并尽量隔绝空气。

果品种类繁多，味道以酸甜为多，性质寒凉温热各异，多具补虚、生津除烦、止咳化痰、开胃消食、润肠通便等作用，适用于病后体虚、咳嗽、咳痰、津伤烦渴、食欲不振、肠燥便秘等症。

1. 大枣

大枣，又名红枣。

（1）现代营养学价值：大枣含有大量的糖类物质，主要为葡萄糖，还含有果糖、蔗糖及由葡萄糖和果糖组成的低聚糖、阿拉伯聚糖及半乳醛聚糖等。大枣含有大量的维生素 C、维生素 B_1、维生素 B_2、胡萝卜素、烟酸和维生素 A 等多种维生素，素有"天然维生素丸"的美称。大枣还含有苹果酸、生物碱、芦丁等对人体有益的物质。

（2）食用功效：大枣能提高人体免疫力，防病抗衰老，养颜益寿；并可促进白细胞新陈代谢，抑制癌细胞增殖；对病后体虚的人也有良好的滋补作用。鲜枣含丰富的维生素 C，可使体内多余的胆固醇转变为胆汁酸，降低胆固醇，减少结石形成。大枣对防治骨质疏松、产后贫血有重要作用，其效果通常是药物不能比拟的。大枣所含的芦丁，能使血管软化，从而降低血压，对高血压病有防治功效。大枣还有宁心安神、益智健脑、增强食欲、抗过敏、除腥臭的功效。大枣有很好的增强肌力、消除疲劳、扩张血管、增加心肌收缩力、改善心肌营养的作用。但是过多食用大枣会引起胃酸过多和腹胀，故不可一次大量进食。龋齿疼痛者，不宜食用。腐烂的大枣不宜食用。

（3）食用性味、归经及主治：大枣性温，味甘；归脾、胃经；具有补益脾胃、滋养阴血、养心安神的功效；适用于营养不良、贫血、过敏性紫癜、高血压病、心血管病、肝炎、肝硬化、癌症等病症。

2. 栗子

栗子素有"干果之王"的美誉，在国外它还被称为"人参果"。栗子根据外形大致分为两种：一种为锥栗，主要生产在福建以北山区；另一种扁平个大的为板栗，中国北部多省都有。

（1）现代营养学价值：栗子的淀粉含量很高，产生的能量较高。栗子的碳水化合物含量可多达 62%~70%，鲜栗子有 40% 之多，是马铃薯的 2.4 倍。栗子当中的蛋白质含量是 4%~5%，虽然不如花生、核桃多，但是也比煮熟后的米饭要高。栗子还含有丰富的不饱和脂肪酸和维生素、矿物质。鲜栗子所含的维生素 C 比番茄要多，更是苹果的 10 多倍；鲜栗子所含的矿物质也很全面，有钾、镁、铁、锌、锰等，含量比苹果、梨等普通水果高得多，尤其是含钾突出，比号称富含钾的苹果还高 4 倍。

（2）食用功效：栗子能防治高血压病、冠心病、动脉粥样硬化、骨质疏松等疾病，是抗衰老、延年益寿的滋补佳品。栗子含有维生素 B_2，常吃栗子对治疗日久难愈的小儿口舌生疮和成年人口腔溃疡有益。栗子含有丰富的维生素 C，能够维持牙齿、骨骼、血管、肌肉的正常功用，可以预防和治疗骨质疏松、腰腿酸软、筋骨疼痛、乏力等。栗子有"肾之果"的美名，可治疗由一般肾虚引起的腰腿无力。因此栗子对老年肾亏、小便频繁有益，老年人尤其适合。但因为板栗所含的糖分比较高，故一次不宜食用太多，尤其是糖尿病患者。

（3）食用性味、归经及主治：栗子性温，味甘；归脾、肾、胃经；具有养胃健脾、补肾强筋、活血止血的功效；适用于脾胃虚弱、反胃、泄泻、体虚腰酸腿软、吐血、衄血、便血、金疮、折伤肿痛、瘰疬肿毒等症。

3. 莲子

莲子，又称莲实、莲米、莲肉，为睡莲科植物莲的干燥成熟种子。我国大部分地区均有出产，而以江西广昌、福建建宁出产的莲子品质最佳。

（1）现代营养学价值：莲子含有丰富的蛋白质、脂肪和碳水化合物；钙、磷和钾的含量也非常丰富。

（2）食用功效：莲子是老少皆宜的滋补品，对于久病、产后或老年体虚者，更是常用营养佳品。莲子有养心安神的功效。中老年人特别是脑力劳动者经常食用，可以健脑，增强记忆力，助睡眠，提高工作效率，并能预防阿尔茨海默病的发生。莲子心味道极苦，其所含的生物碱却有显著的强心作用，能扩张外周血管，降低血压；莲子所含非结晶形生物碱 N-9 也有降血压作用；莲心碱则有较强的抗钙及抗心律失常的作用。莲子所含的氧化黄心树宁碱对鼻咽癌有抑制作用。莲子碱有平抑性欲的作用，对于青年人梦多、遗精频繁或滑精者，服食莲子有良好的止遗涩精作用。莲心还有很好的去心火的功效，治疗口舌生疮。

（3）食用性味、归经及主治：莲子性平，味甘、涩；归心、脾、肾经；具有补脾止泻、益肾涩精、养心安神的功效；适用于夜寐多梦、失眠健忘、心烦口渴、腰痛脚弱、耳目不聪、遗精、淋浊、久痢、虚泻、崩漏带下、癌症、胃虚不欲食等病症。

4. 藕

藕，又称莲藕，属莲科植物根茎，可餐食也可药用。

（1）现代营养学价值：莲藕中含有比较丰富的优质蛋白质，其氨基酸构成与人体需要接近，生物学价值高。莲藕富含膳食纤维、钙、铁、磷、维生素 C、维生素 K、维生素 B_6，还含有鞣酸、多酚类化合物、过氧化物酶等。莲藕中还含有一定量的淀粉，故常制成藕粉食用。

（2）食用功效：莲藕有收缩血管和止血的作用，对瘀血、吐血、衄血、尿血、便血者及产妇、血友病患者极为适合。莲藕含铁量较高，特别适合缺铁性贫血患者食用。莲藕的含糖量不算很高，但含有较多的维生素 C 和膳食纤维，对于肝病、便秘、糖尿病等患者都十分有益。莲藕富含多酚类物质，可以提高免疫力，缓解衰老进程，预防癌症。莲藕中富含 B 族维生素，有益于减少烦躁、缓解头痛和减轻压力，进而改善心情，降低心脏病风险。藕粉可作为老弱妇孺上好的食品和滋补佳珍。鲜藕汁可用来治疗咳嗽、哮喘和肺炎等呼吸系统疾病。煮藕时忌用铁器，以免引起食物发黑。

（3）食用性味、归经及主治：藕性寒，味甘；归心、脾、胃经；既可食用，又可药用。生用，具有凉血、散瘀的功效，适用于热病烦渴、吐血、热淋等症；熟用，具有益血、止泻、健脾、开胃的功效，适用于食欲缺乏、贫血、久泻等症。

5. 葡萄

葡萄可生食或制成葡萄干，也可酿造成葡萄酒。

（1）现代营养学价值：葡萄含糖量高达 10%～30%，以葡萄糖为主。葡萄中含有矿物质钙、钾、磷、铁以及维生素 B_1、维生素 B_2、维生素 B_6、维生素 C 和维生素 P 等，还含有多种人体所需的氨基酸。葡萄皮和葡萄籽中含有丰富的抗氧化物质原花青素。葡萄中还含有多种果酸和黄酮类物质。

（2）食用功效：葡萄中的多种果酸有助于消化，适当多吃些葡萄，能健脾和胃。鲜葡萄中的黄酮类物质，能防止胆固醇斑块的形成，比阿司匹林效果更好，对预防动脉粥样硬化、心脑血管病有一定作用。葡萄越呈黑色，含黄酮类物质越多，若将葡萄皮和葡萄籽一起食用，对心脏的保护作用更佳。经常食用葡萄对神经衰弱、疲劳过度有益。把葡萄制成葡萄干后，糖和铁的含量会相对增高，是妇女、儿童和体弱贫血者的滋补佳品。葡萄富含原花青素，具有抗氧化、防癌、抗癌的作用。由于原花青素主要存在于葡萄皮和葡萄籽中，故可以多选用葡萄干这种食物，将葡萄皮与葡萄籽一起食入。

（3）食用性味、归经及主治：葡萄性平，味甘、酸；归肝、肺、肾经；具有补气血、益肝肾、生津液、强筋骨、除烦的功效；适用于肾炎、高血压病、水肿、贫血、神经衰弱、过度疲劳、体倦乏力、未老先衰、肺虚咳嗽、盗汗等病症。

6. 樱桃

樱桃，别名车厘子、莺桃、荆桃、楔桃、英桃、牛桃、樱珠等。

（1）现代营养学价值：樱桃中维生素 A 和胡萝卜素的含量均比葡萄、苹果高很多。樱桃中还含有 B 族维生素、维生素 C、维生素 E 及钙、磷等元素，以及花青素等。

（2）食用功效：经常食用樱桃能养颜驻容，使皮肤红润嫩白、去皱消斑。樱桃可以缓解贫血，又可增强体质、健脑益智。樱桃中含有丰富的花青素、维生素 E 等抗氧化物质，能提高机体免疫力、延缓衰老、消除肌肉酸痛等。樱桃可以治疗烧烫伤，起到收敛止痛、防止伤处起疱化脓的作用；同时樱桃还能治疗轻、重度冻伤。

（3）食用性味、归经及主治：樱桃性温，味甘；归肝、脾经；具有解表透疹、补中益气、健脾和胃、祛风除湿的功效；适用于消化不良、食欲缺乏、瘫痪、风湿腰痛、体质虚弱、头发稀少、贫血等病症。

7. 柿子

柿子，别称半果，或者米果、猴果等。

（1）现代营养学价值：柿子营养价值很高，含有丰富的蔗糖、葡萄糖、果糖、蛋白质、胡萝卜素、维生素 C、瓜氨酸、碘、钙、磷、铁。柿子含有较多的果胶，有比较好的润肠通便作用。柿子未成熟的果实含较多鞣酸，柿子中的鞣酸绝大多数集中在皮中，在柿子脱涩时，不可能将其中的鞣酸全部脱尽，如果连皮一起吃很容易形成胃柿石。

（2）食用功效：柿子可以清除内火，有润肺、止咳、养胃的作用。新鲜柿子含碘很高，能够防治地方性甲状腺肿大。柿子是女性的美容食材，有很好的瘦身美颜作用，还可以有效地预防和治疗黄褐斑。柿子含丰富的果胶，可润肠通便，保持肠道正常菌群生长，改善便秘。吃过多柿子或未成熟的柿子，容易形成胃柿石，引起恶心、呕吐、胃溃疡，甚至胃穿孔等。柿子在饭后吃就不易形成胃柿石。柿子叶可治疗失眠。用柿子叶煎服当茶饮，每天喝 1~2 次，2 周之后效果明显。

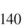

（3）食用性味、归经及主治：柿子性寒，味甘、涩；归心、肺、大肠经；具有清热、润肺、止渴的功效；适用于高血压病、甲状腺肿、痔等病症。

8. 桃子

桃子，素有"寿桃"和"仙桃"的美称，因其肉质鲜美，又被称为"天下第一果"。

（1）现代营养学价值：桃肉含蛋白质、脂肪、碳水化合物、粗纤维、钙、磷、铁、胡萝卜素、维生素 B_1，以及有机酸（主要是苹果酸和柠檬酸）、糖类（主要是葡萄糖、果糖、蔗糖、木糖）和挥发油。

（2）食用功效：桃含钾多，而含钠少，非常适合水肿患者食用。桃富含果胶，这类物质在大肠中能吸收大量的水分，促进肠道蠕动，经常食用可预防便秘。鲜桃下树后极其不耐贮存，应趁鲜食用。食用前还要将桃毛洗净，以免引起皮疹；或吸入呼吸道，引起咳嗽、咽喉刺痒等症状。糖尿病患者慎食。

（3）食用性味、归经及主治：桃性温，味甘、酸；归胃、大肠经；具有养阴、生津、润燥、活血的功效；适用于口渴、便秘、痛经、虚劳喘咳、疝气疼痛、遗精、自汗、盗汗、低血糖、低血钾、缺铁性贫血、肺病、肝病等病症。

9. 杏

中国杏主要有三类栽培品种，按用途可分为食用杏类、仁用杏类和加工用杏类。此处以食用杏类为例。

（1）现代营养学价值：杏含丰富的维生素和糖类，还含有钙、磷、铁等矿物质。杏果实中含类黄酮、维生素 B_1 较多。

（2）食用功效：杏是维生素 B_1 含量最为丰富的果品，而维生素 B_1 又是极有效的抗癌物质，所以常食杏有预防癌症的作用。杏富含类黄酮，类黄酮有预防心脏病和减少心肌梗死的作用，故常食杏脯、杏干，对心脏病患者有益。杏还有润肠通便、降气止咳的功效。杏味酸，性大热，且有滑胎作用，孕妇慎食。杏吃多了，会造成腹痛、腹泻的情况，故肠胃消化不好的人应该少吃。

（3）食用性味、归经及主治：杏性温，味甘、酸；归肺、大肠经；具有润肺、止咳、定喘、生津、止渴的功效；适用于急慢性支气管炎咳嗽、肺癌、鼻咽癌、乳腺癌、头发稀少、中老年便秘等病症。

10. 杨梅

杨梅，又称圣生梅、白蒂梅、树梅，具有很高的药用和食用价值。

（1）现代营养学价值：杨梅果肉中含有丰富的糖类、粗纤维、钙、铁、镁及维生素 C 等。杨梅中还含有柠檬酸、草酸、乳酸等有机酸。

（2）食用功效：杨梅鲜果味酸，可开胃生津，提高食欲，促进消化。杨梅具有收敛、消炎的作用，对大肠杆菌、痢疾杆菌等细菌有抑制作用，故能治疗痢疾腹痛等症。杨梅富含维生素 C，对防癌、抗癌有积极作用。杨梅果仁中所含的氰胺类、脂肪油等也有抑制癌细胞的作用。杨梅有阻止体内的糖向脂肪转化的功能，有助于减肥。杨梅鲜果能和中消食，生津止渴，是夏季祛暑之良品，可以预防中暑、去痧、解除烦渴。

（3）食用性味、归经及主治：杨梅性温，味甘、酸；归肺、胃经；具有止渴、止泻、止呕、消食、利尿的功效；适用于肥胖、习惯性便秘、癌症、咽喉炎、痢疾、肠胃炎等病症。

11. 李子

李子，别名嘉庆子、布霖、玉皇李、山李子，其果实口味甘甜。

（1）现代营养学价值：李子含丰富的维生素和糖类，还含有钙、磷、铁、谷酰胺、丝氨酸、甘氨酸、脯氨酸、苏氨酸、丙氨酸等成分。

（2）食用功效：李子能促进胃酸和胃消化酶的分泌，增加肠胃蠕动，因而食李能促进消化，增加食欲。新鲜李肉中含有多种氨基酸，如谷酰胺、丝氨酸、甘氨酸、脯氨酸等，对于治疗肝硬化、腹水大有益处。李子核仁中含苦杏仁苷和大量的脂肪油，有显著的利水降压作用，并可加快肠道蠕动，促进干燥的大便排出，同时也具有止咳祛痰的作用。经常食用李子，对皮肤有很好的效果，并且还能祛除粉刺、青春痘等。李子不能多吃，否则会伤及脾胃，影响身体的健康。

（3）食用性味、归经及主治：李子性平，味甘、酸；归肝、肾经；具有生津止渴、清肝除热、利水的功效；适用于发热、口渴、肝病腹水、肝硬化、头皮屑多、小便不利等病症。

12. 枇杷

枇杷是我国南方特有的水果。枇杷果肉柔软多汁，酸甜可口，味道鲜美，口感较佳，营养丰富。

（1）现代营养学价值：枇杷具有很高的营养价值，富含纤维素、果胶、胡

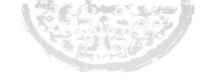

萝卜素、苹果酸、柠檬酸、钾、磷、铁、钙及维生素 A、B 族维生素、维生素 C 等人体所需的各种营养元素。枇杷中还含有机酸、苦杏仁苷等植物活性物质。

（2）食用功效：枇杷中含丰富的粗纤维和 B 族维生素，能够促进氧化和全身新陈代谢，促进脂肪分解，有减肥的作用。枇杷中所含的有机酸，能刺激消化腺分泌，对增进食欲、帮助消化吸收、止渴解暑有一定的作用。枇杷中含有苦杏仁苷，能够润肺、止咳、祛痰，治疗各种咳嗽；还能辅助治疗胃癌、呃逆不止、饮食不入。枇杷叶可晾干制成茶叶，有泄热下气、和胃降逆之功效，可治疗各种呕吐呃逆。枇杷果实及叶有抑制流行性感冒病毒作用，常吃可以预防感冒。除了枇杷肉，枇杷叶及枇杷核也是常用的中药材。枇杷叶具有清肺胃热、降气化痰的功能，用于肺热干咳、胃痛、流鼻血、胃热呕哕；枇杷核则用于治疗疝气、消除水肿、利关节。脾虚泄泻者、糖尿病患者不适宜吃枇杷。

（3）食用性味、归经及主治：枇杷性平，味甘、酸；归肺、胃经；具有润肺止咳、止渴和胃、利尿清热等功效；适用于肺热咳嗽、久咳不愈、咽干口渴、胃气不足等症。

13. 荔枝

荔枝与香蕉、菠萝、龙眼号称"南国四大果品"。

（1）现代营养学价值：荔枝含有丰富的葡萄糖、蔗糖、叶酸、精氨酸、色氨酸、多种维生素、柠檬酸、果胶以及磷、铁等，是有益于人体健康的水果。

（2）食用功效：荔枝具有健脾生津、理气止痛之功效，适用于身体虚弱和气滞血瘀所致的经前腹痛或产后腹痛等病症。荔枝含有丰富的维生素，可促进微细血管的血液循环，防止雀斑的产生，令皮肤更加光滑。荔枝富含维生素 C，有助于增强机体免疫力，提高抗病能力。荔枝有营养脑细胞、改善失眠的作用，对于健忘、神疲等症有补气安神的作用。

（3）食用性味、归经及主治：荔枝性温，味甘、酸；归心、肝、脾经；具有养血、生津、理气、止痛、除口臭的功效；适用于体质虚弱、贫血、脾虚腹泻等病症。

14. 桂圆

桂圆，又称龙眼、益智、骊珠等。鲜桂圆果肉呈乳白色、半透明，味甜如蜜，干后果肉变为暗褐色、质柔韧，称龙眼肉，可食用，也可药用。

（1）现代营养学价值：桂圆含有糖类、蛋白质和多种维生素、微量元素等

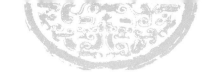

营养成分。干品中蛋白质和碳水化合物及矿物质含量明显提高，但受加工影响，维生素 C 含量则下降。桂圆还含有多种氨基酸、皂素、甘氨酸、鞣质、胆碱等。

（2）食用功效：桂圆含有大量有益人体健康的营养元素，所以特别适合体弱贫血、年老体衰、久病体虚的人经常食用，也是产后妇女理想的调补食品。其主要功能是滋补强体、补心安神、养血壮阳、益脾开胃、润肤美容。桂圆可增加热量、补充营养，促进血红蛋白再生，从而达到补血的效果。桂圆对子宫癌细胞的抑制率超过 90%，女性围绝经期是妇科肿瘤好发的阶段，适当吃些桂圆有利健康。龙眼肉除了对全身有补益作用外，还对脑细胞特别有效，能增强记忆，消除疲劳。

（3）食用性味、归经及主治：桂圆性温，味甘；归心、脾经；具有开胃、养血益脾、补心安神、补虚益智的功效；适用于贫血、失眠、神经衰弱、气血不足、产后体虚、营养不良、记忆力下降等病症。

15. 白果

白果，又名鸭脚子、灵眼、佛指柑，为银杏科植物银杏的干燥成熟种子。个如杏核大小，色洁白如玉。白果主要分为药用白果和食用白果两种，药用白果略带涩味，食用白果口感清爽。

（1）现代营养学价值：白果果仁除含有淀粉、蛋白质、脂肪、糖类之外，还含有维生素 C、钙、磷、铁、钾、镁以及银杏酸、黄酮苷、白果酚、苦内脂、五碳多糖等成分。

（2）食用功效：白果具有通畅血管、改善大脑功能、延缓老年人大脑衰老、增强记忆能力、治疗阿尔茨海默病和脑供血不足等功效。白果可以保护肝脏，减少心律失常，防止过敏反应中致命性的支气管收缩，还可以应用于哮喘、移植排异、心肌梗死、脑卒中和透析。常食用白果，可以滋阴、养颜、抗衰老、扩张微血管，促进血液循环，使人肌肤、面部红润，精神焕发，延年益寿。白果对高血压病、高脂血症、冠心病、动脉粥样硬化、脑功能减退等疾病具有特殊的预防和治疗效果。儿童生吃 7~15 枚，即可引起中毒，炒熟后毒性降低，但一次食入量也不能过多。

（3）食用性味、归经及主治：白果性平，味甘、略苦涩，有毒；归肺、肾经；具有敛肺定喘、止带浊、减少小便的功效；适用于喘咳痰多、赤白带下、小便白浊、小便频数、遗尿等症。

 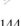

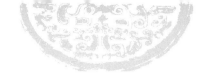

16. 梨

梨是蔷薇科梨属植物。梨的颜色一般为外皮呈现出金黄色或暖黄色，里面果肉则为通亮白色，鲜嫩多汁，口味甘甜，核味微酸。

（1）现代营养学价值：梨含有85%左右的水分，含有丰富的果糖和葡萄糖，还含有一定量的矿物质、维生素以及苹果酸等。梨中富含膳食纤维。

（2）食用功效：梨富含膳食纤维，可降低胆固醇含量，有助于减肥。梨具有降低血压、养阴清热的功效。煮熟的梨还有助于肾脏排泄尿酸，有预防痛风、风湿病和关节炎的作用。梨具有清心润肺的作用，对肺结核、气管炎和上呼吸道感染的患者所出现的咽干、痒痛、声哑、痰稠等症状皆有效。梨还适宜于肝炎、肝硬化患者以及肾功能不全者食用。梨性寒凉，故一次不要吃得过多。脾胃虚寒者、发热的人不宜吃生梨，但可将梨切块煮熟后食用。

（3）食用性味、归经及主治：梨性凉，味甘、微酸；归肺、胃经；具有生津止渴、益脾止泻、和胃降逆、清心润肺的功效；适用于热病伤阴或阴虚所致的干咳、口渴、便秘、多痰、高血压病、心脏病、肝炎、肝硬化、急慢性支气管炎、小儿百日咳等病症。

17. 番木瓜

番木瓜，又称木瓜、乳瓜、万寿果，素有"百益果王"之称。果实长于树上，外形像瓜，故名"木瓜"。

（1）现代营养学价值：木瓜中富含蛋白质、维生素A、维生素B$_1$、维生素B$_2$、维生素C及矿物质铁、钙、钾等。其中维生素A及维生素C的含量特别高。木瓜还含有木瓜酵素、黄酮类物质、天然植物多糖以及有机酸等。

（2）食用功效：木瓜可有效补充人体的养分，增强机体的抗病能力。木瓜含丰富的黄酮类物质及维生素A，能刺激女性激素分泌，并刺激卵巢分泌雌激素，使乳腺畅通，故有通乳及丰胸的作用；木瓜还可以促进肌肤代谢，帮助溶解毛孔中堆积的皮脂及老化角质，让肌肤显得更明亮、更清新。木瓜可作为塑身美容的佳品，因其所含的木瓜酵素及多种酶可分解蛋白质、糖类，促进新陈代谢，及时把多余的脂肪排出体外，去除赘肉。木瓜富含胡萝卜素和维生素C，能有效对抗全身细胞的氧化，有美容护肤、延缓衰老的功效。木瓜果肉中含有的番木瓜碱和木瓜蛋白酶具有抗结核杆菌及寄生虫（如绦虫、蛔虫、鞭虫、阿米巴原虫）等作用，故可用于杀虫、抗结核。木瓜吃太多会造成维生素A中毒，出现全身发黄、水肿。

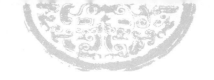

（3）食用性味、归经及主治：木瓜性温，味酸；归肝、脾经；具有消食、催乳、清热、祛风的功效；适用于慢性萎缩性胃炎、产后缺乳、风湿筋骨痛、跌打扭挫伤、消化不良、肥胖症等病症。

18. 橄榄

橄榄，又名青果，卵圆形至纺锤形，成熟时呈黄绿色，外果皮厚，核硬，两端尖。

（1）现代营养学价值：橄榄果肉内含蛋白质、碳水化合物、脂肪、维生素C、维生素E以及钙、磷、硒、铁等矿物质，且易被人体吸收，尤适于女性、儿童食用。特别是青橄榄富含超氧化物歧化酶、维生素C及多种微量元素。橄榄果实中还含有滨蒿内酯、东莨菪内酯、没食子酸、逆没食子酸、短叶苏木酚、金丝桃苷和一些三萜类化合物，以及挥发油、黄酮类化合物等活性物质。

（2）食用功效：橄榄有清热解毒、利咽化痰、生津止渴的作用，可用于辅助治疗各种疾病所引起的咽喉肿痛、烦渴、咳嗽痰血等。橄榄能有效清除体内自由基，能滋润肌肤，增加肌肤弹性光泽，缩短色素的周期，减少黑色素的形成，美容肌肤，延缓人体衰老。橄榄具有激活脂类分解酶的作用，具有降脂、调脂双重功效，是降脂减肥最佳的天然珍品。橄榄中含有丰富的油柑酸等成分，具有较强的抗菌作用，同时橄榄对真菌有较强的抑制作用，其果汁或叶子捣烂外用，可治疗皮炎、湿疹等。橄榄还有防癌、抗癌的作用。

（3）食用性味、归经及主治：橄榄性平，味甘、酸；归肺、胃经；具有清热、利咽喉、解酒毒的功效；适用于咽喉疼痛、烦热口渴、肺热咳嗽、咯血、醉酒、急性痢疾、坏血病、高胆固醇血症、动脉粥样硬化等病症。

19. 石榴

石榴，别名安石榴、山力叶、丹若等，石榴是石榴科植物石榴的果实。安徽怀远县是中国石榴之乡。

（1）现代营养学价值：石榴果实中含有维生素C、B族维生素、有机酸、糖类以及钙、磷、钾等矿物质，而脂肪、蛋白质的含量较少，其中维生素C的含量比苹果高1~2倍。石榴还含有生物碱、熊果酸等。

（2）食用功效：石榴味酸，含有生物碱、熊果酸等，有明显的收敛作用，能够涩肠止血，加之其具有良好的抑菌作用，所以是治疗痢疾、泄泻、便血、遗精、脱肛等病症的良品。石榴富含维生素C，能提高机体免疫力，且有美白护肤

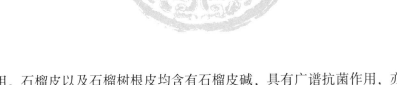

的作用。石榴皮以及石榴树根皮均含有石榴皮碱，具有广谱抗菌作用，亦对人体的寄生虫有麻醉作用，是驱虫杀虫的良药。石榴花性味酸涩而平，若晒干研末，则具有良好的止血作用，亦能止赤白带下。石榴花泡水洗眼，有明目效能。

（3）食用性味、归经及主治：石榴性温，味甘、酸、涩；归肺、肾、大肠经；具有生津止渴、收敛固涩、止泻止血的功效；适用于口干舌燥、腹泻、扁桃体发炎等症。

20. 橘子

橘子与柑子一起被统称为柑橘，颜色鲜艳，酸甜可口。

（1）现代营养学价值：柑橘富含维生素 C、β-胡萝卜素等多种维生素和矿物质。橘皮中的胡萝卜素、维生素 C、维生素 P 比果肉含量还高。柑橘含有橘皮苷、枸橼酸、柠檬酸、苹果酸、果胶、柠檬油、香豆素、黄酮类化合物、柠檬苦素类似物等物质。柑橘还含有一种叫"诺米灵"的抗癌物质。

（2）食用功效：柑橘中的橘皮苷、枸橼酸等物质，可加强毛细血管的韧性，降血压，扩张冠状动脉，解除疲劳，预防动脉粥样硬化，适宜于高血压病、冠心病患者食用。柑橘富含维生素 C，具有美白抗皱、防止雀斑的作用，令皮肤更加光滑。橘子内侧的薄皮除维生素 C 外，还可提供丰富的果胶，可以促进通便，并且可以降低胆固醇。在鲜柑橘汁中，有一种抗癌功能很强的物质"诺米灵"，它能使致癌化学物质分解，抑制和阻断癌细胞的生长，使人体内排除毒酶的活性成倍提高，阻止致癌物对细胞核的损伤，保护基因的完好。

（3）食用性味、归经及主治：柑橘性大寒，味甘、酸；归肺、胃经；具有开胃理气、止咳润肺的功效；适用于低钾血症、高血压病、冠心病、脑血管病变、急慢性支气管炎、咳嗽有痰、消化不良、食欲缺乏等病症。

21. 脐橙

脐橙，原名甜橙，别名黄果树、橙、香橙、橙子。

（1）现代营养学价值：脐橙果肉酸甜适度，富有香气，营养与橘子相似。脐橙含有丰富的维生素 B_1、维生素 B_2、维生素 P、维生素 C、胡萝卜素、钙、铁、镁、钾，还含有柠檬油、香豆素、黄酮类化合物、柠檬苦素类似物、类胡萝卜素、柠檬酸、苹果酸、果胶等防癌物质。

（2）食用功效：橙子含有大量维生素 C 和胡萝卜素，能增强机体抵抗力，可以抑制致癌物质的形成，还能软化和保护血管，促进血液循环，降低胆固醇和血脂。橙汁含类黄酮和柠檬素，可以促进高密度脂蛋白（HDL）增加，降低患心脏病的可能。食用橙子或饮橙汁，还有解油腻、消积食、止渴、醒酒的作用。经常食用橙子对预防胆囊疾病有效。橙皮可作为健胃剂、芳香调味剂，而且有止咳化痰功效，对慢性支气管炎有效。橙子发出的气味还有利于缓解人们的心理压力。

（3）食用性味、归经及主治：脐橙性凉，味甘、酸；归肺经；具有生津止渴、开胃下气、解酒的功效；适用于食欲缺乏、胸腹胀满作痛、腹中雷鸣、便溏、腹泻等症。

22. 金橘

金橘，又称金枣、金柑、小橘子。金橘皮色金黄、皮薄肉嫩、汁多香甜。其皮肉难分，洗净后可连皮带肉一起吃下。

（1）现代营养学价值：金橘果实含丰富的维生素A、维生素C、维生素P等维生素，其中80%的维生素C集中在果皮上，每100克高达200毫克。金橘含有特殊的挥发油、金橘苷等特殊物质，具有令人愉悦的香气，是颇具特色的水果。

（2）食用功效：金橘果实含丰富的维生素A和维生素C，可预防色素沉淀、增进皮肤光泽与弹性、减缓衰老、避免肌肤松弛生皱；也可增强机体的抗寒能力，防治感冒，预防癌症。金橘含维生素P，能强化微血管弹性，可防治高血压病、动脉粥样硬化、心脏病。金橘还有行气解郁、消食化痰、生津止渴、利咽醒酒的作用。脾弱气虚者不宜多食，糖尿病患者、口舌碎痛、牙龈肿痛者忌食。

（3）食用性味、归经及主治：金橘性温，味辛、甘、酸；归肝、胃经；具有行气解郁、生津消食、化痰利咽、醒酒的功效；适用于胸闷郁结、咳嗽痰多、食欲缺乏、咽喉肿痛、醉酒口渴、伤食过饱、急慢性支气管炎、肝炎、胆囊炎、高血压病、血管硬化等病症。

23. 柚子

柚子，又名柚、文旦、香栾、朱栾、内紫等。

（1）现代营养学价值：柚子味道酸甜，略带苦味，含有非常丰富的糖类、有机酸、维生素 B_1、维生素 B_2、维生素C、维生素P和钙、磷、镁、铬等营养成分。

（2）食用功效：柚子富含维生素C，可促进伤口愈合；还可以预防感冒，缓解咽喉疼痛。柚子含有生理活性物质皮苷，可降低血液的黏稠度，减少血栓的形成，对脑血管疾病，如脑血栓、脑卒中等有较好的预防作用。鲜柚肉含类似胰岛素的成分，是糖尿病患者的理想食品。柚子能降低血液中的胆固醇水平，还有助于预防肠癌和胃癌的发生。柚子含钾丰富，是心脑血管病及肾脏病患者最佳的食疗水果。

（3）食用性味、归经及主治：柚子性寒，味甘、酸；归肺、胃经；具有下气、化痰、消食、解酒的功效；适用于糖尿病、气郁胸闷、腹冷痛、消化不良、慢性支气管炎、痰多、咳嗽、疝气等病症。

24. 甜瓜

甜瓜为葫芦科甜瓜属一年生蔓性草本植物，栽培悠久，品种繁多，例如普通甜瓜、哈密瓜、白兰瓜等均属不同的品系。此处以普通甜瓜为例。

（1）现代营养学价值：甜瓜含有大量碳水化合物且水分充沛，还含有纤维素、苹果酸、果胶物质、维生素 A、维生素 C、烟酸以及钙、磷、铁等元素。甜瓜是夏令消暑瓜果，其营养价值可与西瓜媲美。甜瓜除了水分和蛋白质的含量低于西瓜外，其他营养成分均不少于西瓜，而芳香物质、矿物质、糖类和维生素 C 的含量则明显高于西瓜。甜瓜类的蒂，含苦毒素、葫芦素 B、维生素 E 等。

（2）食用功效：甜瓜可消暑清热、生津解渴、除烦躁。多食甜瓜，有利于人体心脏和肝脏以及肠道系统的活动，并可促进内分泌和造血功能。甜瓜中的转化酶可将不溶性蛋白质转变成可溶性蛋白质，帮助肾病患者吸收营养，对肾病患者有益。甜瓜蒂中的葫芦素 B 能保护肝脏，减轻慢性肝损伤，对原发性肝癌也有一定疗效。甜瓜蒂含有的苦毒素，有催吐作用。另外，甜瓜子有驱杀蛔虫、丝虫等作用。糖尿病患者慎食。

（3）食用性味、归经及主治：甜瓜性寒，味甘，果实无毒，瓜蒂含毒性；归心、胃、大肠经；具有清热解暑、除烦止渴、利尿的功效；适用于暑热所致的胸膈满闷不舒、食欲缺乏、烦热口渴、热结膀胱、小便不利等症。

25. 松子

松子，又称"开口松子"，是松树的种子。

（1）现代营养学价值：松子营养价值很高，含有丰富的蛋白质、脂肪，钙、磷、锰等矿物质以及维生素 E 等。松子中的脂肪成分主要为亚油酸、亚麻油酸等不饱和脂肪酸，有软化血管和防治动脉粥样硬化的作用。

（2）食用功效：松子有很好的软化血管、延缓衰老的作用；还有防止因胆固醇增高而引起心血管疾病的作用。松子中含磷较为丰富，对大脑和神经有很好的补益作用，是学生和脑力劳动者的健脑佳品，对老年痴呆也有很好的预防作用。经常食用松子可以润肠通便、强身健体，提高机体抗病能力。松子对老年慢性支气管炎、支气管哮喘、便秘、风湿性关节炎、神经衰弱和头晕眼花患者，均有一定的辅助治疗作用。

（3）食用性味、归经及主治：松子性温，味甘；归肝、肺、大肠经；具有滋阴养液、补益气血、润燥滑肠的作用；适用于老年体质虚弱、大便干结、腰痛、眩晕、慢性支气管炎、久咳无痰、心脑血管病等病症。

26. 榛子

榛子，又称山板栗、尖栗、槌子等。它果形似栗子，果仁肥白而圆，含油脂量很大，吃起来特别香美。

（1）现代营养学价值：榛子营养丰富，果仁中除含有蛋白质、脂肪、糖类外，胡萝卜素、维生素 B_1、维生素 B_2、维生素 E 含量丰富，钙、磷、铁含量也高于其他坚果。

（2）食用功效：由于榛子富含油脂，其所含的脂溶性维生素更易被人体吸收，对体弱、病后虚弱、易饥饿的人都有很好的补养作用。榛子的维生素 E 含量高，能有效地延缓衰老，防治血管硬化，润泽肌肤。榛子中含有抗癌化学成分紫杉酚，它是红豆杉醇中的活跃成分，这种药可以治疗卵巢癌和乳腺癌以及其他一些癌症，可延长患者的生命期。

（3）食用性味、归经及主治：榛子性平，味甘；归脾、胃经；具有调中、开胃、滋养气血、明目的功效；适用于不欲饮食、体倦乏力、形体消瘦、肢体疲软、病后体虚、视物不明等症。

27. 桑椹

桑椹为桑科落叶乔木桑树的成熟果实，又叫桑果、桑枣。成熟的桑椹质油润，酸甜适口，以个大、肉厚、色紫红、糖分足者为佳。

（1）现代营养学价值：桑椹营养丰富，富含多种维生素和矿物质，还含膳食纤维、鞣酸、苹果酸等。

（2）食用功效：常食桑椹可以明目，缓解眼睛疲劳、干涩的症状。桑椹有改善皮肤血液供应、营养肌肤、使皮肤白嫩及乌发等作用；并具有免疫促进作用，能延缓衰老。桑椹可以促进血红细胞的生长，防止白细胞减少，对治疗糖尿病、贫血、高血压病、高脂血症、冠心病、神经衰弱等症具有辅助功效。桑椹油能降低体内的胆固醇和甘油三酯的含量，具有抗动脉粥样硬化的作用。

（3）食用性味、归经及主治：桑椹性寒，味甘、酸；归心、肝、肾经；具有补血滋阴、生津润燥的功效；适用于眩晕耳鸣、心悸失眠、须发早白、便秘、津伤口渴、内热消渴、血虚便秘、肝肾阴亏等症。

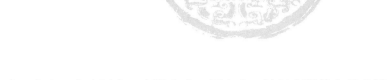

卷之七——鱼品类

鱼类是水产类的一种，水产类食物是指以鱼类、甲壳类、软体类动物为代表的各种水生食用动物的肉类及少量水生植物的茎叶类食物的总称。水产动物种类繁多，全世界仅鱼类就有 2.5~3.0 万种，海产鱼类超过 1.6 万种。水产食用资源与人类饮食关系密切。从巨大的鲸鱼到游动的小虾，许多鱼类都具有丰富的营养价值。这些丰富的海洋资源作为具有高生物价值的蛋白质、脂肪和脂溶性维生素来源，在人类的营养领域有重要作用。

【鱼类的主要营养成分】

鱼类含蛋白质极其丰富，而且容易消化，是优质蛋白质的良好来源。水产品含有丰富的钙和磷，有助于人体骨骼和大脑的发育，对防治佝偻病、骨质疏松症有良好的效果。部分水产品中含铁量较高，是婴幼儿和贫血者的补血佳品。有些水产品还富含碘，对防治甲状腺肿大有好处。水产品中优质的脂肪通常呈液态，其中含有多种不饱和脂肪酸，具有降低胆固醇的作用，尤其是深海鱼中含有大量的二十二碳六烯酸（DHA），对人的大脑发育十分重要。

水产类食物以甘咸味居多，多具有滋气血、和脾胃、利水湿、软坚散结的功效，可用于气血不足、脾虚水湿、瘿瘤等证。

1. 鲤鱼

鲤鱼，别名鲤拐子、鲤子、毛子。

（1）现代营养学价值：鲤鱼含有丰富的优质蛋白质，极易被人体吸收，利用率高达 98%。鲤鱼肉还含有丰富的叶酸、维生素 A、维生素 D、维生素 B_2 等多种维生素。

（2）食用功效：鲤鱼有滋补健胃、利水消肿、通乳、清热解毒的功效。对各种水肿、腹胀、少尿、黄疸、乳汁不通皆有功效。红豆炖鲤鱼，最适用于营养不良引起的水肿，也可作为肾病性水肿的辅助治疗食品。鲤鱼的脂肪多为不饱和

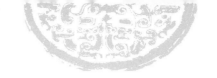

脂肪酸，能很好地降低胆固醇，可以防治动脉粥样硬化、冠心病。

（3）食用性味、归经及主治：鲤鱼性平，味甘；归脾、胃、大肠经；具有健脾开胃、益气利水、通乳除湿的功效；适用于脾胃虚弱、食欲缺乏、肾炎水肿、产妇缺乳、痔、糖尿病等病症。

2. 鲫鱼

鲫鱼，俗称鲫瓜子、月鲫仔、土鲫、细头、鲋鱼、寒鲋。鲫鱼分布广泛，全国各地水域常年均有生产，以 2~4 月份和 8~12 月份的鲫鱼最为肥美，为我国重要食用鱼类之一。

（1）现代营养学价值：鲫鱼味道鲜美，肉质细嫩，含有丰富的优质蛋白质，易被人体吸收，还含有多种维生素和矿物质。鲫鱼含糖分较多，所以吃起来有点甜味。

（2）食用功效：经常食用鲫鱼，可以补充营养，增强免疫力。鲫鱼是肝肾疾病、心脑血管疾病患者良好的蛋白质来源。鲫鱼有通乳催奶的作用。鲫鱼肉嫩，但细小的刺特别多，儿童、老人慎食。

（3）食用性味、归经及主治：鲫鱼性平，味甘；归脾、胃、大肠经；具有健脾开胃、益气利水、通乳除湿的功效；适用于脾胃虚弱、食欲缺乏、肾炎水肿、产妇缺乳、痔等症。

3. 鳊鱼

鳊鱼为三角鲂、团头鲂（武昌鱼）的统称，主要分布于我国长江中、下游附属中型湖泊，肉质嫩滑，味道鲜美，是我国主要淡水养殖鱼类之一。

（1）现代营养学价值：鳊鱼肉鲜美，质鲜嫩而含脂量高。内脏含脂量更大，但以不饱和脂肪酸为主。

（2）食用功效：鳊鱼中的蛋白质含量为猪肉的两倍，且属于优质蛋白，人体吸收率高。常食用可以提高人体免疫力，增强体质。鳊鱼中脂肪含量低，其中的脂肪酸被证实有降糖、护心和防癌的作用。鳊鱼中的维生素 D、钙、磷，能有效地预防骨质疏松症。鳊鱼可抗衰老，养颜，开胃，滋补，防治肿瘤，有利于血液循环。

（3）食用性味、归经及主治：鳊鱼性温，味甘；具有补虚、益脾、养血、祛风、健胃的功效；适用于贫血、低血糖、高血压病和动脉血管硬化等病症。

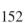

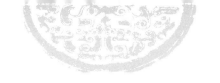

4. 鲈鱼

鲈鱼，又称花鲈、寨花、鲈板、四肋鱼等，俗称鲈鲛。

（1）现代营养学价值：鲈鱼富含蛋白质、维生素 A、B 族维生素、钙、镁、锌、硒等营养元素。鲈鱼血中含有较多的铜元素，铜是维持人体神经系统正常功能并参与数种物质代谢的关键酶功能发挥的不可缺少的矿物质。

（2）食用功效：鲈鱼能够益肾安胎、健脾补气，可治胎动不安、生产少乳等症。孕妇吃鲈鱼既容易消化，又能防治水肿、贫血头晕等症状。鲈鱼血含有的铜能保护心脏，维持神经系统的正常功能。鲈鱼烹调方式多为清蒸，以保持其营养价值。

（3）食用性味、归经及主治：鲈鱼性平，味甘；归肝、脾、肾经；具有健脾、补气、益肾、安胎的功效；适用于贫血头晕、妇女妊娠水肿、胎动不安等症。

5. 鳜鱼

鳜鱼，又名桂鱼、鲈桂、桂花鱼、季花鱼、石桂鱼等。

（1）现代营养学价值：鳜鱼含有蛋白质、脂肪、少量维生素、钙、钾、镁、硒等营养元素。蛋白质含量高且质优，脂肪含量低，而且富含抗氧化成分。

（2）食用功效：鳜鱼肉质细嫩，骨刺极少，极易消化，特别适合儿童、老人及体弱、脾胃消化功能不佳的人食用。鳜鱼肉热量不高，而且富含抗氧化成分，有美容护肤、保持健美身材的作用，对想美容又怕肥胖的女士是极佳的选择。

（3）食用性味、归经及主治：鳜鱼性平，味甘；归脾、胃经；具有补气血、益脾胃的功效；适用于体质衰弱、虚劳羸瘦、脾胃气虚、饮食不香、营养不良等症。

6. 鲨鱼

鲨鱼是可以食用的海洋鱼类之一，现在国内市场上出售的多是专供食用的养殖鲨。鲨鱼是餐桌上不多见的水产，但鱼翅、鱼唇却早已闻名遐迩。鱼翅是与燕窝、熊掌等齐名的珍贵食品。鱼翅因其难得而身价不菲，但它并非特别有营养。

（1）现代营养学价值：鱼翅含有丰富的胶原蛋白、软骨黏蛋白、软骨硬蛋白等，还含有降血脂、抗动脉粥样硬化及抗凝成分。干品鱼翅含蛋白质高达83.5%，但由于缺少色氨酸，属不完全蛋白质，消化吸收较差。一般与禽畜肉和

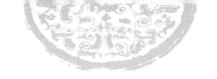

虾、蟹等搭配食用，既赋予鲜美之味，又弥补缺少色氨酸之缺憾。鲨鱼肝是提取鱼肝油的主要来源，不能大剂量或长期过量服用鱼肝油，否则会引起中毒。

（2）食用功效：鱼翅有利于滋养、柔嫩皮肤黏膜，是很好的美容食品。鱼翅有降血脂、抗动脉粥样硬化及抗凝的作用，可预防动脉粥样硬化、冠心病。科学家发现在所有动物中，鲨鱼是唯一不会生癌的动物。而多项研究也发现鲨鱼制品确实对癌症患者有一定的抑制癌细胞的作用。除了癌症以外，对于许多炎症性及自体免疫性疾病伴随有血管异常增生的情况，如风湿性关节炎、干癣、红斑狼疮等皆有明显的改善效果。鱼肝油能增强体质，助长发育，健脑益智，帮助钙、磷吸收，增加对传染病的抵抗力，还能预防眼干燥症、夜盲症和佝偻病，用于婴幼儿及儿童成长期补充维生素 A、维生素 D 及 DHA，也适用于孕妇、乳母补充维生素 A、维生素 D 及 DHA，有利于胎儿、婴儿健康成长和大脑发育。干鱼翅的发制工序极为复杂，而且耗时较长，不适合在家庭中自行泡发。

（3）食用性味、归经及主治：鲨鱼性平，味甘、咸；归脾、肺经；具有补虚、健脾、利水、祛瘀消肿的功效；适用于久病体虚、脾虚水肿、创口久不愈合、痔等症。

7. 银鱼

银鱼，又称王余鱼、脍残鱼、银条鱼、面条鱼，白色稍透明，长不过 3 厘米左右，通体无鳞，银鱼作为一种整体性食物（即内脏、头、翅均不去掉，整体食用），其养生益寿的功能为国际营养学界所认可。

（1）现代营养学价值：银鱼中蛋白质含量丰富，氨基酸含量也相当丰富，具有高蛋白、低脂肪的特点。银鱼干极富钙质，其含钙量高达 761 毫克。

（2）食用功效：银鱼不去鳍、骨，属"整体性食物"，营养完全，利于人体增进免疫功能和长寿。银鱼尤适宜体质虚弱、营养不足、消化不良、脾胃虚弱、肺虚咳嗽、虚劳等症者食用。银鱼属一种高蛋白、低脂肪食品，适宜高脂血症患者食用。银鱼基本没有大鱼刺，适宜小孩食用。

（3）食用性味、归经及主治：银鱼性平，味甘；归脾、胃经；具有补肾增阳、祛瘀活血、益脾润肺、利水的功效；适用于脾胃虚弱、肺虚咳嗽、虚劳诸疾。

8. 鲢鱼

鲢鱼，又叫白鲢、水鲢、跳鲢、鲢子，是著名的四大家鱼之一。鲢鱼是人工饲养的大型淡水鱼，生长快、疾病少、产量高，多与草鱼、鲤鱼混养。

（1）现代营养学价值：鲢鱼能提供丰富的蛋白质、不饱和脂肪酸、维生素B_2、维生素C、钙、磷、铁等营养物质。鲢鱼还能提供一定量的胶质蛋白。

（2）食用功效：鲢鱼对心血管系统有保护作用，有预防动脉粥样硬化及冠心病的作用。鲢鱼含胶质蛋白，有健身美容的作用，对皮肤粗糙、脱屑、头发干脆易脱落症均有疗效，是女性滋养肌肤的理想食品。鲢鱼为温中补气、暖胃的养生食品，适用于脾胃虚寒体质、便溏，也可用于脾胃气虚所致的乳少等症。

（3）食用性味、归经及主治：鲢鱼性温，味甘；归脾、胃经；具有健脾补气、温中暖胃、散热、泽肌肤的功效；适用于脾胃虚弱、食欲减退、瘦弱乏力、腹泻、皮肤干燥等症。

9. 鳙鱼

鳙鱼，又叫花鲢、胖头鱼、包头鱼、大头鱼、黑鲢（还有的地方叫麻鲢），外形似鲢鱼，是淡水鱼的一种。

（1）现代营养学价值：鳙鱼属于高蛋白、低脂肪、低胆固醇的鱼类，每100克鳙鱼中含蛋白质15.3克、脂肪2.2克。另外，鳙鱼还含有维生素B_2、钙、磷、铁等营养物质。

（2）食用功效：鳙鱼对心血管系统有保护作用。鳙鱼富含磷脂及改善记忆力的脑垂体后叶素，有益智商、助记忆、延缓衰老的作用。鳙鱼不宜食用过多，否则容易引发疥疮。此外，患有瘙痒性皮肤病、内热、荨麻疹、癣病等病症者不宜食用。鳙鱼胆有毒，不要食用。

（3）食用性味、归经及主治：鳙鱼性温，味甘；归胃经；具有疏肝解郁、健脾利肺、补虚弱、祛风寒的功效；适用于咳嗽、水肿、肝炎、眩晕、肾炎、身体虚弱等病症。

10. 草鱼

草鱼，又称鲩、皖鱼、油鲩、草皖、白鲩、草根（东北）、厚子鱼（鲁南）、海锐（南方）、混子、黑青鱼等。

（1）现代营养学价值：草鱼含有丰富的不饱和脂肪酸、优质蛋白质、维生素和硒、镁等矿物质。

（2）食用功效：草鱼含有丰富的不饱和脂肪酸，对血液循环有利，是心血管病患者的良好食物。草鱼对于身体瘦弱、食欲缺乏的人来说，有开胃、滋补的作用。草鱼含有丰富的硒元素，经常食用有抗衰老、养颜的功效，而且还有防癌、抗癌的作用。

（3）食用性味、归经及主治：草鱼性温，味甘；归肝、胃经；具有暖胃和中、平抑肝阳、祛风止痹、明目的功效；适用于体虚胃弱、营养不良、肝阳上亢、高血压病、头痛等病症。

11. 青鱼

青鱼，又称鲭、乌鲭、青鲩、溜子，是长江中、下游和沿江湖泊里的重要渔业资源和各湖泊、池塘中的主要养殖对象，为我国淡水养殖的"四大家鱼"之一。四大家鱼包括青鱼、草鱼、鲢鱼、鳙鱼。

（1）现代营养学价值：青鱼是一种高蛋白、低脂肪的食物。在氨基酸组成中，富含谷氨酸、天冬氨酸等呈鲜味成分，还有钙、铁、硒和锌元素。青鱼脂肪含量虽低，但含有一定量的二十碳五烯酸（EPA）与 DHA。

（2）食用功效：青鱼含有丰富的核酸、硒、锌等元素，具有延缓衰老、保护心血管的作用，特别适宜中老年人及"三高"患者食用。青鱼有抗癌作用，还能增强大脑功能，促进生长发育。青鱼胆有毒，过量吞食青鱼胆会发生中毒反应，轻者恶心、呕吐、腹痛、腹泻；重者腹泻后昏迷、尿少、无尿、视物模糊、巩膜黄染，继之骚动、抽搐、牙关紧闭、四肢强直、口吐白沫、两眼球上窜、呼吸深快。如若治疗不及时，会导致死亡。

（3）食用性味、归经及主治：青鱼性平，味甘；归脾、胃经；具有益气补虚、健脾养胃、化湿祛风、利水、和中的功效；适用于少食、乏力、脚气湿痹、烦闷、疟疾、血淋、妊娠水肿等症。青鱼胆性寒，味苦，有毒；具有泻热、消炎、明目、退翳的功效；外用主治目赤肿痛、结膜炎、翳障、喉痹、恶疮、白秃等症；内服能治扁桃体炎。由于胆汁有毒，不宜滥服。

12. 黑鱼

黑鱼，别名鳢鱼、乌鱼、蠡鱼、火头鱼等，小鱼以水生昆虫和小虾及其他小鱼为食。待长到 8 厘米以上则捕食其他鱼类，故为淡水养殖业的害鱼之一。

（1）现代营养学价值：每 100 克黑鱼肉中含蛋白质 18.5 克，脂肪 1.2 克，还含有人体必需的钙、锌、硒、铁及多种维生素。黑鱼蛋白质含有 18 种氨基酸，如组氨酸、3-甲基组氨酸等。

（2）食用功效：黑鱼适于身体虚弱、低蛋白血症、脾胃气虚、营养不良、贫血、术后之人食用。民间常视黑鱼为珍贵补品，还可用以催乳、补血。黑鱼能增强机体抗病能力，促进儿童生长发育，延缓衰老。

（3）食用性味、归经及主治：黑鱼性寒，味甘；具有补脾利水、通气消胀、益阴壮阳、养血补虚、养心补肾、益精髓、祛风等功效；适用于水肿、脚气、月经不调、崩漏带下、腰酸腿软、痔、癣疥、耳痛、沙眼等病症。

13. 鲳鱼

鲳鱼，即平鱼，学名鲳，是一种身体扁平的鱼，因其刺少、肉嫩，故很受人们喜爱。

（1）现代营养学价值：鲳鱼富含优质的蛋白质，并且富含人体必需的氨基酸，且消化吸收率极高。鲳鱼的脂肪含量较高，且多为不饱和脂肪酸。鲳鱼富含丰富的矿物质，尤以钙、磷、钾、镁和硒的含量最高。

（2）食用功效：鲳鱼含有丰富的不饱和脂肪酸，有降低胆固醇的功效，可防治高胆固醇血症。鲳鱼含有丰富的镁和微量元素硒，对冠状动脉粥样硬化等心血管疾病有预防作用，并能延缓机体衰老，预防癌症的发生。

（3）食用性味、归经及主治：鲳鱼性平，味甘；归胃经；具有补气益血、健胃、补充精力、强筋健骨的功效；适用于消化不良、贫血、筋骨酸痛、四肢麻木、心悸失眠、神疲乏力、阳痿早泄等症。

14. 黄鱼

黄鱼有大小黄鱼之分，又名黄花鱼、石首鱼。大黄鱼又称大头鲜、大黄花、桂花黄鱼。小黄鱼又称小鲜、小黄花、小黄瓜鱼。大、小黄鱼和带鱼一起被称为我国"三大海产"。

（1）现代营养学价值：黄鱼含有丰富的蛋白质，硒、钙等矿物质和维生素等营养成分。

（2）食用功效：中医认为，黄鱼有健脾开胃、安神止痢、益气填精之功效。体质虚弱者和中老年人，食用黄鱼会有很好的食疗效果。黄鱼含有丰富的微量元素硒，能清除人体代谢产生的自由基，能延缓衰老，并对各种癌症有防治功效。黄鱼是发物，哮喘患者和过敏体质的人应慎食。

（3）食用性味、归经及主治：黄鱼性平，味甘、咸；归肝、肾经；具有和胃止血、益肾补虚、健脾开胃、安神的功效；适用于失眠、头晕、贫血、食欲缺乏、营养不良等症。

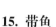
15. 带鱼

带鱼又叫刀鱼、裙带、肥带、油带、牙带鱼等，性凶猛，属于脊索动物门下脊椎动物亚门中的硬骨鱼纲、鲈形目、带鱼科。青岛、日照等黄海沿岸城市称其为鮤鱼。

（1）现代营养学价值：带鱼肉肥刺少，味道鲜美。每100克带鱼含蛋白质17.7克、脂肪4.9克，还含有铁、钙、锌、镁以及维生素等多种营养成分。带鱼脂肪中以不饱和脂肪酸为主，且碳链较长，DHA和EPA含量高于淡水鱼。带鱼的银鳞并不是鳞，而是一层由特殊脂肪形成的表皮，称为"银脂"，是营养价值较高且无腥无味的优质脂肪。该脂肪中含有3种对人体极为有益的物质：不饱和脂肪酸、卵磷脂、6-硫代鸟嘌呤。

（2）食用功效：带鱼的脂肪含量高于一般鱼类，且多为不饱和脂肪酸，另外带鱼含有丰富的镁元素等，具有降低胆固醇、预防高血压病、预防心肌梗死的作用。带鱼全身的鳞和银白色油脂层中还含有一种抗癌成分6-硫代鸟嘌呤，对辅助治疗白血病、胃癌、淋巴肿瘤等有益。带鱼鳞是制造抗肿瘤药物的原料。常吃带鱼还有养肝补血、泽肤养发健美、延缓大脑萎缩、预防老年痴呆的功效。

（3）食用性味、归经及主治：带鱼性温，味甘、咸；归肝、脾经；具有补脾、益气、暖胃、养肝、泽肤、补气的功效；适用于久病体虚、血虚头晕、气短乏力、食少羸瘦、营养不良等症。

16. 鲮鱼

鲮鱼，俗称土鲮、鲮公、雪鲮，属鲤科野鲮亚科鲮属。鲮鱼是一种生活在气候温暖地带的鱼类，主要分布在华南地区。

（1）现代营养学价值：鲮鱼刺细小且多，肉嫩，略有土腥味，富含丰富的蛋白质、维生素A、钙、镁、硒等营养元素。

（2）食用功效：鲮鱼有滑利肌肉、通小便的功效，可用于治膀胱结热、黄疸。中医认为鲮鱼还有健筋骨、活血行气、逐水利湿、益气血的功效。

（3）食用性味、归经及主治：鲮鱼性平，味甘；归肝、脾、肾、胃经；具有益气血、健筋骨、补中开胃、通小便的功效；适用于小便不利、热淋、膀胱结热、脾胃虚弱等症。

17. 黄辣丁

黄辣丁，一般指黄颡鱼。黄颡鱼，俗称黄骨鱼，也叫黄辣丁或者黄腊丁、黄丫头（江西省部分地区）。

（1）现代营养学价值：有报告称，黄辣丁每100克含有71.6克的水分和124千卡（1千卡＝4 185.85焦耳）的能量，蛋白质含量是19克，脂肪含量是2.7克，碳水化合物的含量是7.1克，并不含有膳食纤维，但含有胆固醇90毫克。黄辣丁含有较多的微量元素，其中有些是有轻微毒性的。所以，黄辣丁不能多吃，一定要适量。

（2）食用功效：有观点认为正是由于黄辣丁含有轻微毒性的微量元素，其才具有利小便、消水肿、祛风、醒酒的作用。黄辣丁为发物食品，故有痼疾宿病者，如支气管哮喘、淋巴结核、癌肿、红斑狼疮以及顽固瘙痒性皮肤病患者忌食或谨慎食用。

（3）食用性味、归经及主治：黄辣丁性平，味甘；归脾、胃经；具有益脾胃、利尿消肿、醒酒的功效；适用于肝硬化腹水、肾炎水肿、脚气水肿以及营养不良性水肿等症。

18. 泥鳅

泥鳅，又名"鳅鱼"，被称为"水中之参"，生活在湖池，是营养价值很高的一种鱼，它和其他的鱼不相同，无论外表、体形、生活习性都不同，是一种特殊的鳅类。

（1）现代营养学价值：泥鳅味道鲜美，营养丰富，蛋白质含量丰富，脂肪含量较少，还含有较高的不饱和脂肪酸，能降脂降压。泥鳅维生素 B_1 的含量比鲫鱼、黄鱼高。

（2）食用功效：泥鳅含脂肪成分较低，胆固醇更少，还含一种类似二十碳五烯酸的不饱和脂肪酸，有利于人体抗血管衰老，有益于老年人及心血管病患者。经常食用泥鳅，能增加机体抵抗力、延缓衰老。泥鳅身上的滑黏液，临床应用中称为"泥鳅滑液"，具有特殊的药用价值，可用来治疗小便不通、疮疖痈肿等症。

（3）食用性味、归经及主治：泥鳅性平，味甘；归肝、脾经；具有补中益气、除湿退黄、益肾助阳、疗痔的功效；适用于身体虚弱、脾胃虚寒、营养不良、阳痿、痔、皮肤疥癣瘙痒等症。

19. 黄鳝

黄鳝，学名鳝鱼，无鳞，肤色有青、黄两种，是最普遍的淡水食用鱼类之一。

（1）现代营养学价值：黄鳝含有丰富的蛋白质，维生素 A 及多种矿物质。黄鳝的脂肪含量较低，但黄鳝脂肪中含有极为丰富的卵磷脂，同时，黄鳝还含有较丰富的 DHA 和 EPA。黄鳝含有一种特殊物质"鳝鱼素"，有清热解毒、凉血止痛、祛风消肿、润肠止血等功效。

（2）食用功效：鳝鱼中含有丰富的 DHA、EPA 和卵磷脂，有补脑健身的功效。黄鳝因含"鳝鱼素"，有一定的降低血糖和调节血糖的作用，对痔、糖尿病有较好的治疗作用，加之所含脂肪极少，因而是糖尿病患者的理想食品。鳝鱼含丰富的维生素 A，能增进视力，促进皮肤黏膜的新陈代谢。鳝鱼骨入药，兼治臁疮，疗效颇显著。鳝鱼血滴入耳中，能治慢性化脓性中耳炎；滴入鼻中可治鼻衄（鼻出血）；特别是外用时能治口眼㖞斜、颜面神经麻痹。黄鳝的血液有毒，误食会对人的口腔、消化道黏膜产生刺激作用，严重的会损害人的神经系统，使人因四肢麻木、呼吸和循环功能衰竭而死亡。鳝鱼血清有毒，但毒素不耐热，能被胃液和加热所破坏，一般煮熟食用不会发生中毒。

（3）食用性味、归经及主治：黄鳝性温，味甘；归肝、脾、肾经；具有补中益气、养血固脱、温阳益脾、强精的作用；适用于身体虚弱、气血不足、营养不良、子宫脱垂、产后淋沥、糖尿病、心脑血管病、痔出血、肾虚腰痛、四肢无力、风湿麻痹等病症。

20. 甲鱼

甲鱼，学名鳖，又称水鱼、团鱼、鼋鱼，是人们喜爱的滋补水产佳肴。它其实不属于鱼类，因其名而暂将其放在此章节。

（1）现代营养学价值：甲鱼富含蛋白质、维生素 A、维生素 B_1、维生素 B_2、烟酸、碳水化合物、脂肪、骨胶原、肽类和多种酶以及人体必需的多种微量元素等多种营养成分。甲鱼还富含动物胶、角蛋白等营养成分。甲鱼的脂肪以不饱和脂肪酸为主，占 75.43%。

（2）食用功效：甲鱼能够增强身体的抗病能力并调节人体的内分泌功能，有提高母乳质量、增强婴儿免疫力等功效。甲鱼肉及其提取物能有效地预防和抑制肝癌、胃癌、急性淋巴性白血病，并用于防治因放疗、化疗引起的虚弱、贫血、白细胞减少等症。甲鱼亦有较好的净血作用，常食者可降低血胆固醇，因而对高血压病、冠心病患者有益。甲鱼的腹板称为"龟甲"，是名贵的中药，有滋阴降火之功效，可用于治疗头晕、目眩、虚热、盗汗等。龟甲胶是大分子胶原蛋白质，含有皮肤所需要的各种氨基酸，有养颜护肤、美容健身之效。

（3）食用性味、归经及主治：甲鱼性平，味甘；归肝、脾经；具有养阴凉血、清热散结、补肾益肾的功效；适用于肾虚体弱、肝脾肿大、贫血、肺结核等病症。

21. 河蚌

河蚌，又名河歪、河蛤蜊、鸟贝。

（1）现代营养学价值：河蚌含丰富的蛋白质、钙、铁、锌、维生素 A，还含有较多的维生素 B_2 和其他营养物质。蚌壳可提制珍珠层粉和珍珠核，珍珠层粉有人体所需要的 15 种氨基酸，与珍珠的成分和作用大致相同。

（2）食用功效：河蚌肉对人体有良好的保健功效，有滋阴平肝、明目、防眼疾等作用。蚌壳制成的珍珠层粉和珍珠核，具有清热解毒、明目益阴、镇心安神、消炎生肌、止咳化痰、止痢消积等功效。河蚌肉性寒，适宜炎夏季节烦热口渴时食用。脾胃虚寒、腹泻便溏者忌食。

（3）食用性味、归经及主治：河蚌肉性寒，味甘、咸；归肝、肾经；具有清热、滋阴、明目、解毒的功效；适用于烦热、消渴、血崩、带下、痔瘘、目赤、湿疹、高血压病、高脂血症、胆石症、泌尿系结石、尿路感染、癌症等病症。

22. 田螺

田螺，泛指田螺科的软体动物，对水质要求较高，产量少，可在夏、秋季节捕取。淡水中常见的有中国圆田螺等。螺蛳，是方形环棱螺的俗称，为田螺科动物方形环棱螺或其他同属动物的全体，是田螺的一个品种。

（1）现代营养学价值：田螺肉含有丰富的蛋白质、维生素 A、铁和钙等营养物质，脂肪含量却很低。

（2）食用功效：田螺对目赤、黄疸、脚气、痔等疾病有食疗作用。食用田螺对狐臭有一定的疗效。食用田螺有利于女性保持身材，也有一定的护肤美容的作用。

（3）食用性味、归经及主治：田螺性寒，味甘、咸；归肝、脾、胃、大肠经；具有清热、解暑、利尿、止渴、醒酒、明目的功效；适用于水肿、黄疸、痔、尿路感染、醉酒、肥胖症、糖尿病、癌症、干燥综合征、高脂血症、冠心病、动脉粥样硬化、脂肪肝等病症。

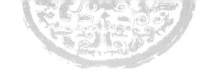

23. 河蟹

河蟹，也叫"螃蟹"和"毛蟹"。河蟹学名中华绒螯蟹，属名贵淡水产品，味道鲜美，营养丰富，具有很高的经济价值。

（1）现代营养学价值：河蟹含有丰富的蛋白质、多种维生素及多种微量元素。蟹壳除含丰富的钙外，还含有蟹红素、蟹黄素等。蟹黄中含有丰富的蛋白质、磷脂和其他营养物质，营养丰富，但是同时含有较高含量的油脂和胆固醇。

（2）食用功效：河蟹有抗结核作用，吃蟹对结核病的康复大有补益。河蟹性寒，脾胃虚寒者应尽量少吃，以免引起腹痛、腹泻。吃时可蘸姜末、醋汁，以去其寒气。患有高血压病、冠心病、动脉粥样硬化者，尽量少吃蟹黄，以避免血胆固醇升高。千万不要吃死蟹，因为当蟹垂死或已死时，蟹体内的组氨酸会分解产生组胺。组胺为一种有毒的物质，随着死亡时间的延长，蟹体内积累的组胺越来越多，即使经过高温加热，也不易被破坏。

（3）食用性味、归经及主治：河蟹性寒，味咸；归肝、胃经；具有清热解毒、补骨添髓、养筋接骨、活血的功效；适用于瘀血、黄疸、腰腿酸痛、风湿性关节炎等病症。

24. 海蟹

海蟹，一般指三疣梭子蟹，俗名梭子蟹、枪蟹、海螃蟹、海蟹、水蟹等。

（1）现代营养学价值：梭子蟹在冬季洄游季节个体最为健壮，一般重250克左右，最大可达500克。梭子蟹肉质细嫩、洁白，富含蛋白质、脂肪及多种矿物质。

（2）食用功效：海蟹身处海洋，离开高盐分、高氧环境后存活率大大降低。与河蟹最大的不同是，海蟹虽然存活率较低，但是短时间内死亡且未发出异味的梭子蟹仍可供人食用，其丰富的营养和鲜嫩的口感不亚于鲜活之时。雌蟹红膏满盖，口味极佳。鲜食以蒸食为主，还可盐渍加工枪蟹制成蟹酱，蟹黄经晒干即成为"蟹黄饼"，均是海产品中之上品。

（3）食用性味、归经及主治：海蟹性寒，味咸；归肝、胃经；具有清热解毒、补骨添髓、养筋活血的功效；适用于瘀血、黄疸、腰腿酸痛、风湿性关节炎等病症。

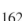
25. 蛏子

蛏子，学名缢蛏，属软体动物。贝壳脆而薄，呈长圆柱形，自壳顶到腹缘，

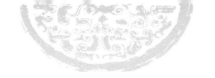

有一道斜行的凹沟，故名缢蛏。蛏肉味道鲜美，是比较普通的海产食品。

（1）现代营养学价值：蛏肉含丰富蛋白质、钙、铁、锌、硒、碘、维生素A等营养元素。

（2）食用功效：蛏子具有补虚的功能，特别适合产后虚损、烦热口渴、湿热水肿、痢疾、醉酒等人群食用。蛏子肉富含碘和硒，是甲状腺功能亢进症患者、孕妇、老年人良好的保健食品。蛏子肉含有锌和锰，有益于脑的营养补充，有健脑益智的作用。蛏子还对因放疗、化疗产生的口干烦热等症有一定的疗效。

（3）食用性味、归经及主治：蛏子性寒，味甘、咸；归心、肝、肾经；具有补阴、清热、除烦、解酒的功效；适用于产后虚损、烦热口渴、湿热水肿、痢疾、醉酒等症。

26. 淡菜

淡菜是贻贝科动物贻贝的肉，也叫青口，由贻贝煮熟去壳晒干而成，因煮制时没有加盐，故称淡菜。淡菜在中国北方俗称海虹，是驰名中外的海产食品之一。淡菜的经济价值很高，也有一定的药食价值。

（1）现代营养学价值：淡菜味道极鲜，营养也很丰富，蛋白质含量高，其中含有8种人体必需的氨基酸，脂肪大多是不饱和脂肪酸。淡菜还含有丰富的钙、磷、铁、锌和B族维生素、烟酸等。由于淡菜所含的营养成分很丰富，其营养价值高于一般的贝类和鱼、虾、肉等，对促进新陈代谢、保证大脑和身体活动的营养供给具有积极的作用，所以淡菜被称为"海中鸡蛋"。

（2）食用功效：淡菜不仅含有丰富的营养物质，还具有补肝益肾、调经活血的功效。淡菜有抑制胆固醇在肝脏合成和加速排泄胆固醇的独特作用，从而使人体内胆固醇水平下降。淡菜特别适合中老年人，亦适宜体质虚弱、气血不足、营养不良、高血压病、动脉粥样硬化患者食用。淡菜以身干、色鲜、肉肥者为佳。淡菜可浓缩金属铬、铅等有害物质，所以被污染的淡菜不能食用。

（3）食用性味、归经及主治：淡菜性温，味甘、咸；归肝、肾经；具有补虚、补肝益肾、益精血、去烦热、解丹毒等功效；适用于虚劳羸瘦、眩晕、盗汗、阳痿、腰痛、吐血、崩漏、带下等症。

27. 乌贼

乌贼，本名乌鲗，又称花枝、墨斗鱼或墨鱼，是软体动物门、头足纲、乌贼目的动物。乌贼遇到强敌时会以"喷墨"作为逃生的方法并伺机离开，因而有

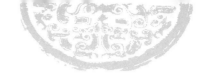

乌贼、墨鱼等名称。

（1）现代营养学价值：乌贼全身是宝，不但味感鲜脆爽口，具有较高的营养价值，而且富有药用价值。乌贼味道极其鲜美，含有丰富的蛋白质、脂肪、钙、磷、铁及多种维生素等营养成分。乌贼墨囊里边的墨汁可加工为工业所用，墨囊也是一种药材。乌贼的内脏可以榨制内脏油，是制革的好原料。乌贼的眼珠可制成眼球胶，是上等胶合剂。乌贼含蛋白质、脂肪，还含有碳水化合物和维生素 A、B 族维生素及钙、磷、铁等人体所必需的物质，是一种高蛋白、低脂肪的滋补食品。乌贼壳含碳酸钙、壳角质、黏液质及少量氯化钠、磷酸钙、镁盐等。乌贼的墨汁含有一种糖胺聚糖，实验证实对小鼠有一定的抑癌作用。

（2）食用功效：乌贼富含钙、磷、铁元素，利于骨骼发育和造血，能有效治疗贫血。乌贼除富含蛋白质和人体所需的氨基酸外，还含有大量的牛磺酸，可控制血液中的胆固醇含量，缓解疲劳，恢复视力，改善肝脏功能。乌贼肉中含的多肽有抗病毒、抗辐射的作用。乌贼是女性塑造体型和保养肌肤的理想保健食品。

（3）食用性味、归经及主治：乌贼肉味咸，性平；归肝、肾经；具有养血滋阴、益胃通气、祛瘀止痛、催乳、益肾、止带、安胎利产的功效；适用于妇女经血不调、水肿、湿痹、痔等症。乌贼脊骨，中药名为海螵蛸，亦可入药。海螵蛸性温，味咸、涩；具有收敛止血、涩精止带、制酸止痛、收湿敛疮等功效；适用于胃酸过多、胃及十二指肠溃疡、小儿软骨症等病症。

28. 鱿鱼

鱿鱼，又称句公、柔鱼或枪乌贼，是软体动物门、头足纲、管鱿目、开眼亚目的动物。乌贼和鱿鱼在分类上虽然同属于乌贼科，但它们又有明显的区别：乌贼正中有一块硕大的乌贼骨，鱿鱼背脊上只有一条形如胶质的软骨；乌贼干肉厚体短，鱿鱼干肉厚体长，呈紫粉色或粉红色。

（1）现代营养学价值：鱿鱼的营养价值非常高，其富含蛋白质、钙、牛磺酸、磷、B 族维生素等多种人体所需的营养成分，且含量极高。此外，脂肪含量极低，但胆固醇含量较高。鱿鱼干是由新鲜的海生鱿鱼干制而成的，口感鲜嫩，营养丰富，被誉为海味珍品。鱿鱼干的可食部分达 95%，鱿鱼干还含有碳水化合物、钙、磷、铁等营养成分。

（2）食用功效：鱿鱼富含钙、磷、铁元素，利于骨骼发育和造血，能有效治疗贫血。鱿鱼除富含蛋白质和人体所需的氨基酸外，还含有大量的牛磺酸，可控制血液中的胆固醇含量。虽然鱿鱼中胆固醇含量较高，但只是正常地被人体所利用，不会在血液中积蓄。鱿鱼具有高蛋白、低脂肪、低热量的优点，还含有丰富的 DHA、EPA 等高度不饱和脂肪酸，对于预防血管硬化、胆结石的形成有很好的疗效，同时还能补充脑力、预防阿尔茨海默病等。鱿鱼所含的多肽和硒有抗病毒、抗辐射的作用。

（3）食用性味、归经及主治：鱿鱼性平，味咸；归肝、肾经；具有滋阴养胃、补虚润肤的功效；适用于缺铁性贫血、骨质疏松等病症。

29. 章鱼

章鱼，又称八爪鱼、坐蛸、石吸、望潮，属于软体动物门、头足纲、八腕目。章鱼有 8 个腕足，腕足上有许多吸盘。

（1）现代营养学价值：章鱼属于高蛋白、低脂肪的食材，每 100 克的章鱼，含有蛋白质高达 19 克，并不逊色于平常的牛肉、猪肉和鱼肉，且含有人体全部的必需氨基酸，属于真正的优质蛋白。章鱼的脂肪含量极低，100 克中只有 0.4 克脂肪，而同等重量瘦猪肉的脂肪有 6.2 克，同为水产品的草鱼，每 100 克鱼肉脂肪含量有 5.2 克。章鱼还含有丰富的钙、磷、铁、锌、硒以及维生素 E、B 族维生素等营养成分。章鱼富含牛磺酸，牛磺酸是一种具有特殊保健作用的非蛋白质氨基酸。

（2）食用功效：章鱼富含牛磺酸，含量比一般的肉类高很多，具有抗疲劳、降血压及软化血管的作用。另外，有研究表明牛磺酸可以促进婴幼儿脑组织发育并提高视觉功能，对成年人来说可以抗氧化、延缓衰老。章鱼有增强男子性功能的作用，因为章鱼的精氨酸含量较高，而精氨酸是精子形成的必要成分。

（3）食用性味、归经及主治：章鱼性平，味甘、咸；归肝、脾、肾经；具有补血益气、收敛生肌的功效；适用于产后补虚、生乳催乳、高血压病、动脉粥样硬化、脑血栓、痈疽肿毒等病症。

30. 生蚝

生蚝，又称牡蛎，别名蛎黄、海蛎子，属牡蛎科（真牡蛎）或燕蛤科（珍珠牡蛎）双壳类软体动物，分布于温带和热带各大洋沿岸水域。

（1）现代营养学价值：牡蛎肉肥爽滑，味道鲜美，营养丰富，含有丰富的蛋白质、18 种氨基酸、脂肪、钙、磷、铁等营养成分，素有"海底牛奶"之美称。牡蛎含碘量远远高于牛奶和蛋黄，含锌量之高，也为食物之冠。牡蛎含肝糖

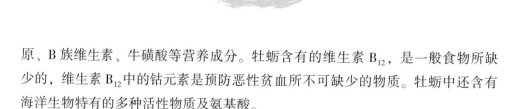

原、B 族维生素、牛磺酸等营养成分。牡蛎含有的维生素 B_{12}，是一般食物所缺少的，维生素 B_{12} 中的钴元素是预防恶性贫血所不可缺少的物质。牡蛎中还含有海洋生物特有的多种活性物质及氨基酸。

（2）食用功效：牡蛎所含的碳酸钙有收敛、制酸、镇痛等作用，有利于胃及十二指肠溃疡的愈合。牡蛎又是补钙的最好食品。牡蛎有调节整个大脑皮质的功能，生食有镇静、解热的效力；熟食则涩而带燥，有收敛固涩的作用。牡蛎肉具有降血压、预防动脉粥样硬化和滋阴养血、强身健体等功能，常食还有润肤、养颜、美容功能。牡蛎对促进胎儿的生长发育、孕妇的体力恢复和矫治孕妇贫血均有好处。牡蛎的提取物有明显的抑制血小板聚集的作用，有利于胰岛素的分泌和利用，又能使恶性肿瘤细胞对放射线敏感性增强，并对其生长有抑制作用。牡蛎的酸性提取物对脊髓灰质炎病毒具有很好的抑制作用。

（3）食用性味、归经及主治：牡蛎性微寒，味咸、涩；归肝、心、肾经；具有平肝潜阳、镇静安神、软坚散结、收敛固涩、解毒镇痛的功效；适用于眩晕耳鸣、手足震颤、心悸失眠、烦躁不安、惊痫癫狂、乳房结块、自汗盗汗、遗精尿频、崩漏带下、吞酸胃痛、湿疹疮疡等症。

31. 海蜇

海蜇，俗称水母、石镜、樗蒲鱼、水母鲜等，是钵水母纲，根口水母科，海蜇属的统称，是生活在海中的一种腔肠软体动物。体形呈半球状，可食用，上面呈伞状，白色，借以伸缩运动，称为海蜇皮；下有八条口腕，其下有丝状物，呈灰红色，叫海蜇头。

（1）现代营养学价值：海蜇是一种低脂肪、低热量的营养食品。海蜇的营养极为丰富，含有钙、磷、铁、碘和维生素 B_1、维生素 B_2 等营养成分。其脂肪含量极低，每 100 克海蜇含脂肪 0.1~0.5 克。海蜇含丰富的胶原蛋白与其他活性物质。

（2）食用功效：海蜇含有人体需要的多种营养成分，尤其含有人们饮食中所缺的碘，是一种重要的营养食品。海蜇有保护心脑血管的作用，因其含有类似于乙酰胆碱的物质，能扩张血管，降低血压；所含的甘露多糖胶质又对防治动脉粥样硬化有一定的功效。海蜇具有阻止伤口扩散和促进上皮形成、扩张血管、降低血压、消痰散气、润肠消积等功能，对气管炎、哮喘、胃溃疡、风湿性关节炎等疾病有益，并有防治肿瘤的作用。从事理发、纺织、粮食加工等与尘埃接触较多的工作人员常吃海蜇，可以去尘积、清肠胃，保障身体健康。

（3）食用性味、归经及主治：海蜇性平，味咸；归肝、肾经；具有清热化痰、消积化滞、润肠通便的功效；适用于急慢性支气管炎、咳嗽哮喘、痰多黄稠、高血压病、便秘、烦热口渴、癌症等病症。

32. 海参

海参，属棘皮动物，是海洋软体动物。可供食用的品种有梅花参、刺参、乌参、光参、瓜参、玉足参等20多种，营养价值非常高。海参不仅是珍贵的食品，也是名贵的药材。

（1）现代营养学价值：海参含有较丰富的蛋白质，较少的脂肪和胆固醇。蛋白质中含有8种人体自身不能合成的必需氨基酸，其中精氨酸、赖氨酸含量最为丰富。海参含有丰富的矿物质，尤其是钙、钒、钠、硒、镁含量较高。海参所含的微量元素钒居各种食物之首，可以参与血液中铁的输送，增强造血功能。海参含有多种特殊的活性营养物质，如海参糖胺聚糖、海参皂苷（海参素、海参活素）、海参脂质、海参胶蛋白、硫酸软骨素、牛磺酸等。

（2）食用功效：海参的药理活性十分广泛，几乎涵盖了当前对人类健康构成威胁的主要病症，被称为"百病之克星"。海参因含胆固醇极低，是一种典型的高蛋白、低脂肪、低胆固醇的食物，又因肉质细嫩，易于消化，所以非常适合老年人、儿童以及体质虚弱者食用。海参号称"精氨酸大富翁"。精氨酸是构成男性精细胞的主要成分，又是合成人体胶原蛋白的主要原料，可促进机体细胞的再生和机体受损后的修复，还可以提高人体的免疫功能、预防皮肤老化、延年益寿、消除疲劳。海参能大大提高人体免疫力，抵抗各种疾病的侵袭。海参对恶性肿瘤的生长、转移具有抑制作用。海参有强大的修复再生作用，可快速使伤口愈合、修复多年受损的胃肠、修复免疫系统、修复胰岛、恢复造血功能等。海参特有的活性物质海参素，对多种真菌有显著的抑制作用，刺参素A和刺参素B可用于治疗真菌和白癣菌感染，具有显著的抗炎、成骨作用，尤其对肝炎、结核病、糖尿病、心血管病患者有显著的治疗作用。海参所含微量元素钒的含量居各种食物之首，可以参与血液中铁的输送，增强造血功能；对肺结核咯血、再生障碍性贫血、胃溃疡等均有良效。

（3）食用性味、归经及主治：海参性温，味甘、咸；归心、脾、肺、肾经；具有滋阴补肾、壮阳益精、养心润燥、补血的功效；适用于癌症、高血压病、冠心病、肝炎、肾炎、糖尿病、营养不良、血友病等病症。

从现代营养学和中医学角度解读《食物辑要》

33. 蛤蜊

蛤蜊为软体动物，壳卵圆形，有花蛤、文蛤、西施舌等诸多品种。其肉质鲜美无比，被称为"天下第一鲜""百味之冠"。

（1）现代营养学价值：蛤蜊富含蛋白质，还含有铁、钙、磷、碘、维生素、氨基酸和牛磺酸等多种成分，是一种低热量、高蛋白、味道鲜美、物美价廉的海产品。蛤蜊肉以及贝类软体动物中，含一种具有降低血清胆固醇作用的代尔太7-胆固醇和24-亚甲基胆固醇，它们的功效比常用的降胆固醇的药物谷固醇更强。文蛤中含有一种叫蛤素的物质，有抑制肿瘤生长的抗癌效应。

（2）食用功效：蛤蜊可以帮助胆汁合成，有助于胆固醇代谢，有降低血清胆固醇的作用。蛤蜊的维生素 B_{12} 含量很丰富，特别适合胃肠部手术后的患者食用。蛤蜊还能维持神经细胞膜的电位平衡，能抗痉挛、抑制焦虑。蛤蜊属于低脂肉类，对于想控制体重的人，蛤蜊是很不错的选择。

（3）食用性味、归经及主治：蛤蜊性寒，味咸；归胃经；具有滋阴、化痰、软坚、利水的功效；适用于高胆固醇血症、高脂血症、甲状腺肿大、支气管炎、胃病等病症。

34. 鲍鱼

鲍鱼是一种原始的海洋贝类。鲜鲍经过去壳，盐渍一段时间，然后煮熟，除去内脏，晒干成干品。"鲍、参、翅、肚"，都是中国传统的名贵食材，而鲍鱼列在海参、鱼翅、鱼肚之首。

（1）现代营养学价值：鲍鱼肉质鲜美，营养丰富，具有高蛋白、低脂肪、低热量的特点。鲍鱼含有丰富的蛋白质，其中含有 20 种氨基酸。鲍鱼富含球蛋白，还含有一种被称为"鲍素"的成分，能够破坏癌细胞必需的代谢物质。鲍鱼含有较多的钙、铁、碘等矿物质，还含有丰富的维生素，特别是维生素 A。

（2）食用功效：鲍鱼能够提高免疫力，破坏癌细胞代谢过程，能提高抑瘤率，却不损害机体的正常细胞，有保护机体免疫系统的作用。鲍鱼可调节肾上腺分泌，具有双向调节血压的作用。鲍鱼有保护皮肤、视力以及增强免疫力、促进生长发育的作用。鲍鱼有调经、润燥、利肠之效，可治月经不调、大便秘结等病症。

（3）食用性味、归经及主治：鲍鱼性平，味甘、咸；归肝经；具有养血、柔肝、滋阴、清热、益精、明目的功效；适用于癌症、高血压病、高脂血症、甲状腺功能亢进症、久病体虚、阴精亏损、妇女更年期综合征、夜尿频、气虚哮喘、血压不稳等病症。

35. 基围虾

刀额新对虾，俗称泥虾、麻虾、虎虾、砂虾等，商业上称基围虾。基围虾属浅海海水虾，壳薄、肉嫩、味美，是餐桌上的佳肴，属节肢动物门、甲壳纲、十足目、游泳亚目、对虾科。

（1）现代营养学价值：虾中含有20%的蛋白质。虾仁含有甘氨酸，这种氨基酸的含量越高，虾仁的甜味就越高。虾和鱼肉、禽肉相比，脂肪含量少，并且几乎不含作为能量来源的动物糖原。虾仁中的胆固醇含量较高，同时含有丰富的能降低人体血清胆固醇的牛磺酸。虾中含有丰富的铁、碘、锌等多种矿物质，就连虾壳都有大量的钙质和甲壳素，虾还含有丰富的维生素A、B族维生素、氨茶碱等成分。虾含虾青素，就是表面红颜色的成分，颜色越深说明虾青素含量越高。虾青素，又名虾黄质、龙虾壳色素，是一种类胡萝卜素。

（2）食用功效：虾的营养丰富，且其肉质松软，易消化，能消除疲劳、增强体力。虾为高蛋白、低脂肪食物，特别适合儿童及老年人食用。虾含有牛磺酸，能降低胆固醇，保护心血管系统，防止动脉粥样硬化。虾中含有丰富的镁，镁对心脏活动具有重要的调节作用。虾能预防缺铁性贫血，也有预防及改善中老年人骨质疏松、增强免疫力的作用。虾还具有补肾作用，也有助于产后的妇女分泌乳汁。虾青素能有效清除细胞内的氧自由基，具有美容护肤、抗衰老、缓解疲劳的作用，已广泛应用在化妆品、食品添加剂以及药品中。虾青素还有助于消除因时差反应而产生的"时差综合征"。虾忌与含有鞣酸的水果，如葡萄、石榴、山楂、柿子等一起吃，不仅会降低蛋白质的营养价值，而且鞣酸和钙离子结合形成不溶性鞣酸钙，会刺激肠胃，引起人体不适，出现呕吐、头晕、恶心和腹痛、腹泻等症状。海鲜与这些水果同吃至少应间隔2小时。

（3）食用性味、归经及主治：基围虾性温，味甘；归脾、肾经；具有补肾壮阳、补气健胃、通乳抗毒、养血固精、化瘀、强身延寿的功效；适用于肾虚阳痿、遗精早泄、乳汁不通、筋骨疼痛、手足抽搐、全身瘙痒、皮肤溃疡、身体虚弱、神经衰弱等症。

36. 虾仁

选用海产白虾、红虾、青虾的活虾为原料，用清水洗净虾体，去掉虾头、虾尾和虾壳，剥壳后的纯虾肉即为虾仁。也有将虾经加盐蒸煮、干燥、晾晒、脱壳

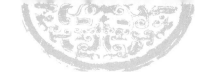

等工序制成的虾仁，也称海米或虾米。以白虾米为上品，色味俱佳，味道鲜美。

（1）现代营养学价值：虾仁的营养价值很高，含有丰富的蛋白质，是优质蛋白质的重要来源。虾仁的脂肪含量少，但胆固醇含量较高；此外，还含有丰富的牛磺酸。虾仁含有丰富的钙、磷、铁、碘等矿物质和维生素 A、B 族维生素、氨茶碱。

（2）食用功效：虾仁肉质松软，易消化，对身体虚弱以及病后需要调养的人是极好的食物。虾仁的通乳作用较强，并且富含磷、钙，对小儿、孕妇尤有补益功效。虾仁能很好地保护心血管系统，减少血液中的胆固醇含量，防止动脉粥样硬化，还能扩张冠状动脉，有利于预防高血压病及心肌梗死。

（3）食用性味、归经及主治：虾仁性温，味甘；归脾、肾经；具有补肾壮阳、健脾和胃的功效；适用于久病体虚、短气乏力、面黄肌瘦、胃寒疼痛、肾虚下寒、阳痿不起、遗精早泄等症。

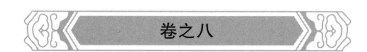

卷之八

（上）味品类

调味品是在烹调过程中主要用于调和食物口味的一类原料的统称，一般用量不宜过多。调味品可以在烹调中调和五味，有增进食欲、促进消化之功，尚有其他性能功效，能用于不同病证的营养调理。

调味品中，有的含有氨基酸，有的含有糖类，有的含有维生素和矿物质等营养成分。

【调味品的分类及营养价值】

调味品是指以粮食、蔬菜等为原料，经发酵、腌渍、水解、混合等工艺制成的各种用于烹调调味和食品加工的产品以及各种食品的添加剂。目前，我国调味品大致可分为如下几类。

（1）发酵调味品：这一类是以谷类和豆类为原料，经微生物的酿造工艺而生产的调味品，其中又包括酱油类、食醋类、酱类、腐乳类、豆豉类、料酒类等多个门类，其中每一门类又包括天然酿造品和配制品。

（2）香辛料类：这一类是以天然香料植物为原料制成的产品，包括辣椒制品、胡椒制品、其他香辛料干制品及配制品等。大蒜、葱、洋葱、香菜等生鲜蔬菜类调味品。

（3）其他调味品：包括盐、糖、调味油，以及水解植物蛋白、鲣鱼汁、海带浸出物、酵母浸膏、香菇浸出物等。

食盐的主要成分为氯化钠，其次还含有氯化钾、氯化镁、氯化钡、碳酸镁、碘质等。食盐不仅可增加食物咸味以促进食欲，而且适量食盐〔《中国居民膳食指南》（2022）中提到，成年人每天摄入食盐不超过 5 克〕为调节生理功能所必需，食盐中所含钠盐为人体钠盐的主要来源，其他成分多作为微量元素而被机体所利用。长期缺盐可致疲劳无力，食欲不振，甚至虚脱昏厥。夏天适量饮用淡盐水能预防中暑。

从食疗角度分析，食盐性寒，味咸，有清热凉血之功，治目赤肿痛，齿龈出血，火升牙痛，火烫伤；能解毒消肿，治食物中毒腹痛吐泻、小便淋涩不通、各种疮疡肿毒、蛇蝎蛰伤、诸虫咬毒；可化痰通络，治痰涎壅滞经络、痰迷心窍、精神失常；可催吐和胃，治胸中烦痰，酒肉过多伤食损胃；还有坚肌骨之效，治齿动、金疮出血等。《本草纲目》中对食盐这样记载："时珍曰，盐品甚多：海盐取海卤煎炼而成……气味：甘、咸、寒，无毒……主治：肠胃结热，喘逆，胸中病，令人吐。伤寒寒热，吐胸中痰癖，止心腹卒痛，杀鬼蛊、邪疰、毒气。"

现代研究发现，某些肾脏病、高血压、糖尿病易造成水盐代谢调节失常，多食食盐，可导致钠潴留，故宜适当限制食盐摄入量，可用代盐（氯化钠）或无盐酱油代替食盐以促进食欲。我国居民日平均摄盐量远高于推荐数值，因此在日常生活中应当注意控制摄盐数量，已经患有高血压、糖尿病、肾脏疾病、肥胖等疾病的患者应当选择低钠盐，并注意调味清淡。

1. 食盐

盐通常有粗盐、精盐、晶体盐和食用盐等。食用盐通常由岩盐和海盐制成，一般添加有碘。

（1）现代营养学价值：平均每 100 克精盐中，含钠 39 311 毫克、镁 2 毫克。岩盐来自地质变迁时期的自然矿产，除了钠和氯化物，几乎不含别的矿物质。海盐通常来自盐碱滩，海盐含有微量矿物质，如钙、镁、钾、溴化物和其他各种微量元素。

（2）食用功效：盐能提供大量的钠，对人体来说，钠扮演多种至关重要的角色，它能促进蛋白质和碳水化合物的代谢、神经脉冲的传播以及肌肉收缩，还能调节激素和细胞对氧气的消耗、控制尿量生成、造成口渴以及产生液体（血液、唾液、眼泪、汗液、胃液和胆汁）等。盐对生成胃酸也非常重要。在烹调菜肴中加入食盐可以除掉原料的一些异味，增加美味，这就是食盐的提鲜作用。钠离子摄入过多会引起肾上腺和脑组织释放一种因子，这种因子会使细胞兴奋性增加，变得更容易"激动"，结果则表现为动脉收缩，血压升高。高盐膳食会增加肾脏负担，导致肾脏损伤，可能会加大患肾脏疾病的风险。如果平时膳食食盐摄入过多，排钠增加的同时也会增加钙的排出，尿钙水平升高，可能导致骨质疏松症，也增加骨折的风险。

（3）食用性味、归经及主治：食盐味咸，性寒；用于涌吐，清火，凉血，解毒；治食停上脘，心腹胀痛，胸中痰癖，二便不通，齿龈出血，喉痛，牙痛，目翳，疮疡，毒虫螫伤。

2. 白糖

白糖是由红糖经脱色制成，是蔗糖的结晶体，纯度一般在99.8%以上，主要有白砂糖和绵白糖两种。颜色洁白、颗粒如砂者，叫白砂糖；颜色洁白、粒细而软，入口易化者，叫绵白糖。绵白糖是细小的蔗糖晶粒被一层转化糖浆包裹而成的，其纯度与白砂糖相当。转化糖在这里起着变软、增香、助甜的作用。这是因为转化糖具有蜂蜜般的清香味，其甜度又大于蔗糖（以蔗糖的甜度为1，则转化糖的甜度为1.2）。转化糖较强的吸水能力保持了糖粒的绵软，所以绵白糖的口感优于白砂糖。绵白糖最宜直接食用，冷饮、凉食用之尤佳，但不宜用来制作高级糕点。

（1）现代营养学价值：白糖富含葡萄糖和果糖。此外，还含有少许氨基酸、钙、磷、铁等成分。

（2）食用功效：白糖可溶性好，可迅速补充人体所需热量，且具有增甜作用。在制作汤羹、菜点、饮料时，加入适量的白糖，能使食品增加甜味。白糖有抑菌防腐的作用，常用于糖渍各种食品，加入大量的白糖拌匀，可保持长时间不变质。白糖有一定的润肺、清肺热的作用，不过冰糖清肺热的效果更好，炖汤品时首选冰糖。白糖有一定的解毒作用。实际上，所有甜味的糖类都有一点解毒的作用，而白糖由于糖分的含量非常高，解毒效果比较快。白糖会让血液偏向于酸性，并且这种作用很强。人的身体要在偏于弱碱性时才能保持健康状态，如果血液长期偏于酸性，体内的毒素会堆积，癌细胞也是在酸性环境中生长的。所以用白糖的时候，尽量控制它的用量，这样会比较健康。

（3）食用性味、归经及主治：白糖性平，味甘；归脾、肺经；具有润肺生津、和中缓急的功效；适用于肺燥咳嗽、中虚腹痛等症。

3. 冰糖

冰糖是以白砂糖为原料，经过再溶、清净、重结晶而制成的。冰糖分为单晶冰糖和多晶冰糖两种，前者又称颗粒状冰糖，后者又称盒冰糖，是由多颗晶体并聚而成的蔗糖晶体。冰糖从品种上又分为白冰糖和黄冰糖两种。

（1）现代营养学价值：冰糖成分以蔗糖为主，可分解为葡萄糖及果糖等。冰糖品质纯正，不易变质，除可作糖果食用外，还可用于高级食品甜味剂，配制药品浸渍酒类和滋补佐药等。

（2）食用功效：冰糖适宜多痰、痰黏稠、咳嗽等症状。对咽喉部有良好的湿润和物理治疗作用，有利于局部炎症治愈，并能解除局部痒感，从而阻断咳嗽反射。能稀释呼吸道炎症和分泌物的黏稠度，使之易咳出，有利于止咳和祛痰。冰糖可保护呼吸道上皮，提高免疫球蛋白的功能，预防呼吸道感染。滋阴润肺，祛除肺燥肺热，使人呼吸畅通舒适。冰糖能清心泻火，清热除烦。冰糖能清理身体内长期淤积的毒素，增进身体健康，增加免疫细胞的活性，消除体内的有害物质。冰糖能够使血压更易控制，并使毛细血管扩张，血液黏度降低，微循环改善。

（3）食用性味、归经及主治：冰糖性平，味甘，无毒；归肺、脾经；具有养阴生津、补中益气、和胃润肺、止咳化痰的功效；适用于肺燥、肺虚、风寒劳累所致的咳喘、小儿疟疾、噤口痢、口疮、风火牙痛等症。

4. 饴糖

饴糖是以高粱、米、大麦、粟、玉米等淀粉质的粮食为原料，经发酵糖化制成的食品，市场上常见的有高粱饴、山楂饴等。

（1）现代营养学价值：饴糖主要含麦芽糖，并含 B 族维生素和铁等。饴糖有软、硬两种，软者为黄褐色黏稠液体；硬者系软饴糖经搅拌，混入空气后凝固而成，为多孔之黄白色糖块。软者称胶饴，非糖类成分多，俗称糖稀；硬者称白饴糖，均可入药，但以胶饴为主。

（2）食用功效：饴糖能迅速补充体力，消除疲劳，增强对疾病的抵抗力。饴糖能补中缓急，润肺止咳，对肺燥久咳有效。饴糖宜溶化饮，入汤药，噙咽，或入糖果等。脾胃湿热、中满呕哕者不宜食用。

（3）食用性味、归经及主治：饴糖性温，味甘；归脾、胃、肺经；具有补益中气、缓急止痛、润肺止咳的功效；适用于脾胃虚弱、里急腹痛、肺燥咳嗽、咽痛等症。

5. 蜂蜜

蜂蜜是蜜蜂以从开花植物的花中采得的花蜜为原料在蜂巢中酿制的蜜。新鲜成熟的蜂蜜为黏稠的透明或半透明胶状液体，蜂蜜的相对密度为 1.401～1.443。蜂蜜的颜色从水白色到深琥珀色，差别较大，因为蜜源植物的品种不同，蜂蜜具有不同花的特殊芳香。

（1）现代营养学价值：蜂蜜的主要成分是果糖和葡萄糖，两者共占 65%～80%，蜂蜜是糖的过饱和溶液，低温时会产生结晶，生成结晶的是葡萄糖，不产生结晶的部分主要是果糖。蔗糖极少，不超过 8%。另有水分 16%～25%；糊精和非糖物质、矿物质、有机酸等含量在 5% 左右。蜂蜜含有丙氨酸、苯丙氨酸、谷酰胺、天冬酰胺、组氨酸等 16 种氨基酸；矿物质在蜂蜜中也很多，主要有磷、铜、铁、镁、镍等。蜂蜜一般只含微量维生素。蜂蜜含转化酶、过氧化氢酶、蔗糖酶、淀粉酶、氧化酶、还原酶、过氧化氢酶等酶类，并含乙酰胆碱。蔗糖酶、淀粉酶可以促进糖类的消化和吸收；葡萄糖转化酶直接参与物质代谢；过氧化氢酶有抗氧自由基的作用，可以防止机体老化和癌变。蜂蜜的有机酸中含有柠檬酸、苹果酸、琥珀酸、甲酸、乙酸等。

（2）食用功效：食用蜂蜜能迅速补充体力，消除疲劳，增强对疾病的抵抗力。蜂蜜在体内代谢为碱性成分，可中和血液中的酸性成分，使人较快地解除疲劳，增进健康。蜂蜜对肝脏有保护作用，能促使肝细胞再生，对脂肪肝的形成有一定的抑制作用。常服蜂蜜对于心脏病、高血压病、肺病、眼病、肝脏病、痢疾、便秘、贫血、神经系统疾病、胃和十二指肠溃疡病等病症都有良好的辅助医疗作用。外用还可以治疗烫伤、滋润皮肤和防治冻伤。蜂蜜具有润肺止咳的作用，适用于肺燥咳嗽。如果咳嗽少痰，或痰少而黏，或者干咳无痰，可以冲蜂蜜喝。失眠的人在每天睡觉前喝 1 杯蜂蜜水，可以帮助尽快进入梦乡。在服用退热药或含退热成分的感冒药时，不宜同时服用蜂蜜。很多感冒药都含有解热镇痛成分对乙酰氨基酚，它遇到蜂蜜会形成一种复合物，影响机体对其的吸收速率，从而减弱退热作用。

（3）食用性味、归经及主治：蜂蜜性平，味甘；归脾、肺、大肠经；具有补中润燥、止痛、解毒的功效；适用于体虚、肺燥咳嗽、便秘、胃脘疼痛、神经衰弱、肥胖症、高血压病、心脏病、胃及十二指肠溃疡、口疮、汤火烫伤等病症。

6. 酱油

酱油，俗称豉油，是以大豆、小麦或麸皮等为原料，经微生物发酵等程序酿制而成的，具有特殊的色、香、味的液体调味品。酱油的成分比较复杂，除食盐的成分外，还有多种氨基酸、糖类、有机酸、色素及香料等成分。味道以咸味为主，亦有鲜味、香味等。酱油一般有老抽和生抽两种：生抽较咸，用于提鲜；老抽较淡，用于提色。

（1）现代营养学价值：氨基酸是酱油中最重要的营养成分。酱油的鲜味主要来自于蛋白质与氨基酸等含氮化合物，含氮化合物的含量高低是酱油品质的重要标志。酱油中含有少量还原糖以及少量糊精。还原糖也是酱油的一种主要营养成分。淀粉质原料受淀粉酶作用，水解为糊精、双糖与单糖等物质，均具还原性。一些糖与蛋白质能合成糖蛋白，与脂肪形成糖脂，这些都是具有重要生理功能的物质。酱油含有多种维生素和矿物质，其中烟酸经过发酵产生的植物性食品中不含有维生素 B_{12}。酱油中的香气成分主体为有机酸和芳香物质。总酸包括乳酸、醋酸、琥珀酸、柠檬酸等多种有机酸，对增加酱油风味有着一定的影响，但过高的总酸会使酱油酸味突出、质量降低。酱油能产生天然的抗氧化成分，有助于减少自由基对人体的损害，其功效比常见的维生素 C 和维生素 E 等抗氧化剂高十几倍。食盐也是酱油的主要成分之一，酱油一般含食盐 18 克/100 毫升左右，它赋予酱油咸味，可补充体内所失的盐分。酱油还含有钙、铁等矿物质，有效地维持了机体的生理平衡。

（2）食用功效：烹调食品时加入一定量的酱油，可增加食物的香味，并可使其色泽更加好看，从而增进食欲。酱油具有防癌、抗癌之功效。科学界发现酱油含有较多的天然防氧化成分。酱油的主要原料是大豆，大豆及其制品因富含硒、黄酮等物质而有防癌的功效。酱油虽是调味品，但有些人不可多吃，如高血压病、冠心病、糖尿病患者应和控盐一样控制酱油。因为酱油既含有氯化钠，又含有谷氨酸钠，还有苯甲酸钠，是钠的密集来源。痛风患者慎用，因为酱油中含有来自于大豆的嘌呤，而且很多产品为增鲜还特意加了核苷酸。

（3）食用性味、归经及主治：酱油性平，味咸、甘；归胃、脾、肾经；具有清热解毒的功效；适用于食欲缺乏、痈疽疮肿等症。

7. 醋

醋是中国传统的调味品，是以粮食为原料，经过糖化、酒精发酵、醋酸发酵及后续消毒灭菌、加工而制成。醋按原料可分为粮食醋和水果醋，按生产工艺可以分为酿造醋、配制醋和调味醋，按颜色可分为黑醋和白醋。目前，大多数食醋都属于以酿造醋为基础，后又经调味制成的复合调味酿造醋。食醋的主要成分是醋酸，化学名称是乙酸。中国著名的醋有"神秘湘西"原香醋、镇江香醋、山西老陈醋、保宁醋、天津独流老醋、福建永春老醋、广灵登场堡醋、岐山醋、河南老鳖一特醋及红曲米醋。

（1）现代营养学价值：食醋中含有蛋白质 0.05%~3.0%，氨基酸有 18 种，其中人体必需氨基酸均具备。食醋中的糖类如葡萄糖、麦芽糖、果糖等较多，这些成分对食醋的浓度及柔和感有着十分重要的调节作用，也具有保健功能。醋中的有机酸含量较多，主要含有醋酸，其次含有乳酸、丙酮酸、甲酸、苹果酸、柠檬酸等。这些物质可促进血液中抗体的增加，提高人体免疫力，有很好的杀菌和抑菌作用；除此之外，这些物质能促进机体的新陈代谢和细胞内的氧化还原作用。食醋的芳香成分虽然含量极少，但乙酸乙酯、乙醇、乙醛、3-羟基丁酮等赋予食醋特殊的芳香及风味。醋中的挥发性物质及香味物质能刺激大脑中枢，使消化液大量分泌，改善消化功能。

（2）食用功效：醋具有一定的杀菌、抑菌能力，能抑制芽孢杆菌属菌、微球菌属菌、荧光假单胞菌和亨氏片球菌、金黄色葡萄球菌、鼠伤寒沙门菌和病原性大肠菌等菌的繁殖。实验还证明，食醋有杀灭白喉杆菌和流行性脑脊髓膜炎病毒、麻疹病毒、腮腺炎病毒的效力。经常喝醋能够起到消除疲劳等作用，醋还可以防治感冒。在酿造食醋的工厂里，工人们很少患感冒。中医药研究院中药研究所的科研人员认为引起感冒的病毒没有细胞膜，酸碱度的改变易影响其生长。醋是一种能帮助消化的饮料。食醋对消化系统的作用，主要是促进胃液的分泌。在做凉拌菜时也加些醋，对促进食欲、帮助消化是有益的。醋还可以防治腹泻、下痢。食醋能降胆固醇、血压，是因为食醋中含有大量酸性物质，能扩张血管，促进胆固醇的排泄，并能增强血管的弹性和渗透力。此外，食醋还能增强肾功能，有利尿作用，通过利尿使钠排出，间接引起降压。食醋具有保护肝脏的良好作用，并能促进消化液的分泌，增加肝病患者的食欲。食醋中含有丰富的氨基酸、醋酸、乳酸、苹果酸、琥珀酸、维生素等多种肝脏所需要的营养物质。食用醋后其营养物质被充分吸收转化，其转化合成的蛋白质对肝脏组织的损伤有修复作用，并可提高肝脏解毒功能及促进新陈代谢。醋本身还能杀灭肝炎病毒，从而防治肝病。醋能治疗糖尿病是近年来国内外学者的新发现，长期服用食醋能使血糖降低，并能增强体质。在民间流传用醋蒸鸡治疗糖尿病的方法，有明显的效果。食醋还具有较好的抗癌作用，食醋本身所具有的杀菌作用能直接抵抗传染性病毒，并能使癌细胞、真菌难以生长，还可抵消黄曲霉素的致癌作用。食醋中含有的酶，也能起到抑癌的作用。食醋可以降脂、降压、减肥，食醋中所含的氨基酸除了可以促进人体内过多的脂肪转变为体能消耗外，还可使摄入的糖与蛋白质等的代谢顺利进行，因而具有良好的减肥作用。长期服用食醋不仅不会使皮肤色素沉着，还具有延缓衰老的作用。此外，食醋中的醋酸、乳酸、氨基酸、甘油和醛类等化合物，对人的皮肤有柔和的刺激作用，能使血管扩张，促进皮肤血液循环，使皮肤光润。在民间有用食醋浸泡鸡蛋，以蛋清涂抹皮肤或食用以治疗皮肤黑褐斑、银屑病、神经性皮炎等皮肤病。醋中含有多种成分，这些成分相互配合，使食醋成为一种天然的"醒酒剂"。食醋能对抗和缓解酒精的抑制作用，增加胃液分泌，扩张血管，利于血液循环，提高肝脏的代谢能力，增加肾脏功能，加快利尿，促进酒精从体内迅速排出。

（3）食用性味、归经及主治：醋性温，味酸、苦；归肝、胃经；具有散瘀、止血、解毒、杀虫的功效；适用于产后血晕、黄疸、黄汗、吐血、衄血、大便下血、阴部瘙痒、痈疽疮肿等症，并能解鱼、肉、菜毒。

8. 茶叶

我国是世界上茶类最多的国家之一，在千余年来的生产实践中，劳动人民在茶叶加工方面积累了丰富的经验，创造了丰富的茶类，对茶的分类方法有很多，分出来的类别也各有不同。茶按色泽（或制作工艺）分类，可分为绿茶、黄茶、白茶、青茶、红茶、黑茶。绿茶为不发酵的茶（发酵度为0），黄茶为微发酵的茶（发酵度为10%~20%），白茶为轻度发酵的茶（发酵度为20%~30%），青茶为半发酵的茶（发酵度为30%~60%），红茶为全发酵的茶（发酵度为80%~90%），黑茶为后发酵的茶（发酵度为100%）。

（1）现代营养学价值：茶叶的营养成分包括蛋白质、脂质、碳水化合物、多种维生素和矿物质；非营养成分比较多，主要包括多酚类、色素、茶氨酸、芳香物质以及皂苷类。茶多酚是茶叶中含量最多的一类可溶性成分，也是茶叶发挥其健康保健功效最主要的物质，最典型的代表是儿茶素，具有抗氧化、抗炎、降低心血管病发病概率、预防癌症、降血脂、减少体脂形成、抗菌、改变肠道菌群生态等多项功效。茶色素主要包括叶绿素、β-胡萝卜素等，具有抗肿瘤、延缓衰老以及美容等作用。茶氨酸能提高大脑功能，增强记忆力和学习能力。对阿尔茨海默病、帕金森病及自主神经功能紊乱都有预防作用。茶多糖是一类成分复杂的混合物。茶多糖具有抗辐射、增加白细胞数量、提高免疫力的作用，还能降血

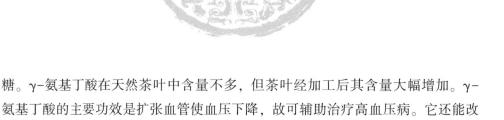

糖。γ-氨基丁酸在天然茶叶中含量不多，但茶叶经加工后其含量大幅增加。γ-氨基丁酸的主要功效是扩张血管使血压下降，故可辅助治疗高血压病。它还能改善大脑血液循环，增强脑细胞的代谢能力，这有助于脑卒中、脑动脉粥样硬化后遗症等的康复治疗。

（2）食用功效：饮茶能预防肿瘤。据新近的研究显示，不管是喝红茶，还是喝绿茶，都能够预防前列腺癌；绿茶还可以降低妇女卵巢癌的发病率，每天坚持饮用绿茶的妇女卵巢癌的发病率可比不饮用绿茶的妇女减少将近60%。饮茶能预防心脑血管疾病，研究表明每天喝茶2~3杯，可降低心脑血管疾病发病和死亡的风险。饮茶有降低胆固醇和血压的作用。茶叶中的茶多酚和维生素C都有活血化瘀、防止动脉粥样硬化的作用。所以经常饮茶的人当中，高血压病和冠心病的发病率较低。饮茶有助于降低患糖尿病的风险。研究表明一天喝6杯以上绿茶者比一周喝不到1杯者，患糖尿病的风险减少33%。饮茶有助于防治阿尔茨海默病。茶对大脑细胞有保护作用，能有效延缓大脑退化，有助于维持大脑血管的健康。最新研究表明，多喝茶可改善记忆力和防治阿尔茨海默病。饮茶有抗压力和抗焦虑作用。绿茶含有茶氨酸，可帮助控制焦虑情绪，提高注意力，改善精神状态和总体机能。一般3~4杯绿茶含有100~200毫克的茶氨酸，这使得绿茶在抗压力和抗焦虑方面有较好的功效。饮茶能提高免疫力。研究人员发现经常饮茶的人，其体内会产生大量的抗病毒干扰素，其含量是不喝茶的人的10倍，这种可以抵抗感染的蛋白可以提高人体免疫力，并有效帮助人体抵御流行性感冒病毒。研究发现，绿茶可使抗生素药力大增，最高杀菌效率可提高3倍以上，并且，还有降低各种病菌耐药性的作用。饮茶有减肥瘦身效果。茶中的咖啡碱、肌醇、叶酸、泛酸和芳香类物质等多种化合物，能调节脂肪代谢，特别是乌龙茶对蛋白质和脂肪有很好的分解作用。研究发现，茶对皮肤还有很好的保护作用。茶还能消除疲劳、提神、明目、消食、利尿解毒、防止龋齿、消除口臭，茶还是碱性饮料，有利于对酸性体质的纠正。茶叶含咖啡因，故失眠、溃疡病患者不宜饮茶；另外，茶叶中含有茶碱和鞣酸，会影响矿物质等营养素的吸收，所以营养不良者，特别是缺铁性贫血患者不宜多饮茶。茶叶苦寒，宜喝热茶，冷茶会伤脾胃，体形肥胖者宜多饮绿茶，体质弱小者宜多饮红茶和花茶。夏季饮绿茶，可清热、去火、降暑，秋冬季最好饮红茶，和中暖胃。

（3）食用性味、归经及主治：茶叶性微寒，味甘、苦，无毒；归心、肺、胃经；具有清热、消食、利尿、收敛、止痢、解毒的功效；适用于头痛、目昏、心烦口渴、食积痰滞、疟疾、痢疾等病症。

9. 菜籽油

菜籽油就是我们俗称的菜油，是以十字花科植物芸薹（即油菜）的种子榨制所得的透明或半透明状的液体。菜籽油色泽金黄或棕黄，有一定的刺激性气味，这种气体是其中的芥子苷所致，但特优品种的油菜籽不含这种物质。菜籽油是我国主要的食用油之一，主要产于长江流域及西南、西北等地区，产量居世界首位。

（1）现代营养学价值：优质菜籽油不饱和脂肪酸中的油酸含量仅次于橄榄油，平均含量为61%。此外，菜籽油中对人体有益的油酸及亚油酸含量居各种植物油之冠。人体对菜籽油的吸收率很高，因此它所含的亚油酸等不饱和脂肪酸和维生素E等营养成分能很好地被机体吸收。菜籽油中的胆固醇很少或几乎不含，所以控制胆固醇摄入量的人可以放心食用。粗制菜籽油是一种芥酸含量特别高的油，芥酸是否会引起心肌脂肪沉积和使心脏受损目前尚有争议。但是，特优品种的菜籽油不含这种物质，可放心食用。

（2）食用功效：菜籽油含丰富的单不饱和脂肪酸。单不饱和脂肪酸可以有效调节血脂，防止动脉粥样硬化，具有一定的软化血管、延缓衰老的功效。由于榨油的原料是植物的种实，一般会含有一定的种子磷脂，对血管、神经、大脑的发育十分重要。但是，脂肪类食物不宜食入过多，每天不应超过30克，以免引起肥胖及心血管疾病。

（3）食用性味、归经及主治：菜籽油性温，味甘、辛；归脾、胃、大肠经；具有润燥、杀虫、行滞血、散火丹、消肿散结的功能；适用于金疮血痔、蛔虫性及食物性肠梗阻等症。

10. 大豆油

大豆油取自大豆种子，是世界上产量最多的油脂。

（1）现代营养学价值：大豆油中含有大量的亚油酸、卵磷脂和不饱和脂肪酸，易于消化吸收。大豆油的单不饱和脂肪酸含量相对较低，约为20%。此外，大豆油还含有维生素E、维生素D以及卵磷脂，这些物质对人体健康非常有益。

（2）食用功效：大豆油中的卵磷脂可以增强脑细胞活性，帮助维持脑细胞的结构，减缓记忆力衰退。大豆油中的不饱和脂肪酸可以降血脂、降低胆固醇，保持血液循环畅通。大豆油中含有的亚油酸具有重要的生理功能。幼儿缺乏亚油酸，皮肤变得干燥，鳞屑增厚，发育生长迟缓；老年人缺乏亚油酸，会引起白内障及心脑血管病变。

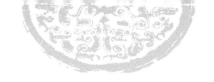

（3）食用性味、归经及主治：大豆油性温，味甘、辛；归脾、肺、大肠经；具有补虚、润肠的功效；适用于体虚、大便不利、燥咳、皮肤皲裂等症。

11. 芝麻油

芝麻油也叫麻油，俗称香油，是以芝麻为原料加工制取的食用植物油，属半干性油，是消费者喜爱的调味品。

（1）现代营养学价值：芝麻油的主要营养成分脂肪酸与花生油相似，并且其中含有1%左右的芝麻酚以及芝麻素等天然抗氧化剂。芝麻油还含有丰富的维生素E和人体必需的铁、锌、铜等微量元素。芝麻油具有浓郁、显著的香味，能促进人们的食欲，有利于食物的消化吸收，深受人们的喜爱。

（2）食用功效：芝麻油中含丰富的维生素E，具有促进细胞分裂和延缓衰老的功能。芝麻油中含有40%左右的亚油酸、棕榈酸等不饱和脂肪酸，容易被人体分解、吸收和利用，以促进胆固醇的代谢，并有助于消除动脉血管壁上的沉积物。芝麻油还有润肠通便的作用，对口腔溃疡、牙周炎、牙龈出血、声音嘶哑、咽喉发炎也有很好的改善作用。芝麻油中所含的卵磷脂有抗衰老的作用。芝麻油还是一种促凝血药，可用于辅助治疗血小板减少性紫癜。

（3）食用性味、归经及主治：芝麻油性平，味甘；归肝、肺、肾经；具有滋补肝肾、生津润肠、润肤护发、明目的功效；适用于肾不足所致的眩晕、眼花、视物不清、腰酸腿软、耳鸣耳聋、发枯发落、头发早白、产妇缺乳、糖尿病、痔等病症。

12. 薄荷

薄荷，土名叫"银丹草"，别名番荷菜、升阳菜。薄荷是我国常用中药之一。

（1）现代营养学价值：薄荷含挥发油，油中主要为薄荷醇、薄荷酮及薄荷酯类等。这些物质可清新口气，并具有多种药性。

（2）食用功效：薄荷具有刺激中枢神经的功效，作用于皮肤有灼感和冷感，同时它对感觉神经末梢又有抑制和麻痹的作用；因此，可用作抗刺激剂和皮肤兴奋剂。薄荷既对皮肤瘙痒具有抗过敏和止痒作用，又对神经痛和风湿关节痛具有明显的缓解和镇痛作用。薄荷对蚊虫叮咬皮肤有脱敏、消炎和抗菌的作用；对上呼吸道感染亦有明显的止咳、消炎和抑菌作用；对痔、肛裂有消肿止痛、消炎抗菌的作用。薄荷有益于治疗食积不化、解除胃脘涨滞的感觉，也可治疗呃逆和痉挛性胃痛。此外，薄荷在肠道内亦有较好的祛风作用，能减轻肠充气、弛缓肠肌

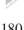

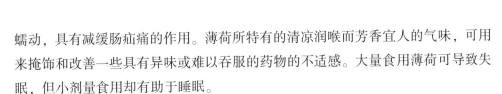

蠕动，具有减缓肠疝痛的作用。薄荷所特有的清凉润喉而芳香宜人的气味，可用来掩饰和改善一些具有异味或难以吞服的药物的不适感。大量食用薄荷可导致失眠，但小剂量食用却有助于睡眠。

（3）食用性味、归经及主治：薄荷性凉，味甘、辛；归肝、肺经；具有宣散风热、清肝、明目、去翳、拔毒生肌、强筋壮骨、祛风除湿的功效；适用于风热感冒、温病初起、头痛、目赤、喉痹、神经痛、口疮、风疹、麻疹、胸胁胀闷等病症。

13. 肉桂

肉桂，亦称中国肉桂，又名玉桂、牡桂、玉树、大桂、辣桂、平安树、中国桂皮，为樟科植物肉桂的干燥树皮。树皮芳香，可作香料，味与产自斯里兰卡肉桂的桂皮相似，但较辣，不及桂皮鲜美，且较桂皮厚。

（1）现代营养学价值：肉桂含桂皮油、桂皮醛等植物活性物质。

（2）食用功效：肉桂能促进机体降低肾上腺活动，具有降压作用。肉桂含有的桂皮醛，可引起血管扩张及白细胞增加，有明显的镇静、镇痛、降温、解热作用。肉桂含有桂皮油，有强大的杀菌作用，对革兰阳性菌的效果比阴性者好，因有刺激性，很少用作抗菌药物，但外敷可治疗胃痛、胃肠胀气绞痛等，且有预防血吸虫病的作用。

（3）食用性味、归经及主治：肉桂性大热，味辛、甘；归肾、脾、心、肝经；具有暖脾胃、除积冷、散寒止痛、活血通经的功效；适用于阳痿、宫冷、心腹冷痛、虚寒吐泻、腰膝冷痛、闭经、痛经等症。

14. 豆腐

豆腐是最常见的豆制品，又称水豆腐。主要的生产过程一是制浆，即将大豆制成豆浆；二是凝固成形，即豆浆在热与凝固剂的共同作用下凝固成含有大量水分的凝胶体，即豆腐。豆腐有南、北豆腐之分。主要区别在点石膏（或点卤）的多少，南豆腐用石膏较少，因而质地细嫩，水分含量在90%左右；北豆腐用石膏较多，质地较南豆腐老，水分含量在85%~88%。

（1）现代营养学价值：大豆加工后，蛋白质消化率可明显提高。黄豆的蛋白质消化率为65.3%，而豆腐达92.7%。豆腐及豆腐制品的蛋白质含量丰富，而且豆腐蛋白属完全蛋白，不仅含有人体必需的8种氨基酸，而且比例也接近人体需要，营养价值较高，素有"植物肉"之美称。豆腐含有铁、钙、磷、镁等人

181

体必需的多种矿物质，两小块豆腐，即可满足一个人一天钙的需要量。豆腐还含有糖类、植物油等，但豆腐不含胆固醇。豆腐内含甾固醇、豆甾醇、皂苷、异黄酮（植物雌激素）等植物活性物质。

（2）食用功效：经常食用豆腐可以改善机体蛋白质营养状况，促进机体代谢，增加免疫力。豆腐能保护血管内皮细胞不被氧化破坏，常食可减轻血管系统的破坏，可以预防高脂血症、高血压病、脑卒中、动脉粥样硬化等病症。豆腐的含糖量很低，非常适合糖尿病患者及肥胖的人食用。对女性来讲，多吃豆腐，还有美容养颜的功效。豆腐内含植物雌激素，可预防骨质疏松、乳腺癌和前列腺癌的发生，是更年期妇女的保健食物。豆腐中的甾固醇、豆甾醇，均是抑癌的有效成分。豆腐含丰富的大豆卵磷脂，有益于神经、血管、大脑的发育生长。豆腐的不足之处是其所含的大豆蛋白中蛋氨酸的含量相对偏低，可以将其与谷类等混合食用，以发挥蛋白质互补作用，提高蛋白质利用率。

（3）食用性味、归经及主治：豆腐性凉，味甘、淡；归脾、肺、大肠经；具有益中气、和脾胃、健脾利湿、清肺的功效；适用于营养不良、消化能力差、糖尿病、癌症、高脂血症、高胆固醇、肥胖症、动脉粥样硬化等病症。

15. 豆豉

豆豉，别名大苦、香豉，是有中国特色的由发酵豆制品制成的调味品。豆豉的种类较多，按加工原料分为黑豆豉和黄豆豉，按口味可分为咸豆豉和淡豆豉。据记载，豆豉的生产，最早是从江西泰和县流传开来的，后经不断发展和提高，传到海外。日本人曾经称豆豉为"纳豉"，后来专指日本发明的糖纳豆。东南亚各国也普遍食用豆豉，欧美则不太流行。

（1）现代营养学价值：豆豉含有丰富的蛋白质、脂肪和碳水化合物，且含有人体所需的多种氨基酸，还含有多种矿物质和维生素等营养物质。豆豉中含有很高的尿激酶。

（2）食用功效：豆豉以其特有的香气，使人增加食欲，促进吸收。豆豉中含有很多的尿激酶，具有溶解血栓的作用。日本纳豆也具有相同的功效。豆豉可以改善胃肠道菌群。常吃豆豉还有帮助消化、增强脑力、降低血压、消除疲劳的作用。豆豉还可以解药毒、食毒。所以，豆豉不仅能调味，而且可以入药。

（3）食用性味、归经及主治：豆豉性平，味咸；归胃经；具有疏风解表、清热除湿、祛烦宣郁、解毒的功效；适用于风寒感冒、恶寒发热、寒热头痛、鼻塞喷嚏、腹痛吐泻、胸膈满闷、心中烦躁等症。

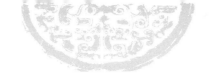

16. 奶酪

奶酪是一种发酵的牛奶制品，其性质与常见的酸牛奶有相似之处，都是通过发酵过程制作的，也都含有可以保健的乳酸菌，但是奶酪的浓度比酸奶更高，近似固体食物，营养价值也因此更加丰富。

（1）现代营养学价值：每千克奶酪制品都是由 10 千克的牛奶浓缩而成的，奶酪中含有丰富的蛋白质、钙、脂肪、磷和维生素等营养成分，是纯天然的食品。就工艺而言，奶酪是发酵的牛奶；就营养而言，奶酪是浓缩的牛奶。奶酪独特的发酵工艺使其营养成分更易被人体吸收。奶制品是食物补钙的最佳选择，奶酪正是含钙最多的奶制品，而且这些钙很容易被人体吸收。

（2）食用功效：奶酪制品含有蛋白质、钙和磷等人体所需的营养物质，能增进人体抵抗疾病的能力、促进代谢、增强机体活力，保护眼睛健康，并保护肌肤健美。奶酪中的乳酸菌及其代谢产物对人体有一定的保健作用，有利于维持人体肠道内正常菌群的稳定和平衡，防治便秘和腹泻。奶酪中的脂肪和热量都比较多，多吃容易发胖，但是其胆固醇含量却比较低。含有奶酪的食物能大大增加牙齿表层的含钙量，从而抑制龋齿的发生。

（3）食用性味、归经及主治：奶酪性平，味甘、酸；具有补肺、润肠、养阴、止渴的功效；适用于虚热烦渴、肠燥便难、肌肤枯涩、瘙痒等病症。

17. 酒

酒是指酒精含量在 0.5%（体积分数）以上的含酒精饮料。根据 GB/T 17204—2021《饮料酒术语和分类》，可以按照生产工艺将酒分为发酵酒、蒸馏酒、配制酒三大类。发酵酒（酿造酒）是指以粮谷、薯类、水果、乳类等为主要原料，经发酵或部分发酵酿制而成的饮料酒，这类酒的酒精度较低（一般小于24%），刺激性小，营养成分含量高，如啤酒、黄酒、葡萄酒、果酒（发酵型）、奶酒（发酵型）及其他发酵酒。蒸馏酒是指以粮谷、薯类、水果、乳类等为主要原料，经发酵、蒸馏，经或不经勾调而成的饮料酒，这类酒的酒精度较高（一般为18%～60%），刺激性较强，其他固形物含量极少。其中，白酒是以曲类为糖化发酵剂，经固态发酵、固态蒸馏而成。配制酒是指以发酵酒、蒸馏酒、食用酒精等为酒基，加入可食用的原辅料和/或食品添加剂，进行调配和/或再加工制成的饮料酒，不同配制酒的酒精含量差别较大，可处于 4%～60% 的范围内。配制酒按照成分不同，可分为植物类、动物类、动植物类和其他类，如竹叶青酒、参茸酒等；按照酒基不同，可分为发酵酒酒基配制酒、蒸馏酒酒基配制酒。

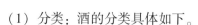

（1）分类：酒的分类具体如下。

① 白酒是我国特有的一种蒸馏酒，由淀粉或糖质原料制成酒醅或发酵醪经蒸馏而得，又称烧酒、老白干、烧刀子等。酒质无色（或微黄）透明，气味芳香纯正，入口绵甜爽净，酒精含量较高，经贮存老熟后，具有以酯类为主体的复合香味。

② 啤酒是以大麦芽、酒花、水为主要原料，经酵母发酵作用酿制而成的饱含二氧化碳的低酒精度酒。国际上的啤酒大部分均添加辅助原料。有的国家规定辅助原料的用量总计不超过麦芽用量的50%。

③ 葡萄酒是用新鲜的葡萄或葡萄汁经发酵酿成的酒精饮料。通常分红葡萄酒和白葡萄酒两种。前者是红葡萄带皮浸渍发酵而成的，后者是葡萄汁发酵而成的。

④ 黄酒是我国的民族特产，属于酿造酒，其中浙江绍兴黄酒是黄酒历史最悠久、最有代表性的产品。它是一种以稻米为原料酿制成的粮食酒。黄酒没有经过蒸馏，酒精含量低于20%。不同种类的黄酒亦呈现出不同的颜色，有米色、黄褐色或红棕色。

⑤ 糯米酒，酒酿又名醪糟，古人叫"醴"，是南方常见的传统地方风味小吃。主要原料是糯米。酒酿在北方一般称为"米酒"或"甜酒"。米酒可温养脾胃，有一定的补益作用。

⑥ 药酒，素有"百药之长"之称。将强身健体的中药与酒"溶"于一体的药酒，中药的各种有效成分都易溶于其中，药借酒力、酒助药势而充分发挥其效力，可以提高疗效。常用药酒有长生固本酒、养生酒、十全大补酒、状元红酒、参茸酒、枸杞酒、何首乌回春酒、五加皮酒、黄精酒、菊花酒、茯苓酒等。

（2）现代营养学价值：酒都含有不同数量的乙醇、糖和微量肽类或者氨基酸，它们都是酒的能量来源。糖是发酵酒类的主要营养成分。酒中的糖不仅具有营养作用，也影响和决定酒的口味。在啤酒和葡萄酒中还含有各种维生素，虽然含量较少，但影响着酒的色泽、香型、风味以及口感等各种品质特性。

（3）食用功效：红葡萄酒有保护心脏的作用。红葡萄酒含有一种被称为槲皮酮的植物色素成分。这种色素具有抗氧和抑制血小板凝固的双重作用，可以保持血管的弹性与人体血液循环畅通，因此不易导致心脏缺血，所以经常饮用红葡萄酒可以降低心脏病的发病率。白葡萄酒虽与其"同宗"，但因在酿制过程中槲皮酮丧失殆尽，故几乎无保护心脏的作用。酒还有防腐作用。一般酒类都能保存数月甚至数年时间而不变质，这就给饮酒养生者以极大的便利。酒有助于药物有

 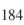

效成分的析出。酒还可以行药势，使理气行血药物的作用得到较好的发挥，也能使滋补药物补而不滞。饮酒量应适度，少饮有益，多饮有害。

（4）食用性味、归经及主治：酒有多种，其性味、功效大同小异。酒性温，味辛、甘；归心、肝、肺、胃经；具有和血通脉、补益肠胃、祛寒温肾、行气活血、宣导药势的药效。此外，酒还能杀虫驱邪、辟恶逐秽。

（下）饮食须知

一 同食相忌、服药忌食

早在两千多年前，《黄帝内经》就提出了有关饮食禁忌的问题。《灵枢·五味》曰："肝病禁辛、心病禁咸、脾病禁酸、肾病禁甘、肺病禁苦。"对正常人群来说，忌口是指在不同地区、不同季节，要选择与体质相适应的食物，如果吃了与自身体质相反的食物，就会伤及正气，引发一些疾病。

对患病人群来说，忌口是指病人在患病期间吃的药和食物之间的性味可能会有矛盾冲突，不利于药物发挥作用；或者吃的食物会加重疾病、产生不良反应。在疾病康复之后，患者吃的食物也有可能诱发旧疾。

忌口不是禁食，也不是随心所欲地贪吃。其原则总的来说，就是要避免食用会影响疗效、诱发原有病证、导致新病、产生不良反应的食物。《本草经集注》中说："服药，不可多食生胡蒜杂生菜。服药，不可多食诸滑物果实菜。服药，不可多食肥猪、犬肉、肥羹及鱼臊脍。"这就是说，在服用中药期间，一般应忌食生冷、油腻、腥膻、有刺激性的食物。

根据病情不同，饮食禁忌也有区别。清代名医徐大椿在《医学源流论·服药法论》中言："方虽中病，而服之不得其法，则非特无功，而反有害。"章杏云在《调疾饮食辩》中论"病人饮食，借以滋养胃气，宣行药力，故饮食得宜足为药饵之助，失宜则反与药饵为仇。"也就是说，饮食得当则有助于药力发挥；反之，不当饮食就可能产生不良后果。

中医治病离不开"辨证论治"，忌口时的饮食选择也需"辨证施食"。中药药材和各种食材均来源于大自然，药食同源，都具有"四气五味"。所谓"寒热温凉""酸苦甘辛咸""相须""相使""相反""相恶"等，讲的就是药物各有其性味功效，当某些药物合用时，有的会协同增强治疗效果，有的却会带来毒副作用，使病情加重，药物和食物同用也是如此。

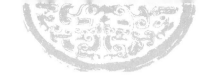

《本草纲目》中有许多有关服药忌口的内容，如：甘草忌猪肉、菘菜、海菜；黄连、胡黄连忌猪肉、冷水；苍耳忌猪肉、马肉、米泔；吴茱萸忌猪心、猪肉；丹参、茯苓、茯神忌醋及一切酸等。

是否需要忌口以及怎样忌口，需要结合具体情况来看，主要分为以下几类情况。

1. 量的控制

过量饮食会超过脾胃运化的能力，使气机升降失去常度，从而产生各种病症。《素问·生气通天论》曰："因而饱食，筋脉横解，肠澼为痔；因而大饮，则气逆。"《素问·痹论》曰："饮食自倍，肠胃乃伤。"

2. 偏食忌口

过于偏食会导致各种相应病症。《素问·五脏生成》曰："是故多食咸，则脉凝泣而变色；多食苦，则皮槁而毛拔；多食辛，则筋急而爪枯；多食酸，则肉胝䐃而唇揭；多食甘，则骨痛而发落。此五味之所伤也。"意思是说：过食咸味，会使血脉凝塞不畅，颜面色泽发生变化；过食苦味，会使皮肤枯槁而毫毛脱落；过食辛味，会使筋脉劲急、爪甲枯干；过食酸味，则使肌肉粗厚皱缩而唇部出现裂纹或裂口；过食甘味，则使骨骼疼痛而头发脱落。

3. 因时忌口

忌口随地域、季节和体质的变化而变化。有一些食物在春天要忌口，但到秋天或者冬天就可以吃了，所以有些食物并不是说一辈子都不能吃，而是取决于不同季节和自身体质。春季多湿，忌寒湿之品；夏季多暑，忌辛热煎炒之食；秋季多燥，忌损津香燥之品；冬季多寒，忌生冷寒凉之物。

4. 因体质忌口

每种体质都有其相对应的食物忌口。壮热之体忌肥肉、多糖、咸食之品；阳虚之体忌寒凉之食；阴虚火旺之体忌辛热香燥之食；阴霾之人忌寒湿之物；湿重之人忌油腻之食等。小孩和老人的脾胃比较虚弱，不建议吃生冷或是偏硬的食物；孕妇不可以吃太多辛辣刺激食物，因为会刺激到胎儿。

5. 因病忌口

不同疾病有相对应的食物忌口。《素问·热论》曰："病热当何禁之……病热少愈，食肉则复，多食则遗，此其禁也。"书中明确提出，在外感热病的后期，症状遗留的主要原因是食肉与多食。有伤风感冒或者起麻疹倾向的人群，忌吃生冷油腻食物，避免内邪不能排出而困在体内；因滞气而出现胸闷情况的人群，忌吃豆类或者薯类，这些可能会令胀气更加严重；有痔疮或者皮肤红肿的人群，忌吃温热食物，比如羊肉和辣椒，以免助热生火。

6. 因药忌口

某些食物的服用会增强或降低某些药物的功效。例如，正在服用健脾和胃、温中益气中药的人群，饮食却为性凉滑肠之类，如此便无法起到温中健脾、益气和胃的治疗效果。若是服用清热解毒中药的人群，就不可以吃辣椒或者羊肉等温热食物，因为这些食物跟药物有相反作用。若是治疗失眠的人群，在吃宁心安神药物，这时就不能吃温热刺激食物，以免令自己更加睡不着。

7. 阻碍药物吸收的食物

无论服用何种药物，都应避免油腻、肥厚、生硬、不易消化、会阻碍药物吸收的食物。《本草经集注·序录》曰："服药不可多食肥猪、犬肉、肥羹及鱼臊脍。"《备急千金要方·服饵》曰："凡饵汤药，其粥、食、肉、菜皆须大熟。熟即易消，与药相宜；若生则难消，复损药力。"此类食物腻滞生热、生痰，食后会助长病邪，使病情加重。

8. 可能改变药物药性的食物

某些食物会改变某些药物的药性，降低药物的疗效。服用清热解毒及清热凉血药（如石膏、银花、连翘、山栀、生地、丹皮等）及滋阴药（石斛、沙参、麦冬、知母、玄参等），忌胡椒、辣椒、桂圆、羊肉、狗肉、烧酒等辛辣刺激食物。服用化湿药物，忌生冷瓜果、饴糖、糯米、猪肉等食物。服用温里药，忌生冷食物。服用活血化瘀药，忌蚕豆、鱼等酸冷食物。服用滋补中药，忌生冷、油腻食物。

9. 可能会加重病情的食物

有一类食物被称为"发物"，"发"有发出、升发、发散等含义，发物是进食常规用量即可使人体发生某种异常反应的食物，也就是说这类食物有诱发疾病或加重疾病的作用。发热之物即为可使人体产生上火现象的食物，如葱、姜、韭菜、羊肉、狗肉等性温热、辛辣，易助热上火的食物。忌食人群包括热性体质、阴虚火旺者，结核病患者及伤口有炎症者，发热口渴、大便秘结之人。

10. 影响药效或对身体有不良影响的食物

辛辣类：性辛热，可通阳健胃，过多食用则易生痰动火，散气耗血。阴虚阳亢者，血证、温病、痔瘘、痈疖患者忌食。此类食物包括葱、蒜、韭菜、生姜、酒、辣椒等。辣椒属热性，若有发热、便秘、尿短赤、口干渴、唇燥、咽喉肿痛、鼻衄、舌质红等热象者食用，必然会加重"上火"症状，从而抵消清热凉血及滋阴药物的功效，故热证病人就诊中医时不可吃辣椒。

海腥类：性寒，且含有大量蛋白质，容易与中药产生过敏反应，经常食用容易诱发胃肠性疾病。胃肠功能欠佳及过敏者忌食。此类食物包括淡水鱼及海鱼等。

生冷类：性多寒凉，易影响胃肠功能。虚寒体质者及胃肠病患者忌食。此类食物包括白萝卜、西瓜、冬瓜、绿豆、生梨、柚子、甘蔗、鳖等。其中，白萝卜性寒，具有消食、化痰、理气之功效，若体质虚寒及胃肠病患者食之，易寒上加寒，使胃肠功能更差。（另外，萝卜与人参不可同时服用，因其药性相恶，同时服用会降低或消除人参和其他滋补药的效力。）

油腻类：因油腻之物性燥热，不易消化，有损脾胃健运，故凡外感、黄疸、泄泻、胃肠病及"上火"者忌食。此类食物包括动物油脂及油煎、油炸的硬固食物等。

茶、咖啡：服用中药时，尽量不要饮茶和咖啡。因茶叶中含有单宁酸，咖啡中含有咖啡因，这些物质都有可能与中药的生物碱发生反应，产生沉淀后影响药物吸收，同时可因兴奋中枢神经、利尿等作用而影响疗效。茶也是一味中药，味苦，可以降气、清火、生津液。例如，治疗头痛的川芎茶调散、菊花茶调散，便是在川芎、细辛等疏风止痛药的基础上，以茶叶调服，因此被称为茶调散。茶还可解药性，古有"神农尝百草，日遇七十二毒，得茶而解之"，故服用补气、安神等中药更不能以茶送服。

酒：服中药期间不建议饮酒。酒的辛辣刺激特性，易损伤脾胃；酒精的代谢会加重肝脏负担；中药成分复杂，酒可与其中的某些有效成分发生化学反应而影响药物疗效；酒味辛性热，对于热病患者，酒更会加重病情。酒，味甘、苦、辛，性温、热，归心、肝、肺、胃经。酒辛散温通，性擅走窜，温热而升，可活血通脉，舒筋活络，补益气血，引行药势，是最古老的药食两用之品。对某些特定疾病，酒和中药可共同起到治疗作用，常用于风寒痹痛、胸痹心痛、脘腹冷痛等，如《本草纲目·谷部第二十五卷·酒》记载了69种不同的酒疗方，《金匮要略》中治疗胸痹心痛的瓜蒌薤白白酒汤。

 二 孕妇忌食

孕妇在怀孕期间有很多食物是不能吃的。这些食物可能导致轻微的腹泻，严重的情况下甚至会引起流产或胎儿畸形。

1. 山楂

很多孕妇喜欢吃酸酸甜甜的食物，有时候会想吃山楂。但山楂有引起子宫收缩的作用，尤其是对于有习惯性流产、自然流产以及有先兆流产征兆的孕妇来说，最好不吃为妙。孕妈妈可以选择食用番茄、樱桃、葡萄、草莓等酸味食品作为替代品。

2. 杏子

味酸，性大热，且有滑胎作用。妊娠胎气胎热较重，故产前一般应吃清淡食物，而杏子性热，一次食杏过多，还会引起上火甚至滑胎。

3. 杏仁

杏仁中含有较多的苦杏仁苷，而该物质摄入机体后，可在体内产生氢氰酸，这是一种容易挥发的弱酸，具有毒性。进食过多的杏仁，可能会因为摄入过多的氢氰酸，导致呼吸细胞死亡，从而增加窒息的风险。过多食用杏仁能使胎儿窒息死亡。为避免其毒性物质透过胎盘屏障影响胎儿，孕妇禁食杏仁。

4. 桂圆

桂圆具有滋润肺脏，补血安神的功效。李时珍曾在《本草纲目》中记载："食品以荔枝为贵，而资益则龙眼为良。"可见，桂圆的营养价值之高。从中医角度来说，虽然理论上桂圆有安胎的功效，但是孕妇不宜多吃桂圆，妇女怀孕后，大都阴血偏虚，阴虚则生内热。中医主张胎前宜凉，而桂圆性热，因此为了避免可能出现的意外，孕妇应慎食桂圆。

5. 菠菜

人们一直认为菠菜含丰富的铁质，具有补血功能。其实，菠菜中含铁不多，而是含有大量草酸。草酸可影响锌、钙的吸收。孕妇体内钙、锌的含量减少，会影响胎儿的生长发育。

6. 螃蟹

螃蟹属于生冷海鲜类，首先海鲜类切忌生冷食用，变质不新鲜的更不要食用。其次螃蟹属于寒性食品，具有活血化瘀、消肿的功效，孕妇食用容易引起胎动，有易滑胎之说。《本草纲目》中记载"蟹爪，堕生胎，下死胎"。就是说吃蟹爪容易造成孕妇流产，但有助于排出死胎。

7. 动物肝脏

动物肝脏中各种营养成分很高，包括20%的蛋白质，多种维生素以及钙、铁等人体必需的营养物质。肝脏还有补血养颜、防止夜盲症的效果，但肝脏虽好，却不适合孕妇食用。多年前人们就发现了孕妇服用动物肝脏与胎儿畸形相关联。后来大量医学实验表明，孕期尤其是孕早期前3个月，孕妇每天所摄入的维生素A超过15 000国际单位就会增加胎儿畸形的危险性。而且，在给牲畜迅速催肥的现代饲料中，添加了过多的催肥剂，往往在动物内脏中堆积，孕妇过食猪肝，对胎儿发育危害很大，甚至会致畸。所以孕妇应尽量少吃或是不吃动物肝脏，减少胎儿先天畸形的风险。

8. 浓茶

茶叶中含有不少氟化物成分，一杯浓茶中氟化物含量可达 1.25 毫克。如果用来喂养孕鼠，则会发现所生小鼠有骨骼方面的畸形。氟对胎儿的危害虽然尚未肯定，但还是不饮浓茶为好。孕期饮浓茶，不仅易患缺铁性贫血，影响胎儿的营养物质供应，而且由于浓茶内含有咖啡因，还会增加孕妇的心跳和排尿次数，增加孕妇的心脏和肾脏负担，有损母体和胎儿的健康。

9. 咖啡

据研究，孕期每天摄入 200 毫克以上咖啡因，流产率增加 1 倍，200 毫克以下咖啡因才比较安全。胎儿对咖啡因尤为敏感，咖啡因能迅速通过胎盘作用于胎儿，使胎儿受到不良影响。有人对孕鼠进行注射咖啡因实验，证实仔鼠在咖啡因的作用下易发生腭裂、脑膜膨出、脊柱裂、无下颌、无眼、骨骼异常、矮小、四肢畸形等现象。

10. 酒精

酒精是小分子，进入母亲的血后能通过胎盘屏障伤害胎儿，造成胎儿酒精中毒综合征（FASD）。孕期头 3 个月酗酒可能令婴儿出现严重的大脑问题或身体障碍。孕中期饮酒则会增加流产概率。孕晚期饮酒会让婴儿智力降低，更可能在长大后出现行为和学习问题。

11. 薏米

薏米属于一种可食用也可以药用的食物，中医认为其质滑利。药理实验证明薏仁对子宫平滑肌有兴奋作用，可促使子宫收缩，因而有诱发流产的可能，尤其是孕早期 3 个月更要慎食。

12. 过多香料

孕妇吃热性作料如小茴香、八角、花椒、胡椒、桂皮、五香粉等容易消耗肠道水分，使胃肠分泌减少，造成肠道干燥、便秘。发生便秘后，孕妇必然用力屏气解便，使腹压增加，压迫子宫内的胎儿，易造成胎动不安、早产等不良后果。味精的主要成分是谷氨酸钠，血液中的锌与其结合后便从尿中排出，味精摄入过多会消耗大量的锌，导致孕妇体内缺锌，也要少用。

13. 生奶生蛋

未经巴氏消毒的生奶或生蛋可能会传染李斯特菌。这种细菌能经胎盘传播，

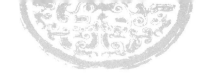

造成流产死产，应忌用。

分娩后数小时至1年、凡为婴儿哺乳的妇女均称为乳母，在此也延伸介绍乳母相关的饮食宜忌。乳母的营养状况不仅与其产后身体恢复有关，还将通过乳汁质和量的变化影响婴儿的生长。重视乳母的合理营养，既有利于促进母亲本人的健康，也有利于促进婴儿的健康成长。乳母除了要有足够的营养来补充分娩时消耗和用于生殖器官的恢复外，还要供给婴儿乳汁，以保证婴儿健康生长。因此，妇女产后应摄入的营养量比妊娠时还要多，膳食要求食物种类多样，数量足够，具有较高的营养价值。如动物性食品与豆制品可提供优质蛋白质；牛乳富含钙；新鲜蔬菜和水果中有多种维生素、矿物质和膳食纤维；海产品如海带、紫菜、虾米等富含钙和碘等。乳母每日的膳食组成一般应包括：粮谷类450~500克，蛋类50~150克，豆制品50~100克，鱼、禽、畜肉类150~200克，牛乳250~500毫升，蔬菜500克（绿叶蔬菜占1/2以上），水果100~200克，食糖20克左右，烹调油20~30克。调味品适量，食盐应适当限制。一般产后1~2天，产妇很疲劳，胃肠功能虚弱，因此，要进食营养丰富、味道清淡、容易消化的饮食。生产2天以后，就要开始泌乳，喂养乳儿，必须不断补充乳母营养需要，才能使乳汁分泌正常。因此，在这时期，除三餐饮食外，还要增补"三高"饮食，即高蛋白、高脂肪、高汤饮食，并应补充钙、磷等矿物质及维生素。民间流传的各种"发奶汤"基本上符合"三高"饮食要求，但不能急于进补，应遵循循序渐进的原则，由清淡饮食逐渐地过渡到"三高"饮食。由于乳汁分泌与乳母的饮水量有关，餐间还要多饮水或牛奶、豆浆等饮品。

关于产后是否要忌口，一般认为在产后2~3天内应尽量少食盐，因为咸能耗血，影响乳汁的分泌。生冷、辛辣食品、酒等刺激性强的食品则应避免食用。如果乳母过多食用寒凉食物，可致乳儿脾虚而泄泻，烹饪时加生姜数片，可去寒气；乳母过多食用甘肥油腻食物，亦可致乳儿食积腹泻。此外，乳母服用某些药物对乳儿亦有各种影响，应当谨慎使用。

三 月令摄养

根据中医学理论，食物的月令摄养是基于《黄帝内经》和《四季养生》等书籍所述的理论，结合气候、人体生理变化和食物属性，提倡在不同月份、节气和季节选择适宜的食物，以达到保健养生的目的，有助于人体适应季节变化、调

从现代营养学和中医学角度解读《食物辑要》

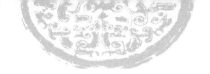

整体质、增强抵抗力，保持身心健康。

【按季节分类】

1. 春季（立春至立夏）

季节特点：春季气候逐渐回暖，阳气上升，万物生长，人体阳气也开始复苏，易受风邪侵袭。应注意清肝明目、清热解毒。

推荐食物：菠菜、生姜、香菜、苦瓜、茶叶、葡萄柚。

中医理论：春季属木，应养肝，调畅情志，清热利湿，保护肝脏，顺应春季阳气升发之势。

2. 夏季（立夏至立秋）

季节特点：夏季气候炎热、潮湿，人体易受暑湿侵袭。应注意清热解毒、利湿祛火。

推荐食物：黄瓜、荷叶、苦瓜、绿豆、冬瓜、草莓。

中医理论：夏季属火，应养心清热，滋阴养血，清热解毒，以防中暑热盛。

3. 秋季（立秋至立冬）

季节特点：秋季气温逐渐凉爽，人体阳气开始收敛，易受燥邪侵袭。应注意润燥滋阴、养血益气。

推荐食物：梨、芝麻、核桃、燕窝、银耳、白木耳。

中医理论：秋季属金，应养肺润燥，益气养阴，滋润肺部，以防秋燥伤肺。

4. 冬季（立冬至立春）

季节特点：冬季气温寒冷，阳气内收，人体易阳虚体寒。应注意温补固表、滋阴养肾。

推荐食物：红枣、山药、羊肉、桂圆、核桃、黑豆。

中医理论：冬季属水，应养肾壮阳，补虚温阳，滋阴养血，防寒保暖。

【按节气分类】

1. 立春

季节特点：立春标志着春季的开始，万物复苏，气温逐渐回暖，宜选择温和滋补的食物。

推荐食物：桂圆、红枣、菜花、茭白、香梨。

中医理论：立春养生需要滋润肝肾，调养肝气，宜食用上述食物调理身体，平衡阴阳。

2. 雨水

季节特点：雨水节气气温回暖，春雨润物，宜选择清热解暑、除湿化痰的

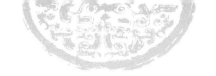

食物。

推荐食物：苦瓜、黄瓜、绿豆、绿茶、荸荠。

中医理论：雨水养生需清热利湿，防燥解暑，促进体内湿邪的排出，调理脾胃。

3. 惊蛰

季节特点：惊蛰节气阳气上升，春雷始鸣，宜选择清肝明目、舒筋活血的食物。

推荐食物：荷叶、菠菜、核桃、黑芝麻、鲤鱼。

中医理论：惊蛰养生需养肝阳、激发活力，调养肝气，宜食用上述食物滋养身体，增强体质。

4. 春分

季节特点：春分节气昼夜平分，宜选择温和滋补、活血化瘀的食物。

推荐食物：山药、莲子、红枣、银耳、蜂蜜。

中医理论：春分养生需补充气血，调节阴阳平衡，宜食用上述食物调理五脏，促进体内气血运行。

5. 清明

季节特点：清明节气春风明媚，气温回暖，宜选择清热解暑、润燥滋阴的食物。

推荐食物：梨、绿豆、荠菜、黄豆芽、苡仁。

中医理论：清明养生需清热利湿、调节肝胆，宜食用上述食物清肝明目，滋养肝胆。

6. 谷雨

季节特点：雨水生百谷，宜益气健脾、活血化瘀。

推荐食物：小麦、大豆、蚕豆、玉米、油菜、蚬壳。

中医理论：养生健脾，活血化瘀，调养脾胃。

7. 立夏

季节特点：阳气上升，气温升高，宜清热祛湿、润肺生津。

推荐食物：茄子、荷叶、荠菜、黄瓜、荞麦、西瓜。

中医理论：清热祛湿，养阴生津，润肺抗燥。

8. 小满

季节特点：麦类生长繁茂，气温慢慢升高，宜清热补阴、利尿排毒。

推荐食物：绿豆、黄瓜、丝瓜、佛手、苦参。

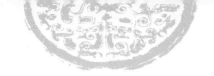

中医理论：清热利湿，补阴生津，利尿消肿。

9. 芒种

季节特点：五谷渐熟，炎热天气，宜清热解暑、益气生津。

推荐食物：玉米、茄子、黄瓜、荔枝、杨梅等。

中医理论：清热解暑，益气生津，调养脾胃。

10. 夏至

季节特点：阳气最旺，日照最长，宜清热解暑、养阴润燥。

推荐食物：绿豆、瓜类、梨子、橙子、乳品等。

中医理论：清热解暑，养阴润燥，消暑降火。

11. 小暑

季节特点：气温最热，暑热正隆，宜清热解暑、理气生津。

推荐食物：绿豆芽、黄瓜、西瓜、菜花、柠檬等。

中医理论：清热解暑，理气通窍，生津止渴。

12. 大暑

季节特点：天气持续炎热，防暑降温，宜清热解毒、补益元气。

推荐食物：荷叶、丝瓜、苦瓜、黄瓜、草莓等。

中医理论：清热解暑，补益元气，调养阴阳。

13. 立秋

季节特点：暑去凉来，秋意初现，宜润燥养阴、益肺生气。

推荐食物：梨子、白果、莲子、菊花、瓜子等。

中医理论：润燥养阴，益气健脾，平衡阴阳。

14. 处暑

季节特点：暑气减退，秋凉渐临，宜清凉润燥、润肺养阴。

推荐食物：藕、石榴、柿子、秋葵、扁豆等。

中医理论：清热润燥，益气阴，养生健身。

15. 白露

季节特点：露水寒凉，秋意渐浓，宜润肺添津、益脾养胃。

推荐食物：梨、银耳、荸荠、莲藕、绿豆等。

中医理论：润肺添津，益脾养胃，调养五脏。

16. 秋分

季节特点：白昼夜晚平分，阴阳交接，宜调理脾胃、益气养阴。

推荐食物：山药、莲子、柿子、苹果、核桃等。

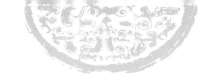

中医理论：调理脾胃，益气养阴，平衡阴阳。

17. 寒露

季节特点：露水寒凉，天气渐冷，宜温补益肺、养阴润肠。

推荐食物：南瓜、板栗、柚子、艾叶、橄榄等。

中医理论：温补肺气，益阴润燥，养生保健。

18. 霜降

季节特点：霜降初露，气温渐冷，宜温补益肾、滋阴养血。

推荐食物：山药、核桃、菊花、鸡、狗肉等。

中医理论：温补肾阳，养阴滋补，壮阳添精。

19. 立冬

季节特点：冬天正式开始，寒气逼人，宜温补养阳、益肾固精。

推荐食物：韭菜、羊肉、葡萄、海参、辣椒等。

中医理论：温补养阳，益肾固精，调理气血。

20. 小雪

季节特点：初雪飘落，气温更冷，宜温补养阴、调理气机。

推荐食物：柿子、蜂蜜、桂圆、菠萝、驴肉等。

中医理论：温补养阴，固脾益肺，调理气机。

21. 大雪

季节特点：大雪覆盖，严寒凛冽，宜温补养阴、滋阴润燥。

推荐食物：柿子、芝麻、鲍鱼、豆腐、雪梨等。

中医理论：温补肾阳，滋阴润燥，壮阳益智。

22. 冬至

季节特点：阴气最旺，日照最短，宜温补养阳、调理气血。

推荐食物：羊肉、栗子、饺子、酒酿、黑枣等。

中医理论：温补养阳，调理气血，健脾益胃。

23. 小寒

季节特点：天寒地冻，寒气透骨，宜温补养阳、壮筋骨。

推荐食物：姜、乌鸡、姬菇、虎豹鱼、黑木耳等。

中医理论：温补养阳，壮筋骨，祛风驱寒。

24. 大寒

季节特点：一年中最寒冷的日子，天寒地冻，宜温补养阳、益肾助阳。

推荐食物：羊肉、蜂蜜、燕窝、墨鱼、松子等。

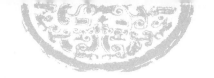

中医理论：温补养阳，益肾助阳，强身健体。

【按月份分类】

1. 一月（立春后）

季节特点：阳气初生，大地开始回春。

推荐食物：桂圆、红枣、南瓜、韭菜、羊肉等。

中医理论：养肝血，滋阴养阳，平衡阴阳。

2. 二月（雨水后）

季节特点：气温回暖，春雨连连。

推荐食物：苦瓜、黄瓜、绿叶蔬菜、豆类、草鱼等。

中医理论：清热利湿，解暑除烦，化湿祛痰。

3. 三月（惊蛰后）

季节特点：万物生长，春光明媚。

推荐食物：山药、荠菜、菠菜、桂圆、黄鳝等。

中医理论：养胃健脾，补益肝肾，调理气血。

4. 四月（春分后）

季节特点：春暖花开，草木萌发。

推荐食物：山楂、菠菜、茄子、笋子、荸荠等。

中医理论：调养肝胆，生津润燥，平衡阴阳。

5. 五月（清明后）

季节特点：春风徐徐，百花争艳。

推荐食物：茄子、韭菜、荸荠、鲫鱼、鲜荔枝等。

中医理论：清热祛湿，养肝护肝，益肾固精。

6. 六月（谷雨后）

季节特点：夏日炎炎，万物蓬勃生长。

推荐食物：黄瓜、西瓜、草莓、豆制品、草鱼等。

中医理论：清热解暑，利尿消肿，调理心脏。

7. 七月（立夏后）

季节特点：盛夏时节，暑气升腾。

推荐食物：番茄、豆芽、黄瓜、绿豆、鱼虾等。

中医理论：清热解暑，润燥生津，养阴平衡。

8. 八月（处暑后）

季节特点：暑气减退，秋意初现。

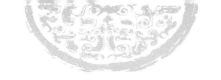

推荐食物：梨、瓜、菠菜、石榴、豆腐等。

中医理论：凉血润燥，养胃护脾，养生健身。

9. 九月（白露后）

季节特点：气温开始下降，露水凝结。

推荐食物：莲子、柿子、山药、石斛、扇贝等。

中医理论：润燥养阴，益胃生津，调理脾胃。

10. 十月（寒露后）

季节特点：露气渐凝，寒意渐显。

推荐食物：梨、白果、菊花、瓜子、榛子等。

中医理论：凉血润燥，益肺健脾，调理气血。

11. 十一月（立冬后）

季节特点：冬日寒冷，阳气渐衰。

推荐食物：柿子、银耳、莲藕、山药、白果等。

中医理论：温补养阳，益肾固精，调理气血。

12. 十二月（小雪后）

季节特点：初雪飘落，冷意逼人。

推荐食物：苹果、雪梨、蜂蜜、草莓、莴苣等。

中医理论：温补养阴，滋阴润燥，调理气血。

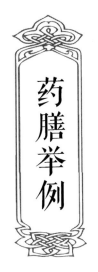

药膳举例

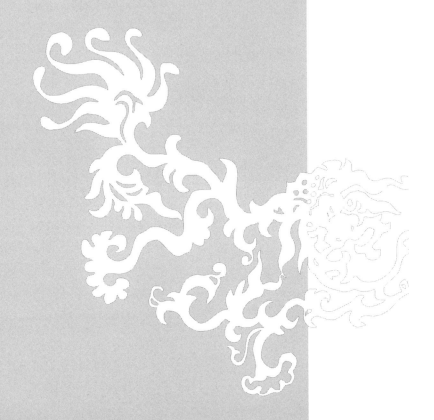

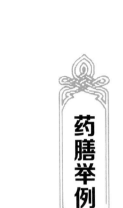

药膳举例

1. 冬瓜粥

【组成】新鲜连皮冬瓜 80~100 克（冬瓜子亦可，干者 10~15 克，鲜者 30 克），粳米 100 克。

【功效应用】利尿消肿，清热止渴，降脂减肥。适用于脾胃湿热证，症见小便不利，浮肿肥胖，口干胸闷等。可用于治疗急慢性肾炎水肿，缓解暑热烦闷、口干作渴、肺热咳嗽等病症。

【制法食法】将冬瓜洗净，切块，加粳米煮粥。用冬瓜子者则先用冬瓜子煎水，去渣取汁，再以汁加米煮粥，粥成后即可服食。

【饮食注意】冬瓜性寒，脾胃虚寒者不宜过食；久病及阴虚者禁食。

2. 郁李仁菠菜粥

【组成】郁李仁 20 克，菠菜 100 克，粳米 150 克，冰糖适量。

【功效应用】本品鲜甜味香，有滋阴润燥的功效。适用于肠燥便秘者，表现为肠胃燥热、大便秘滞，或水肿胀满及脚气浮肿者。

【制法食法】将郁李仁研成细粉；菠菜洗净，切段，焯水待用。将粳米用清水反复淘洗干净后放入锅内，加水 1 000 毫升，置旺火烧沸，再用小火煮 35 分钟，然后加入郁李仁粉、菠菜，用适量冰糖调味煮熟即成。

【饮食注意】阴虚液亏者及孕妇慎食。

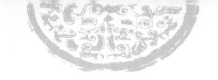

3. 黄芪冬瓜粥

【组成】炙黄芪 30 克，带皮冬瓜 1 000 克，粳米 100 克。

【功效应用】此粥可用于改善身体肥胖、面浮虚肿、神疲喜卧、大便不实等症。适用于脾气虚者，表现为腹胀食少、大便溏薄、倦怠乏力、少气懒言，或形体肥胖、肢体浮肿等；适用于中气下陷者，表现为脘腹坠胀，食后益甚，或便意频数、肛门坠胀，或久泻久痢，甚至脱肛或子宫下垂；适用于肺气虚者，表现为咳喘日久、气短神疲；适用于气虚自汗者，表现为平时汗出较多，动辄益甚，伴气短乏力等。

【制法食法】将黄芪清洗干净切成小片，放入砂锅中水煎成药汁，再将药汁与冬瓜、粳米一起入锅，熬粥即可。

【饮食注意】肾阴虚、湿热、热毒炽盛者及肺结核患者禁食。

4. 五仁粳米粥

【组成】芝麻、松子仁、柏子仁、胡桃仁、甜杏仁各 10 克，粳米 100 克，白糖适量。

【功效应用】甜杏仁中不仅蛋白质含量高，而且富含的膳食纤维可以让人减少饥饿感，这对保持体重有益。膳食纤维有益肠道组织，并且可降低结直肠癌、高脂血症和心脏病的发病率。一般人群均可食用，适合咳嗽气喘及肠燥便秘者。

【制法食法】将芝麻、松子仁、柏子仁、胡桃仁、甜杏仁五仁碾碎，与粳米100 克，加水煮粥。服用时加少许白糖，每日早晚服用。

【饮食注意】杏仁含有大量的脂肪酸，肠胃虚弱的人最好少吃杏仁；婴儿及大便溏泻者慎食。

5. 鲤鱼汤

【组成】鲤鱼 1 条（约重 500 克），白术 15 克，生姜、白芍、当归各 9 克，茯苓 12 克。

【功效应用】健脾养血，利水减肥。适用于痰湿内盛证，症见小便不利、头晕、四肢浮肿等。可用于肥胖症、妇人妊娠足胫水肿、肝硬化腹水等的辅助治疗。

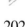

【制法食法】将鲤鱼去鳞、肠，洗净备用；将余下5味切碎煎煮，去渣取汁，以药汁煮鱼，待鱼熟后加入食盐调味即可。食鱼肉喝汤，1日内分3~5次食用完。

【饮食注意】白芍反藜芦，勿与含藜芦的药物同用。

6. 火麻仁排骨汤

【组成】火麻仁50克，排骨300克，水200毫升，食盐、鸡精各适量。

【功效应用】具有通便补虚的作用，对于便秘兼体虚者尤为适宜。适合老人、产妇及体弱精血不足的肠燥便秘者。

【制法食法】排骨用沸水焯一下去血水；火麻仁清洗干净后，与排骨一起放入锅内熬汤。水开后，用小火煮1小时，加食盐、鸡精即可。

【饮食注意】大便溏泄者忌食。

7. 海带紫菜汤

【组成】紫菜5克，海带15克，冬瓜皮20克，盐少许。

【功效应用】淡渗利湿，降脂降压，降糖减肥。适用于高脂血症、高血压、糖尿病、肥胖患者。

【制法食法】将紫菜、海带（泡发）、冬瓜皮分别洗净，共入砂锅，加入适量清水，煮至海带熟，加入少许精盐即可。

【饮食注意】脾胃虚寒、寒湿蕴结者慎食。

8. 参芪鸡丝冬瓜汤

【组成】鸡脯肉200克，党参6克，黄芪6克，冬瓜200克，黄酒、精盐、味精各适量。

【功效应用】健脾补气，轻身减肥。适用于脾虚气弱证，症见体倦怠动，嗜睡易疲，食少便溏，或见头面浮肿、四肢虚胖等。可用于脂肪肝、肾炎水肿等的辅助治疗。

【制法食法】将鸡脯肉洗净切丝，冬瓜削皮，洗净切片；党参、黄芪洗净。将鸡肉丝、党参、黄芪放入砂锅中，加水500毫升，小火煮至八成熟，再放入冬瓜片，加精盐、黄酒、味精，仍用小火慢炖，待冬瓜炖至熟烂即成。单食或佐餐长期食用。

【饮食注意】脾胃虚寒、湿热壅盛者慎食。

9. 芦荟瘦肉汤

【组成】新鲜芦荟100克，猪瘦肉200克，枸杞子10克，盐、料酒、味精、葱姜水、淀粉、葱花各适量。

【功效应用】清热解毒，健胃通便，美容护肤，是清肝泻火的佳品。适用于热结便秘，表现为大便干结，艰涩难下，面红身热，腹胀腹痛，口干口臭，小便短赤等；适用于肝经火盛者，表现为便秘溲赤，头晕头痛，烦躁易怒、惊痫抽搐等；适用于小儿虫积腹痛，面色萎黄，形瘦体弱者。

【制法食法】取适量鲜芦荟，先切丝，然后焯捞拐出；猪瘦肉洗切细丝，加入适量葱姜水、料酒、味精和盐，抓匀腌片刻，然后加入淀粉抓匀备用。锅中加水烧开，下入肉丝搅散，快熟时加入芦荟和枸杞子，煮开后关火，撒入葱花即可。

【饮食注意】脾胃虚寒、年老体弱者、婴幼儿及孕妇慎食。

10. 青鸭羹

【组成】青头鸭1只，草果1个，赤豆250克，精盐、葱各适量。

【功效应用】健脾开胃，利尿消肿。

【制法食法】鸭宰杀后去毛及肠杂后洗净备用；赤豆与草果放入鸭腹内；加水适量，用小火炖至鸭熟烂时，加葱适量、盐少许即可。空腹吃肉喝汤，亦可佐餐。

【饮食注意】不宜与木耳、胡桃、豆豉同时食用。

11. 赤豆羹

【组成】赤豆100克，桑白皮15克，白术10克，鲤鱼1条（约重1000克），橘皮、葱白、生姜、醋各适量。

【功效应用】健脾和胃，利水消肿。适用于脾虚不运证，症见形体肥胖，小便短少，四肢浮肿等。可用于肥胖症、慢性肾炎、肝硬化腹水等的辅助治疗。

【制法食法】鲤鱼去鳞、肠，洗净备用；赤豆淘洗干净；将桑白皮和白术装入纱布袋中，扎紧；将鲤鱼、赤豆、药袋一同放入锅中，加水煮；至鱼熟后，去药袋，捞出鱼肉、赤豆，留汤加葱白、生姜、橘皮、醋调味做羹。佐餐，食鱼肉、赤豆，喝汤。

【饮食注意】因盐中含不利消除水肿的钠，故本膳忌用食盐调味；阴虚津伤者慎食。

12. 茼蒿炒萝卜

【组成】白萝卜 200 克，茼蒿 100 克，菜油 100 克，花椒、淀粉、盐、香油、味精各适量。

【功效应用】健脾和胃，利水消肿。适用于单纯性肥胖痰浊中阻证，症见肢重倦怠，疲乏嗜睡，头晕头胀，胸闷腹胀，但食欲旺盛，偏嗜肥甘厚腻之品，喉咙有痰，手足麻木，舌体胖大，舌苔黄或白，脉弦滑有力。可用于单纯性肥胖、高脂血症、脂肪肝、咳嗽的辅助治疗。

【制法食法】白萝卜洗净后切成条，茼蒿洗净后切成段；炒锅加入适量菜油烧热后，放入花椒炸出香味，然后加入白萝卜条煸炒，萝卜七成熟时放入茼蒿，加适量盐和味精翻炒，萝卜和茼蒿熟透后淋淀粉汁勾芡，起锅前加少许香油即成。佐餐服，30 天为 1 个疗程。

【饮食注意】萝卜会降低参类中药的补气功效，故服用参类药物时忌食本方。

13. 杨梅汁

【组成】新鲜杨梅 15 颗，水 2 000 毫升，冰糖 5 克，盐适量。

【功效应用】杨梅汁既能开胃生津，消食解暑，又能阻止体内的糖向脂肪转化，有助于减肥。适用于烦渴、胃痛、急性胃肠炎、痢疾患者，以及口腔咽喉炎患者、肥胖、习惯性便秘患者。

【制法食法】用清水洗净杨梅，调配适度盐水，腌渍杨梅约半小时；烧开水后加入冰糖，待冰糖完全融化后将杨梅放入，小火煮 15 分钟；用勺子和漏勺搭配将杨梅压扁，丢掉核继续煮 10 分钟后，用漏勺将杨梅肉滤出；将杨梅汁盛在容器中，放置在冰水中冷却，待冷却后将杨梅汁密封在玻璃罐中，放入冰箱

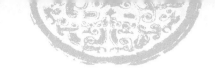

即可。

【饮食注意】溃疡者及上火、牙痛、胃酸过多者忌用。

14. 荷叶减肥茶

【组成】荷叶 50 克，生山楂 10 克，生薏苡仁 10 克，橘皮 10 克。

【功效应用】理气行水，化食导滞，降脂减肥。适用于痰湿内蕴证，症见体形肥胖，腹部肥满松软，面部皮肤油脂较多，多汗且黏，胸闷，痰多，面色淡黄而暗，眼胞微浮，容易困倦，舌体胖大，舌苔白腻，身重不爽，喜食肥甘甜腻，大便正常或不实，小便不多或微混。可用于单纯性肥胖，也可用于高脂血症的辅助治疗。

【制法食法】将以上药食均洗净晒干，研为细末，混合均匀。将药末放入开水瓶，冲入沸水，加塞，约泡 30 分钟后即可饮用，以此代茶，每日 1 剂，水饮完后可再加开水浸泡。连服 3~4 个月。

【饮食注意】肥胖见有阴虚征象者或阳虚较重者禁食。

附：二十四节气当令食物及药膳

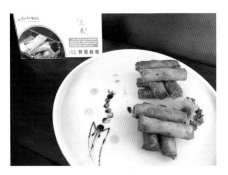

立春：荠菜春卷

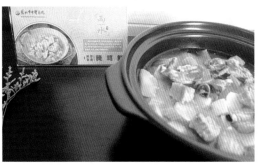

雨水：腌笃鲜

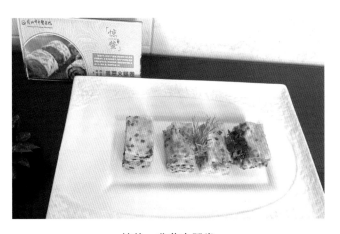

惊蛰：韭菜火腿卷

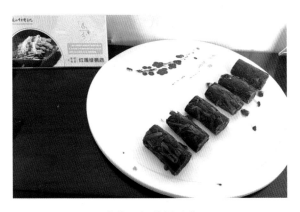

春分：红嘴绿鹦鹉

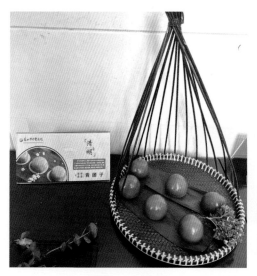

清明：青团子

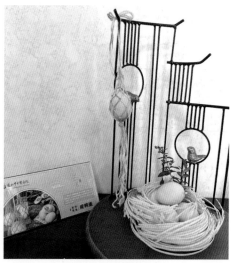

立夏：咸鸭蛋

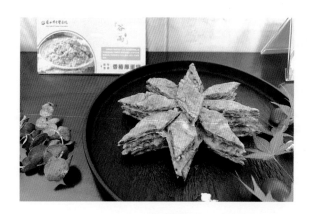

谷雨：香椿厚蛋烧

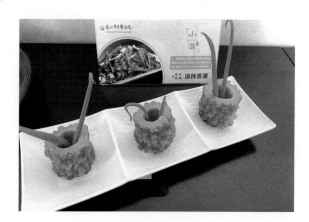

小满：凉拌苦菜

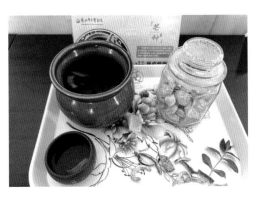

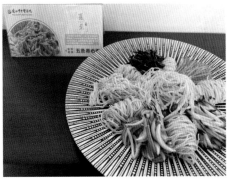

芒种：陈皮酸梅饮　　　　　　　　　　　夏至：五色养心面

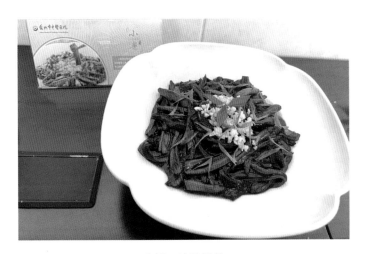

小暑：响油鳝丝

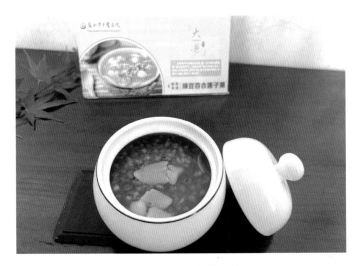

大暑：绿豆百合莲子羹

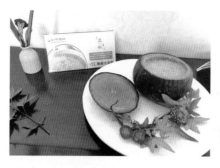
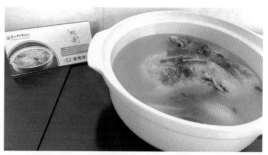

立秋：南瓜小米粥　　　　　　　　　　处暑：老鸭煲汤

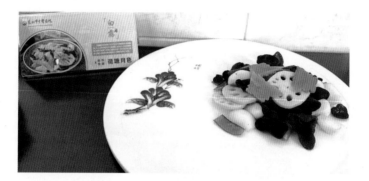

白露：荷塘月色

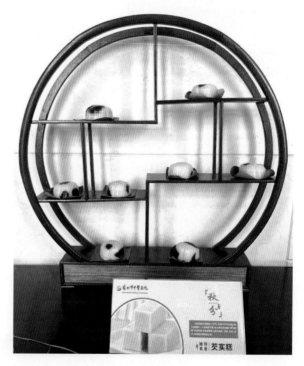

秋分：芡实糕

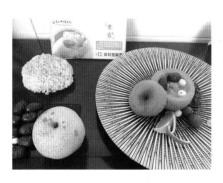
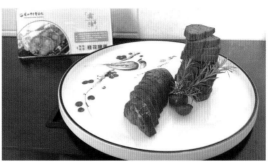

寒露：银耳雪梨盅　　　　　　　　霜降：桂花糖藕

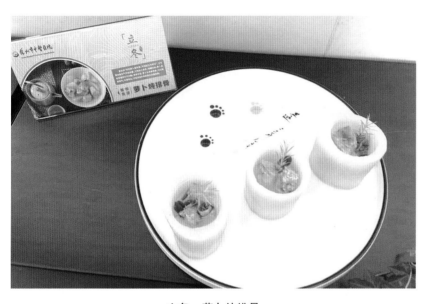

立冬：萝卜炖排骨

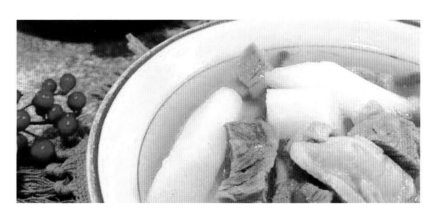

小雪：山药枸杞羊肉汤

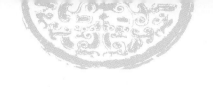

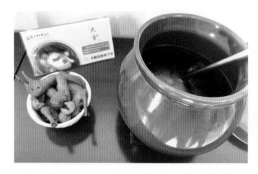

大雪：龙眼肉煲鸽子汤

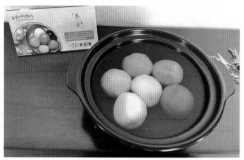

冬至：冬至团

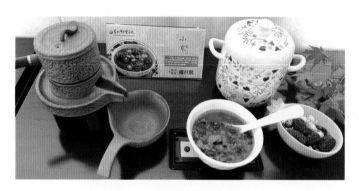

小寒：腊八粥

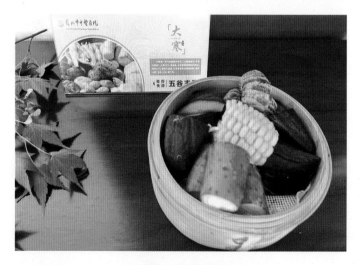

大寒：五谷丰登

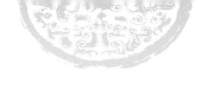

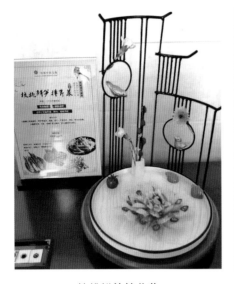

核桃鲜笋拌芹菜

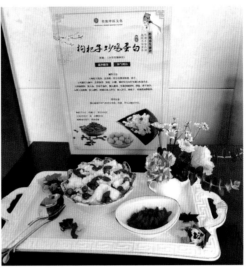

枸杞子炒鸡蛋白

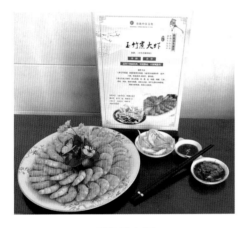

玉竹煮大虾

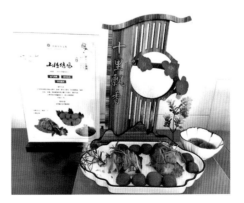

山楂烤鸡

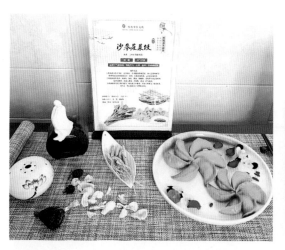

沙参菠菜饺

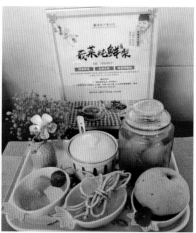

截菜炖鲜梨

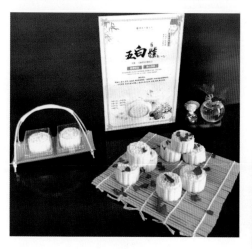

五白糕

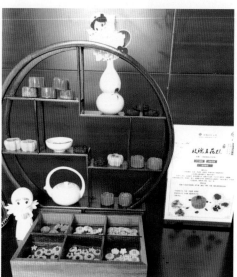

玫瑰五花糕

参考文献

［1］（明）穆世锡. 食物辑要［M］//中国本草全书：第 63 卷. 北京：华夏出版社，1999.

［2］（元）贾铭. 饮食须知［M］. 北京：中国商业出版社，2020.

［3］周俭. 中医营养学［M］. 2 版. 北京：中国中医药出版社，2023.

［4］焦广宇，蒋卓勤. 临床营养学［M］. 3 版. 北京：人民卫生出版社，2010.

［5］胡敏. 新编营养师手册［M］. 北京：化学工业出版社，2016.

［6］范文昌，梅全喜，葛虹. 中医药膳食疗［M］. 北京：化学工业出版社，2017.

［7］杨予轩. 食物营养圣经：400 种食材营养全分析（修订版）［M］. 北京：电子工业出版社，2012.

［8］胡敏，周小军. 食物、营养与健康［M］. 北京：化学工业出版社，2021.

［9］杨月欣. 中国食物成分表：标准版. 第一册［M］. 北京：北京大学医学出版社，2018.

［10］杨月欣. 中国食物成分表：标准版. 第二册［M］. 北京：北京大学医学出版社，2019.

［11］郭永洁. 中医食养与食疗［M］. 上海：上海科学技术出版社，2010.

附录：食物营养成分^[1]概览

 一　水类

【营养成分】

热量：0千卡

脂肪：0克

蛋白质：0克

碳水化合物：0克

钠：1毫克

矿物质：不包含任何主要矿物质，如钙、钾、镁等

微量元素：微量元素含量极低，低于可检测范围

升糖指数：0

需要注意的是，尽管水在营养成分方面非常基本和简单，但它对于身体的正常功能和生理过程至关重要。适量的水摄入对维持水平衡、提高细胞和器官的功能、帮助消化、排泄废物等方面具有重要作用。

 二　谷类

【概述】

1. 粳米：富含蛋白质、脂肪、碳水化合物等，含铜、锌、磷等多种微量元素和维生素 B_1、B_2、烟酸等，有养心、利尿、止渴、强壮等功效。

2. 糯米：含有较高的淀粉和蛋白质，还有丰富的卵磷脂、维生素和必需氨基酸，对于防治水肿病、噎食、咳嗽等病症有良好效果。

3. 籼米：含丰富的维生素 B_1 和膳食纤维，对稳定血糖和预防便秘非常有帮助。

---

〔1〕 食物营养成分：附录中的食物营养成分均以 100 克为基准来计算。数据可能存在一定偏差，因为食物营养成分受种植或饲养、产地、处理方式等因素影响。

4. 薏苡仁：富含多种营养素，具有清热利湿、利尿消肿的功效，对改善湿热症状有很好的效果。

5. 大麦：热量低，富含膳食纤维和矿物质等，可以帮助降低血压、降低胆固醇、控制血糖。

6. 小麦：富含蛋白质、矿物质、膳食纤维，是健康饮食的主要来源。

7. 荞麦：富含芦丁和槲皮素两种黄酮类化合物，有助于降低血压，预防心脏病。

8. 胡麻：含有丰富的维生素 E 和多种抗氧化物质，对抗衰老、保护心脑血管有很好的效果。

9. 黑芝麻：富含脂肪和蛋白质，还有丰富的钙质和维生素 E，是一种很好的滋养补品。

10. 白芝麻：含有丰富的蛋白质和脂肪，是肠胃功能不好者的理想食品。

11. 黑豆：富含铁、蛋白质、钙等营养物质，且有丰富的消化酶，对调理肠胃、改善便秘非常有帮助。

12. 黄豆：含有丰富的优质蛋白质和不饱和脂肪酸，具有降低血压、调节胆固醇、改善肌肤等多重功效。

13. 赤豆：含有丰富的膳食纤维和微量元素，对于减肥和降低血糖非常有帮助。

14. 绿豆：含丰富的维生素和膳食纤维，夏季食用有清热解毒、利尿消肿的功效。

15. 蚕豆：含有较多的蛋白质和微量元素，可增强体质，补充能量。

16. 豌豆：富含 B 族维生素和矿物质，对于改善肌肤，防止皮肤干燥、粗糙有很好的效果。

其他如陈廪米、稷米、秫米、黄粱米、白粱米、青粱米、稞米、狼尾草米、菰米、蓬莱米、穬麦、雀麦、御米、小青豆、赤小豆、扁豆、豇豆、云南豆，因为在现代饮食中出现较少，或者营养成分并不优越，未列为常食且推荐食用的食物。

【营养成分】

1. 粳米：热量为 356 千卡；脂肪为 0.5 克；蛋白质为 6.1 克；碳水化合物为 80 克；常量元素有镁；微量元素有铁、铜、锌；升糖指数为 73。

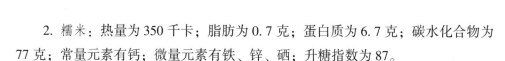

2. 糯米：热量为 350 千卡；脂肪为 0.7 克；蛋白质为 6.7 克；碳水化合物为 77 克；常量元素有钙；微量元素有铁、锌、硒；升糖指数为 87。

3. 籼米：热量为 350 千卡；脂肪为 0.3 克；蛋白质为 6.5 克；碳水化合物为 79 克；钠为 1 毫克；常量元素有钙、钠；微量元素有铁、锌、硒；升糖指数为 73。

4. 薏苡仁：热量为 340 千卡；脂肪为 2.5 克；蛋白质为 11.5 克；碳水化合物为 73 克；钠为 5 毫克；常量元素有钙、磷、钠；微量元素有锌、硒；升糖指数为 55。

5. 大麦：热量为 352 千卡；脂肪为 2.3 克；蛋白质为 10.5 克；碳水化合物为 73.48 克；钠为 12 毫克；常量元素有钙、钠；微量元素有铁、锌、硒；升糖指数为 25。

6. 小麦：热量为 327 千卡；脂肪为 1.3 克；蛋白质为 12.6 克；碳水化合物为 71 克；钠为 13 毫克；常量元素有镁、钠；微量元素有铁、锌、铜；升糖指数为 45。

7. 荞麦：热量为 343 千卡；脂肪为 2.7 克；蛋白质为 11.7 克；碳水化合物为 71.5 克；钠为 1 毫克；常量元素有镁、钠；微量元素有铁、锌、铜；升糖指数为 45。

8. 胡麻：热量为 597 千卡；脂肪为 54.7 克；蛋白质为 17.8 克；碳水化合物为 11.5 克；钠为 10 毫克；常量元素有钙、钠；微量元素有铁、铜、硒；升糖指数为 35。

9. 黑芝麻：热量为 595 千卡；脂肪为 50.7 克；蛋白质为 20.9 克；碳水化合物为 21.7 克；钠为 10 毫克；常量元素有钙、钠；微量元素有铁、锌、铜；升糖指数为 35。

10. 白芝麻：热量为 573 千卡；脂肪为 49.7 克；蛋白质为 19.6 克；碳水化合物为 23.4 克；钠为 9 毫克；常量元素有镁、钠；微量元素有铜、铁、锌；升糖指数为 35。

11. 黑豆：热量为 349 千卡；脂肪为 0.4 克；蛋白质为 36.5 克；碳水化合物为 63 克；钠为 10 毫克；常量元素有钙、钠；微量元素有铁、锌、硒；升糖指数为 15。

12. 黄豆：热量为 446 千卡；脂肪为 19.9 克；蛋白质为 36.3 克；碳水化合物为 30.1 克；钠为 4 毫克；常量元素有钙、钠；微量元素有铁、锌、硒；升糖指数为 15。

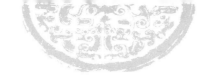

13. 赤豆：热量为 329 千卡；脂肪为 0.8 克；蛋白质为 21.1 克；碳水化合物为 63.3 克；钠为 5 毫克；微量元素有铁、锌、铜、硒；升糖指数为 25。

14. 绿豆：热量为 347 千卡；脂肪为 1.2 克；蛋白质为 23.8 克；碳水化合物为 62.6 克；钠为 15 毫克；常量元素有钙、钠；微量元素有铁、锌、硒；升糖指数为 25。

15. 蚕豆：热量为 341 千卡；脂肪为 1.5 克；蛋白质为 26.1 克；碳水化合物为 58.3 克；钠为 13 毫克；常量元素有钙、钠；微量元素有铁、锌、硒；升糖指数为 40。

16. 豌豆：热量为 339 千卡；脂肪为 1.2 克；蛋白质为 25.8 克；碳水化合物为 60.1 克；钠为 5 毫克；常量元素有镁、钠；微量元素有铁、锌、硒；升糖指数为 25。

三　菜品类

【概述】

1. 韭菜：含有大量的维生素和矿物质，能够提高人体的免疫力。

2. 葱：含有辣素、葱白素与硫化合物等，可抑菌、消炎。

3. 蒜：含有丰富的营养，有利于心血管健康。

4. 蒲公英：含有丰富的植物蛋白和食物纤维，有助于排便、肝脏排毒。

5. 白菜：营养价值高，含有的钙、铁、磷也相当丰富。

6. 芥菜：含有丰富的蛋白质、脂肪、糖、钙、磷、铁以及多种维生素。

7. 甜菜：又名甜菜根，含有大量的糖分和植物纤维。

8. 苋菜：营养丰富，含有多种维生素和矿物质。

9. 马齿苋：含有丰富的维生素 C 及膳食纤维，有保护心血管、降血脂之效。

10. 菠菜：富含铁和叶酸，有利于补血。

11. 莴苣菜：有助于排便和解渴。

12. 苦苣菜：可清热，利尿，明目。

13. 芹菜：含有丰富的食物纤维，可助消化。

14. 茼蒿：含有丰富的钙和铁，有助于骨骼健康。

15. 莱菔：含有丰富的植酸和锌，有利于消化。

16. 胡萝卜：含有丰富的维生素 A，有利于保护视力。

17. 胡荽：又名香菜，味道独特，含有丰富的维生素和矿物质。

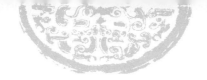

18. 茄子：含有丰富的水分和植物蛋白。

19. 茭白：含有丰富的食物纤维，可助排便。

20. 笋：含有丰富的植物蛋白和矿物质，有利于降低血糖、血脂。

21. 黄瓜：含有丰富的水分和维生素 C。

22. 菜瓜：含有丰富的营养成分，可助消化、降血钠。

23. 冬瓜：含有丰富的水分、维生素和矿物质，有利于减肥、清热解毒。

24. 丝瓜：含有丰富的食物纤维，有助于排便。

25. 南瓜：含有丰富的 β-胡萝卜素和矿物质，有助于提高免疫力。

26. 葫芦：用途广泛，可作为辅食或药用。

27. 刀豆：含有丰富的植物蛋白和钙、铁等矿物质。

28. 芋艿：含有大量的淀粉和食物纤维，有助于提供能量和排便。

29. 山药：含有丰富的淀粉和膳食纤维，可提供能量、提高免疫力。

30. 木耳：含有丰富的食物纤维，可助排便、降血脂。

31. 葛花菜、龙须菜、石花菜、紫菜、燕窝菜、石莼：这些食物都含有丰富的碘和不饱和脂肪酸。

32. 草决明：被誉为"中国眼药"。

33. 马兰菜：有利于排便、抗癌。

34. 黄花菜：含有丰富的蛋白质和微量元素。

35. 香椿、枸杞头、蒌蒿、绿豆芽：这些菜都具有很高的营养价值，可以提供维生素、矿物质或抗氧化物质。

36. 荠菜：有清热、明目、益脾胃等功能。

【营养成分】

1. 韭菜：热量为 30 千卡；脂肪为 0.3 克；蛋白质为 2.4 克；碳水化合物为 6.3 克；钠为 33 毫克；常量元素有钙、钾、镁、钠；微量元素有铁、锌；维生素 C。

2. 葱：热量为 32 千卡；脂肪为 0.1 克；蛋白质为 1.3 克；碳水化合物为 7.6 克；钠为 4 毫克；常量元素有钙、磷、钠；微量元素有铁、硫化合物；维生素 A、维生素 C。

3. 蒜：热量为 136 千卡；脂肪为 0.2 克；蛋白质为 6.4 克；碳水化合物为 29.9 克；钠为 17 毫克；常量元素有钠；微量元素有铁、铜、铝、硫化合物。

4. 蒲公英：热量为 45 千卡；脂肪为 0.7 克；蛋白质为 2.7 克；碳水化合物

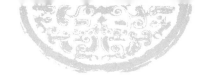

为 9.2 克，钠为 76 毫克；常量元素有钙、钠；微量元素有铁、铜；维生素 C。

5. 白菜：热量为 13 千卡；脂肪为 0.2 克；蛋白质为 1.2 克；碳水化合物为 2.9 克；钠为 8 毫克；常量元素有钙、磷、钠；微量元素有铁；维生素 C、胡萝卜素、叶酸。

6. 芥菜：热量为 27 千卡；脂肪为 0.2 克；蛋白质为 1.2 克；碳水化合物为 5.8 克；钠为 67 毫克；常量元素有钙、磷、镁、钾、钠；微量元素有锌、铜、锰；维生素 C。

7. 甜菜：热量为 43 千卡；脂肪为 0.2 克；蛋白质为 1.7；碳水化合物为 10 克；钠为 78 毫克；常量元素有钙、镁、磷、钠；微量元素有铁、锌、铜。

8. 苋菜：热量为 23 千卡；脂肪为 0.3 克；蛋白质为 1.5 克；碳水化合物为 4.9 克；钠为 12 毫克；常量元素有钙、钠；微量元素有铁、锌、铜；维生素 C。

9. 马齿苋：热量为 25 千卡；脂肪为 0.4 克；蛋白质为 2.0；碳水化合物为 4.1 克；钠为 26 毫克；常量元素有钙、磷、钠；微量元素有铁；维生素 A、维生素 C。

10. 菠菜：热量为 23 千卡；脂肪为 0.3 克；蛋白质为 2.4 克；碳水化合物为 3.9 克；钠为 126 毫克；常量元素有钙、磷、钠；微量元素有铁；维生素 A、维生素 C。

11. 莴苣菜：热量为 15 千卡；脂肪为 0.2 克；蛋白质为 1.4 克；碳水化合物为 2.6 克；钠为 28 毫克；常量元素有钙、磷、钠；微量元素有铁；维生素 A、维生素 C。

12. 苦苣菜：热量为 22 千卡；脂肪为 0.1 克；蛋白质为 1.5 克；碳水化合物为 3.6 克；钠为 30 毫克；常量元素有钙、磷、钠；微量元素有铁；维生素 A、维生素 C。

13. 芹菜：热量为 16 千卡；脂肪为 0.2 克；蛋白质为 0.8 克；碳水化合物为 3 克；钠为 80 毫克；常量元素有钙、磷、钠；微量元素有铁；维生素 A、维生素 C。

14. 茼蒿：热量为 19 千卡；脂肪为 0.4 克；蛋白质为 1.5 克；碳水化合物为 2.7 克；钠为 33 毫克；常量元素有钙、磷、钠；微量元素有铁；维生素 A、维生素 C。

15. 莱菔：热量为 16 千卡；脂肪为 0.3 克；蛋白质为 1.5 克；碳水化合物为 2.6 克；钠为 27 毫克；常量元素有钙、磷、钠；微量元素有铁；维生素 A、维生素 C。

16. 胡萝卜：热量为 34 千卡；脂肪为 0.2 克；蛋白质为 0.8 克；碳水化合物为 8.1 克；钠为 53 毫克；常量元素有钙、磷、钠；微量元素有铁；维生素 A、维生素 C。

17. 胡荽：热量为 23 千卡；脂肪为 0.5 克；蛋白质为 0.9 克；碳水化合物为 2.5 克；钠为 35 毫克；常量元素有钙、磷、钠；微量元素有铁；维生素 C。

18. 茄子：热量为 20 千卡；脂肪为 0.2 克；蛋白质为 1 克；碳水化合物为 4.7 克；钠为 2 毫克；常量元素有钙、磷、钠；微量元素有铁；维生素 A、维生素 E、叶酸。

19. 茭白：热量为 13 千卡；脂肪为 0.1 克；蛋白质为 0.6 克；碳水化合物为 3 克；钠为 2 毫克；常量元素有钙、磷、钠；微量元素有铁；维生素 C。

20. 笋：热量为 25 千卡；脂肪为 0.3 克；蛋白质为 2.5 克；碳水化合物为 4.5 克；钠为 3 毫克；常量元素有钙、磷、钠；微量元素有铁；维生素 C。

21. 黄瓜：热量为 16 千卡；脂肪为 0.2 克；蛋白质为 0.7 克；碳水化合物为 3.4 克；钠为 12 毫克；常量元素有钙、磷、钠；微量元素有铁；维生素 C。

22. 菜瓜：热量为 16 千卡；脂肪为 0.2 克；蛋白质为 1.1 克；碳水化合物为 3.1 克；钠为 5 毫克；常量元素有钙、磷、钠；微量元素有铁；维生素 C。

23. 冬瓜：热量为 11 千卡；脂肪为 0.2 克；蛋白质为 0.4 克；碳水化合物为 2.6 克；钠为 1 毫克；常量元素有钙、磷、钠；微量元素有铁；维生素 C。

24. 丝瓜：热量为 20 千卡；脂肪为 0.2 克；蛋白质为 1.2 克；碳水化合物为 4.3 克；钠为 3 毫克；常量元素有钙、磷、钠；微量元素有铁；维生素 C。

25. 南瓜：热量为 25 千卡；脂肪为 0.1 克；蛋白质为 1 克；碳水化合物为 5.4 克；钠为 1 毫克；常量元素有钙、磷、钠；微量元素有铁；维生素 A、维生素 C。

26. 葫芦：热量为 15 千卡；脂肪为 0.2 克；蛋白质为 0.6 克；碳水化合物为 3.4 克；钠为 2 毫克；常量元素有钙、钠；微量元素有铁、铜；维生素 A、维生素 C。

27. 刀豆：热量为 105 千卡；脂肪为 0.6 克；蛋白质为 7.3 克；碳水化合物为 19.1 克；钠为 14 毫克；常量元素有钙、钠；微量元素有铁、铜；维生素 A、维生素 C。

28. 芋艿：热量为 77 千卡；脂肪为 0.1 克；蛋白质为 1.5 克；碳水化合物为 18 克；钠为 11 毫克；常量元素有钙、钠；微量元素有铁、铜；维生素 C。

29. 山药：热量为 61 千卡；脂肪为 0.2 克；蛋白质为 1.5 克；碳水化合物为

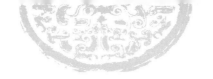

14.7克；钠为4毫克；常量元素有钙、钠；微量元素有铁、铜；维生素C、B族维生素。

30. 木耳：热量为83千卡；脂肪为0.2克；蛋白质为10.6克；碳水化合物为16.4克；钠为21毫克；常量元素有钙、钠；微量元素有铁、铜；维生素C。

31. 葛花菜：没有详尽的每100克葛花菜的营养成分数据。葛花菜含有蛋白质、脂肪、碳水化合物、矿物质及维生素。其中维生素C、胡萝卜素、维生素B_2含量较高。

32. 龙须菜：热量为20千卡；脂肪为0.1克；蛋白质为2.2克；碳水化合物为3.4克；钠为5毫克；常量元素有钙、钠；微量元素有铁、铜。

33. 石花菜：热量为314千卡；脂肪为0.1克；蛋白质为5.4克；碳水化合物为72.9克；钠为380.8毫克；常量元素有钙、磷、钾、镁、钠；微量元素有铁、硒、锌、铜、锰；维生素E、B族维生素。

34. 紫菜：热量为261千卡；脂肪为1.1克；蛋白质为29.7克；碳水化合物为41.4克；钠为4 734毫克；常量元素有钙、钠；微量元素有铁、铜；维生素C。

35. 燕窝菜：热量为23千卡；脂肪为0.1克；蛋白质为1.3克；碳水化合物为5.6克；钠为27毫克；常量元素有钙、钠；微量元素有铁、铜；维生素A、维生素C。

36. 石莼：热量为544千卡；脂肪为0.6克；蛋白质为22.1克；碳水化合物为41.7克；钠为3.9克；常量元素有钙、磷、钾、镁、钠；微量元素有铁、锌、铜、锰；维生素C、B族维生素。

37. 草决明：热量为285千卡；脂肪为3.9克；蛋白质为14.6克；碳水化合物为56.8克；常量元素有钙；微量元素有铁、铜；维生素A。

38. 马兰菜：热量为16千卡；脂肪为0.3克；蛋白质为1.8克；碳水化合物为2.4克；钠为17毫克；常量元素有钙、钠；微量元素有铁、铜；维生素A、维生素C。

39. 黄花菜：热量为40千卡；脂肪为0.2克；蛋白质为3.2克；碳水化合物为6.7克；钠为25毫克；常量元素有钙、钠；微量元素有铁、铜；维生素A、维生素C。

40. 香椿：热量为36千卡；脂肪为0.4克；蛋白质为3.9克；碳水化合物为4.7克；钠为13毫克；常量元素有钙、钠；微量元素有铁、铜；维生素A、维生素C。

41. 枸杞头：热量为34千卡；脂肪为1克；蛋白质为3克；碳水化合物为8

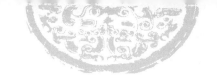

克；钠为 23.5 克；常量元素有钙、磷、钾、镁、钠；微量元素有铁、锌、铜、锰；维生素 C、B 族维生素。

42. 茼蒿：热量为 17 千卡；脂肪为 0.5 克；蛋白质为 1.2 克；碳水化合物为 2.1 克；钠为 13 毫克；常量元素有钙、钠；微量元素有铁、铜；维生素 C。

43. 绿豆芽：热量为 27 千卡；脂肪为 0.2 克；蛋白质为 3.2 克；碳水化合物为 5.1 克；钠为 3 毫克；常量元素有钙、钠；微量元素有铁、铜；维生素 C。

44. 荠菜：热量为 23 千卡；脂肪为 0.2 克；蛋白质为 2.2 克；碳水化合物为 3.5 克；钠为 29 毫克；常量元素有钙、钠；微量元素有铁、铜；维生素 C。

关于升糖指数　根据现有的研究和数据，大部分蔬菜和典型的中式食物的升糖指数（GI）较低，这是由于它们含有大量的膳食纤维和其他有益成分，如蛋白质和不饱和脂肪，这些可以帮助减缓血糖的升高。对于此节提到的食物，许多并没有明确的 GI 值数据，但是我们可以推测它们的 GI 值相对较低。

对于那些我们确定了 GI 值的食物：

蒲公英的 GI 值是 35，远低于 55，被认为是低 GI 食物。

山药的 GI 值是 54，低于 55，被认为是低 GI 食物。

紫菜的 GI 值是 34，远低于 55，被认为是低 GI 食物。

黄花菜的 GI 值是 15，远低于 55，被认为是低 GI 食物。

香椿的 GI 值是 15，远低于 55，被认为是低 GI 食物。

枸杞的 GI 值是 54，低于 55，被认为是低 GI 食物。

绿豆芽的 GI 值是 25，远低于 55，被认为是低 GI 食物。

荠菜的 GI 值是 15，远低于 55，被认为是低 GI 食物。

请注意，这些信息只能作为一个大致的指南，GI 值可能会因人体的新陈代谢差异、食物的加工方法、食物的成熟度等各种因素而变化。总的来说，以上提到的这些食物大部分都被认为是低 GI 食物，可以作为健康饮食的一部分。在管理血糖时，低 GI 的食物是一个好的选择，但还需要考虑食物中的总碳水化合物含量，以及餐饮的总热量控制，合理搭配食物，保持均衡的营养。

四　薯品类

【概述】

1. 鹿肉：鹿肉是一种高蛋白、低脂肪、低胆固醇的肉类，富含 B 族维生素，

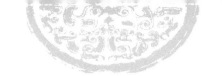

磷、铁等矿物质。其口感鲜美，质地细腻，含有丰富的不饱和脂肪酸和多种对人体有益的微量元素。

2. 牛肉：牛肉蛋白质含量高，质优，易被人体吸收利用。牛肉含有丰富的锌、硒、钙等矿物质和 B 族维生素等。锌对人体生长发育和免疫力维持非常重要。

3. 羊肉：羊肉味甘，性温，具有补虚劳、益气血、温中暖脏等功效。含有丰富的蛋白质、脂肪、矿物质和维生素等，尤其是锌的含量比其他任何食物都高。

4. 猪肉：猪肉性平，味甘，含有丰富的优质蛋白质和必需的脂肪酸，还含有多种维生素以及钙、磷、铁等矿物质，为人体提供必要的营养元素。

5. 马肉：马肉含有丰富的蛋白质、矿物质和维生素，其肉质纤维精细，口感类似于牛肉，但脂肪含量较低，营养价值与牛肉相比并不逊色。

6. 驴肉：驴肉富含蛋白质，含脂肪量低，口感鲜美。其肌肉纤维细腻，富含人体必需的氨基酸，被誉为"红肉之冠"。

7. 兔肉：兔肉含有丰富的蛋白质，钾、磷、钙、铁等矿物质，口感嫩滑，脂肪和胆固醇含量极低，被誉为"美味中的营养健康食品"。

【营养成分】

1. 鹿肉：热量为 158 千卡；脂肪为 3.2 克；蛋白质为 30.2 克；钠为 57 毫克；常量元素有钙、磷、钠；微量元素有铁、锌。

2. 牛肉：热量为 250 千卡；脂肪为 17 克；蛋白质为 26 克；钠为 58 毫克；常量元素有钙、磷、钠；微量元素有铁、锌。

3. 羊肉：热量为 294 千卡；脂肪为 21 克；蛋白质为 25 克；钠为 58 毫克；常量元素有钙、磷、钠；微量元素有铁、锌。

4. 猪肉：热量为 518 千卡；脂肪为 53 克；蛋白质为 10.3 克；钠为 62 毫克；常量元素有钙、磷、钠；微量元素有铁、锌。

5. 马肉：热量为 133 千卡；脂肪为 3 克；蛋白质为 28 克；钠为 55 毫克；常量元素有钙、磷、钠；微量元素有铁、锌。

6. 驴肉：热量为 175 千卡；脂肪为 7.3 克；蛋白质为 20 克；钠为 50 毫克；常量元素有钙、磷、钠；微量元素有铁、锌。

7. 兔肉：热量为 173 千卡；脂肪为 6.8 克；蛋白质为 20.8 克；钠为 34 毫克；常量元素有钙、磷、钠；微量元素有铁、锌。

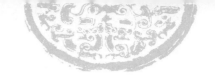

以上数据是标准的营养成分分析表上的数据。在实际食物中，营养成分可能会有所不同，因为它们可以受到许多因素的影响，包括动物的品种、其饮食习惯、生长环境、烹饪方法等。请注意任何饮食选择都应该基于一个总体的健康和均衡的饮食计划。

关于碳水化合物和升糖指数　在肉类中，碳水化合物的含量通常是非常低的，接近于零。蛋白质和脂肪是肉类的主要营养成分。某些加工肉类产品，如香肠或熏肉等，可能会添加糖或其他碳水化合物，但在非加工、纯肉类产品中，碳水化合物的含量通常是微乎其微的。大多数肉类，包括鹿肉、牛肉、羊肉、猪肉、马肉、驴肉和兔肉，都含有极少甚至没有碳水化合物，因此它们的 GI 值一般认为是零。对于那些含有碳水化合物的肉类产品，例如加工的肉类或者肉制品，它们的 GI 值会相对较高。但是，这些产品的 GI 值会受到许多因素的影响，包括所含糖分的类型和量、加工方法等，因此很难提供一个精确的数值。总的来说，如果你是在寻找低 GI 值的食物来控制血糖，在你的饮食中包含清淡且没有添加糖的肉类通常是一个好选择。未经加工的肉类，如鹿肉、牛肉等，都是这一类食物。不过，无论你的目标是什么，保持饮食的平衡和多样性始终是最重要的。

 五　禽类

【概述】

1. 鹅肉：鹅肉的营养价值很高，含有丰富的蛋白质，氨基酸的种类完全且排列合理，人体能很好地吸收利用。同时，鹅肉还含有丰富的矿物质及维生素，其脂肪含量低，有利于健康。鹅肉的口感鲜美，具有特殊的香味。

2. 鸭肉：鸭肉富含丰富的蛋白质，其脂肪酸熔点低，易于消化；鸭肉含有对人体有益的不饱和脂肪酸。同时，鸭肉还含有丰富的矿物质。鸭肉的口感鲜美，是制作烤鸭等美食的好原料。

3. 鸡肉：鸡肉是人们最常见的食材之一，它脂肪含量低，蛋白质含量高，而且易于消化，对于增强体质、滋补身体有良好的效果。同时，鸡肉还含有人体生长发育所必需的各种氨基酸。

4. 雁肉：雁肉味道鲜美，含有丰富的蛋白质，还有肌肉生长所需的各种氨基酸，且脂肪含量低。此外，雁肉含有的矿物质和维生素种类繁多，对增强人体免疫力、延缓衰老等也有一定的作用。

【营养成分】

1. 鹅肉：热量为 239 千卡；脂肪为 16 克；蛋白质为 23.4 克；钠为 50 毫克；常量元素较丰富的有钙、磷；微量元素主要有铁、锌、硒。

2. 鸭肉：热量为 194 千卡；脂肪为 16.1 克；蛋白质为 15.9 克；钠为 43 毫克；常量元素中钙、磷含量较高；微量元素中铁、锌、铜含量较为丰富。

3. 鸡肉：热量为 125 千卡；脂肪为 3 克；蛋白质为 22.3 克；钠为 46 毫克；常量元素中钙、磷含量较高，微量元素以铁、锌、硒含量最高。

4. 雁肉：没有详尽的每 100 克雁肉的营养成分数据；但是雁肉应该与其他禽类肉类相似。含有丰富的蛋白质和必需氨基酸，同时也含有一定的脂肪、矿物质和维生素。

六　果类

【概述】

1. 枣：富含多种维生素和矿物质，尤其是维生素 C 和钾的含量较高，能帮助增强免疫系统和维持心脏健康。

2. 栗：富含碳水化合物和膳食纤维，含有丰富的维生素 C 和钾，有助于提供能量和控制血压。

3. 莲肉：含有丰富的蛋白质和矿物质，如钾、磷和铁，有助于提供人体所需的氨基酸。

4. 藕：富含膳食纤维，有助于消化，且含有丰富的维生素 C 和矿物质。

5. 葡萄：含有丰富的抗氧化物质，如黄酮类化合物，有助于心脏健康。

6. 樱桃：富含抗氧化物质和维生素 C，有助于保护心脏和增强免疫系统。

7. 柿：含有丰富的维生素 A，有助于眼睛健康。

8. 桃：含有丰富的钾和维生素 C，有助于维持心脏健康和皮肤健康。

9. 杏：富含多种维生素和矿物质，尤其是维生素 A 的含量较高，有助于眼睛健康。

10. 梅：含有丰富的维生素 C 和钾，有助于维持正常的免疫功能和心脏健康。

11. 李：含有丰富的膳食纤维和维生素 C，有助于消化和增强免疫力。

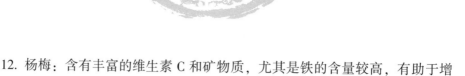

12. 杨梅：含有丰富的维生素 C 和矿物质，尤其是铁的含量较高，有助于增强免疫系统和预防贫血。

13. 枇杷：富含多种维生素和矿物质，有助于维持正常的免疫功能和皮肤健康。

14. 胡桃：含有丰富的健康脂肪和抗氧化物质，有助于降低胆固醇和改善心脏健康。

15. 龙眼肉：富含多种维生素、矿物质以及抗氧化物质，对提升免疫力和改善睡眠有益。

16. 荔枝：富含维生素 C，有利于增强免疫力，含有丰富的膳食纤维和水分，能够帮助身体排毒和促进消化。

17. 白果：富含碳水化合物和蛋白质，含有丰富的锰元素，可以提高免疫力，有利于大脑健康。

18. 梨：含有大量的水分和膳食纤维，可以帮助身体排毒和促进消化，维生素 C 含量丰富，能够增强免疫功能。

19. 木瓜：木瓜中的酵素、乳酸可以促进肠胃消化，含有丰富的 β-胡萝卜素、木瓜酵素。

20. 榧子：被誉为"长寿果"，是一种含有丰富的褪黑激素、抗氧化剂的水果。

21. 松子：含有丰富的脂肪酸、维生素 E，对心脑血管有良好的保护作用。

22. 榛子：含有丰富的脂肪酸、维生素，对心脑血管健康有良好效果。

23. 橄榄：含有丰富的脂肪酸、维生素，矿物质如钙、铁等，具有很强的抗氧化能力。

24. 石榴：含有大量的 B 族维生素、维生素 C，矿物质钾、镁、铁等，对心脏健康有良好效果。

25. 橘：含有大量的维生素 C、膳食纤维、矿物质等，有助于提高身体的免疫力。

26. 橙：含有丰富的维生素 C、膳食纤维以及矿物质，如钾、钙等，对心脏有良好的保护作用。

27. 金柑：含有大量的维生素 C、膳食纤维，有助于提高身体的免疫力。

28. 柚：含有大量的膳食纤维和维生素 C，有助于提高身体的免疫力，同时也有助于消化系统健康。

29. 香橼：富含维生素 C、膳食纤维以及重要的矿物质如钙等，有益心脑血管健康。

30. 南瓜：含有丰富的β-胡萝卜素、维生素E，以及矿物质如钾，有助于补充眼睛健康需要的营养。

31. 甜瓜：甜瓜含有丰富的维生素A，可提供对皮肤和眼部健康有益的营养素。

32. 甘蔗：含有丰富的糖分、水分以及矿物质，可以有效地补充体力，消除疲劳。

33. 芡实：含有丰富的蛋白质、脂肪、角质蛋白和淀粉等，对于提高免疫力、改善睡眠状况等有益。

34. 菱：含有丰富的淀粉、蛋白质，且其肉质莹白爽口，味道鲜美。

35. 花生：含有丰富的优质蛋白质、不饱和脂肪酸、矿物质和维生素，还具有降低低密度脂蛋白的好作用。

36. 香芋：提供多种矿物质，包括锰、铜，含有维生素B_6、维生素C和膳食纤维。

37. 桑椹：含有大量的维生素C和铁，对提升免疫力、改善贫血有很好的效果。

38. 枸杞子：富含抗氧化剂、多种氨基酸以及矿物质，对提升免疫力、延缓衰老有很强的效果。

39. 黄精：富含多种生物碱、甾醇等成分，对肝脏保护有益，可以防止氧化应激。

40. 百合：含有丰富的蛋白质、矿物质和多种维生素，对改善失眠、安神减压、美容养颜有很好的效果。

【营养成分】

1. 枣：热量为277千卡；脂肪为0.8克；蛋白质为2.9克；碳水化合物为70.8克；钠为7毫克；常量元素有钙、磷、钠；微量元素有铁、锌、硒；升糖指数为58。

2. 栗：热量为170千卡；脂肪为1.3克；蛋白质为2克；碳水化合物为36.4克；钠为1毫克；常量元素有钙、磷、钠；微量元素有铁、锌、硒；升糖指数为54。

3. 莲肉：热量为323千卡；脂肪为0.5克；蛋白质为18.4克；碳水化合物为65.9克；钠为5毫克；常量元素有钙、磷、钠；微量元素有铁、锌、硒；升糖指数为 15。

4. 藕：热量为 65 千卡；脂肪为 0.2 克；蛋白质为 2.6 克；碳水化合物为 12.9 克；钠为 275 毫克；常量元素有钙、磷、钠；微量元素有铁、锌、硒；升糖指数为 40。

5. 葡萄：热量为 69 千卡；脂肪为 0.2 克；蛋白质为 0.7 克；碳水化合物为 18 克；钠为 2 毫克；常量元素有钙、磷、钠；微量元素有铁、锌、硒；升糖指数为 59。

6. 樱桃：热量为 50 千卡；脂肪为 0.3 克；蛋白质为 1 克；碳水化合物为 12 克；钠为 4 毫克；常量元素有钙、磷、钠；微量元素有铁、锌、硒；升糖指数为 22。

7. 柿：热量为 81 千卡；脂肪为 0.2 克；蛋白质为 0.6 克；碳水化合物为 21.6 克；钠为 1 毫克；常量元素有钙、磷、钠；微量元素有铁、锌、硒；升糖指数为 55。

8. 桃：热量为 39 千卡；脂肪为 0.1 克；蛋白质为 0.9 克；碳水化合物为 9.5 克；常量元素有钙、磷；微量元素有铁、锌、硒；升糖指数为 42。

9. 杏：热量为 47 千卡；脂肪为 0.1 克；蛋白质为 0.5 克；碳水化合物为 11.2 克；钠为 1 毫克；常量元素有钙、磷、钠；微量元素有铁、锌、硒；升糖指数为 34。

10. 梅：热量为 46 千卡；脂肪为 0.3 克；蛋白质为 0.9 克；碳水化合物为 11.4 克；钠为 2 毫克；常量元素有钙、磷、钠；微量元素有铁、锌、硒；升糖指数为 55。

11. 李：热量为 41 千卡；脂肪为 0.3 克；蛋白质为 1 克；碳水化合物为 10.4 克；常量元素有钙、磷；微量元素有铁、锌、硒；升糖指数为 55。

12. 杨梅：热量为 40 千卡；脂肪为 0.2 克；蛋白质为 0.8 克；碳水化合物为 9.5 克；钠为 5 毫克；常量元素有钙、磷、钠；微量元素有铁、锌；升糖指数未知。

13. 枇杷：热量为 42 千卡；脂肪为 0.2 克；蛋白质为 0.3 克；碳水化合物为 10.1 克；钠为 1 毫克；常量元素有钙、磷、钠；微量元素有铁、锌、硒；升糖指数为 34。

14. 胡桃：热量为 654 千卡；脂肪为 65.2 克；蛋白质为 15.2 克；碳水化合物为 14.3 克；钠为 2 毫克；常量元素有钙、磷、钠；微量元素有铁、锌、硒；升糖指数为 15。

15. 龙眼肉：热量为 66 千卡；脂肪为 0.1 克；蛋白质为 0.6 克；碳水化合物为 16.5 克；钠为 1.5 毫克；常量元素有钙、磷、钠；微量元素有铁、硒、锌；升糖指数未知。

16. 荔枝：热量为 70 千卡；脂肪为 0.4 克；蛋白质为 0.8 克；碳水化合物为 16.5 克；钠为 1 毫克；常量元素有钙、磷、钠；微量元素有铁、硒、锌；升糖指数未知。

17. 白果：热量为 170 千卡；脂肪为 0.6 克；蛋白质为 5.2 克；碳水化合物为 16.5 克；钠为 1 毫克；常量元素有钙、磷、钠；微量元素有铁、硒、锌；升糖指数未知。

18. 梨：热量为 57 千卡；脂肪为 0.2 克；蛋白质为 0.6 克；碳水化合物为 15 克；常量元素有钙、磷、钾；微量元素有硒、锌；升糖指数为 38。

19. 木瓜：热量为 43 千卡；脂肪为 0.1 克；蛋白质为 0.5 克；碳水化合物为 10.4 克；常量元素有钙、磷；微量元素有铁、硒；升糖指数未知。

20. 榧子：热量为 208 千卡；脂肪为 2.2 克；蛋白质为 2.2 克；碳水化合物为 43.2 克；钠为 12 毫克；常量元素有钙、磷、钾、钠；微量元素有硒、锌；升糖指数未知。

21. 松子：热量为 673 千卡；脂肪为 68 克；蛋白质为 13.7 克；碳水化合物为 13.1 克；钠为 2 毫克；常量元素有钙、磷、钠；微量元素有铁、硒、锌；升糖指数未知。

22. 榛子：热量为 628 千卡；脂肪为 60.8 克；蛋白质为 15 克；碳水化合物为 17 克；常量元素有钙、磷、钾；微量元素有硒、锌；升糖指数未知。

23. 橄榄：热量为 149 千卡；脂肪为 15.3 克；蛋白质为 1.03 克；碳水化合物为 3.84 克；钠为 49 毫克；常量元素有钠、磷；微量元素有铁、硒、锌；升糖指数未知。

24. 石榴：热量为 83 千卡；脂肪为 1 克；蛋白质为 1.7 克；碳水化合物为 19 克；钠为 3 毫克；常量元素有钙、磷、钾、钠；微量元素有硒、锌；升糖指数未知。

25. 橘：热量为 43 千卡；脂肪为 0.2 克；蛋白质为 1 克；碳水化合物为 10.4 克；钠为 2 毫克；常量元素有钙、磷、钠；微量元素有铁、硒、锌、铬；升糖指数为 42。

26. 橙：热量为 47 千卡；脂肪为 0.1 克；蛋白质为 1 克；碳水化合物为 12 克；钠为 1 毫克；常量元素有钙、磷、钠；微量元素有铁、硒、锌；升糖指数为 40。

27. 金柑：热量为 44 千卡；脂肪为 0.2 克；蛋白质为 1 克；碳水化合物为 10 克；钠为 1 毫克；常量元素有钙、磷、钠；微量元素有铁、硒、锌；升糖指数为 30。

28. 柚：热量为 43 千卡；脂肪为 0.1 克；蛋白质为 0.8 克；碳水化合物为 11.2 克；钠为 1 毫克；常量元素有钙、磷、钾、钠；微量元素有硒、铜；升糖指数为 25。

29. 香橼：热量为 35 千卡；脂肪为 0.1 克；蛋白质为 1 克；碳水化合物为 9 克；钠为 1 毫克；常量元素有钙、磷、钾、钠；微量元素有硒、锌；升糖指数为 20。

30. 南瓜：热量为 20 千卡；脂肪为 0.1 克；蛋白质为 0.6 克；碳水化合物为 4.3 克；钠为 1 毫克；常量元素有钙、磷、钾、钠；微量元素有硒、锌；升糖指数为 75。

31. 甜瓜：热量为 34 千卡；脂肪为 0.2 克；蛋白质为 0.9 克；碳水化合物为 7.9 克；钠为 9 毫克；常量元素有钙、磷、钠；微量元素有铁、硒、锌；升糖指数为 65。

32. 甘蔗：热量为 65 千卡；脂肪为 0.2 克；蛋白质为 0.2 克；碳水化合物为 16.4 克；钠为 20 毫克；常量元素有钙、磷、钠；微量元素有铁、硒、锌；升糖指数为未知。

33. 芡实：热量为 343 千卡；脂肪为 1.0 克；蛋白质为 14.0 克；碳水化合物为 77.3 克；钠为 17 毫克；常量元素有钙、磷、钠；微量元素有铁、硒、锌；升糖指数未知。

34. 菱：热量为 97 千卡；脂肪为 0.2 克；蛋白质为 2.5 克；碳水化合物为 21.6 克；钠为 3 毫克；常量元素有钙、磷、钠；微量元素有铁、硒、锌；升糖指数为 75。

35. 花生：热量为 567 千卡；脂肪为 49.2 克；蛋白质为 25.8 克；碳水化合物为 16.1 克；钠为 18 毫克；常量元素有钙、磷、钾、钠；微量元素有硒、锌；升糖指数为 14。

36. 香芋：热量为 99 千卡；脂肪为 0.2 克；蛋白质为 1.5 克；碳水化合物为 25.2 克；钠为 9 毫克；常量元素有钙、磷、钾、钠；微量元素有硒、锌；升糖指数为 65。

37. 桑椹：热量为 43 千卡；脂肪为 0.4 克；蛋白质为 1.4 克；碳水化合物为

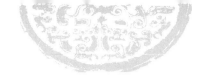

9.6 克；常量元素有钙、磷；微量元素有铁、硒、锌；升糖指数为 25。

38. 枸杞子：热量为 258 千卡；脂肪为 3.4 克；蛋白质为 13.6 克；碳水化合物为 49.9 克；钠为 40 毫克；常量元素有钙、磷、钠；微量元素有铁、硒、锌；升糖指数未知。

39. 黄精：热量为 377 千卡；脂肪为 4.5 克；蛋白质为 6.3 克；碳水化合物为 81.4 克；钠为 14 毫克；常量元素有钙、磷、钠；微量元素有铁、硒、锌；升糖指数未知。

40. 百合：热量为 31 千卡；脂肪为 0.2 克；蛋白质为 1.9 克；碳水化合物为 6.7 克；钠为 6 毫克；常量元素有钙、磷、钠；微量元素有铁、硒、锌；升糖指数未知。

七　鱼品类

【概述】

1. 鲤鱼：富含优质的蛋白质、维生素 A 和维生素 D，有助于补肾养身和提高视力。

2. 鲫鱼：含有丰富的蛋白质、矿物质和维生素，有助于抗老化和提高免疫力。

3. 鳊鱼：含有丰富的 omega-3 脂肪酸和维生素 D，对心脏和骨骼健康有益。

4. 鲥鱼：含有丰富的优质蛋白质和维生素，对血液循环和视力有益。

5. 鲈鱼：富含大量的蛋白质和 DHA，有助于提高记忆力和保持大脑健康。

6. 鳜鱼：含有丰富的不饱和脂肪酸和蛋白质，有助于降低胆固醇。

7. 银鱼：富含蛋白质、维生素以及钙、磷、铁等矿物质，有助于提高免疫力。

8. 鲢鱼：含有大量的蛋白质和矿物质，有助于改善身体健康。

9. 鳟鱼：富含 omega-3 脂肪酸，对心血管健康有益。

10. 草鱼：含有丰富的优质蛋白质和不饱和脂肪酸，有助于强化骨骼和保护心脏。

11. 青鱼：富含优质蛋白质、维生素和矿物质，有助于提高免疫力，促进生长发育。

12. 白鱼：含有大量的 Omega-3 脂肪酸和维生素 D，有助于改善心血管和神经系统健康。

13. 鲟鱼：富含蛋白质、维生素，有助于提高免疫力。

14. 鲻鱼：富含优质蛋白质、硒和锌，对提高血液循环及代谢有益。

15. 黄花鱼：富含优质蛋白质以及丰富的脂肪、维生素，有助于提高免疫力、改善视力。

16. 河豚：富含优质蛋白质、锌和硒，提高免疫力，增强抗病能力。

17. 比目鱼：含有丰富的蛋白质、EPA、DHA 等，对心血管健康、提高记忆力有益。

18. 黑鱼：富含优质蛋白质、钙、磷、硒等，有助于提高免疫力，强化骨骼。

19. 鳗鱼：含有丰富的蛋白质、维生素 A 和维生素 D，对改善记忆、促进生长发育有益。

20. 鳝鱼：含有丰富的蛋白质、钙和脂肪酸，对补肾阳、利水消肿有益。

21. 鳖：富含蛋白质、脂肪、维生素及钙、磷、铁、硒等矿物质，有助于提升免疫力和促进皮肤健康。

22. 虾：含有丰富的蛋白质，且有较高的锌元素，有利于提高免疫力，对改善男性健康有益。

23. 鲳鱼：含有丰富的蛋白质、维生素 A、维生素 D 与不饱和脂肪酸，有利于保护视力和心血管健康。

24. 乌贼鱼：富含优质蛋白质，矿物质如铁、镁等，有助于补血养颜，防止贫血。

25. 田鸡：富含优质蛋白质、维生素、矿物质等，尤其适宜体弱贫血者食用。

26. 章鱼：含有丰富的蛋白质、维生素和微量元素硒，能有效提高免疫力和抗氧化能力。

27. 蛤蜊：含有丰富的蛋白质，微量元素锌、硒等，对增强免疫力和改善男性健康有益。

28. 海参：富含蛋白质、矿物质和胶原蛋白，有助于滋阴补肾，保护皮肤健康。

29. 田螺：含有丰富的蛋白质和矿物质，可辅助治疗贫血、疔疮等疾病。

30. 螺蛳：含有大量的蛋白质、维生素与矿物质，有助于提高免疫力和改善贫血症状。

31. 蛏子：含有丰富的蛋白质、矿物质和不饱和脂肪酸，对保护视力和提高

免疫力有益。

32. 蚬子：富含优质蛋白质、维生素和矿物质，在防止贫血和提高免疫力方面有一定作用。

33. 蚌：富含钙、铁、硒等矿物质，同时也含有蛋白质，能帮助提高免疫力，防止贫血。

34. 牡蛎：含有丰富的蛋白质，铁和锌元素，对提高免疫力、改善男性健康有益。

35. 水母：含有丰富的胶质，对改善皮肤质感和抗衰老有益。

【营养成分】

1. 鲤鱼：热量为 111 千卡；脂肪为 3 克；蛋白质为 20 克；碳水化合物为 1 克；钠为 53 毫克；常量元素有钙、磷、镁、钠；微量元素有铁、锌、铜、锰、铬、硒、钼。

2. 鲫鱼：热量为 109 千卡；脂肪为 1 克；蛋白质为 24 克；钠为 88 毫克；常量元素有钙、磷、钠；微量元素有铁、锌、铜、硒。

3. 鳊鱼：热量为 89 千卡；脂肪为 1 克；蛋白质为 20 克；钠为 77 毫克；常量元素有钙、磷、钠；微量元素有铁、锌；其他营养物质有 Omega-3 脂肪酸。

4. 鲥鱼：热量为 142 千卡；脂肪为 6 克；蛋白质为 22 克；钠为 106 毫克；常量元素有钙、磷、镁、钠；微量元素有铁、锌、硒；其他营养物质有 Omega-3 脂肪酸。

5. 鲈鱼：热量为 98 千卡；脂肪为 1.3 克；蛋白质为 22 克；钠为 81 毫克；常量元素有钙、磷、钠；微量元素有铁、锌、铜、硒。

6. 鳜鱼：热量为 127 千卡；脂肪为 4.1 克；蛋白质为 22 克；钠为 83 毫克；常量元素有钙、磷、钠；微量元素有铁、锌、硒。

7. 银鱼：热量为 79 千卡；脂肪为 1.2 克；蛋白质为 16.5 克；钠为 91 毫克；常量元素有钙、磷、钠；微量元素有铁、锌、硒。

8. 鲢鱼：热量为 109 千卡；脂肪为 2.7 克；蛋白质为 20 克；钠为 59 毫克；常量元素有钙、磷、钠；微量元素有铁、锌、硒；其他营养物质有 Omega-3 脂肪酸。

9. 鳟鱼：热量为 142 千卡；脂肪为 5.4 克；蛋白质为 21 克；钠为 60 毫克；常量元素有钙、磷、钠；微量元素有铁、锌、硒。

10. 草鱼：热量为 102 千卡；脂肪为 2.6 克；蛋白质为 19 克；钠为 75 毫克；

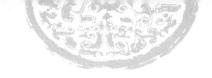

常量元素有钙、磷、钠；微量元素有铁、锌、硒。

11. 青鱼：热量为 134 千卡；脂肪为 6.8 克；蛋白质为 16 克；钠为 69 毫克；常量元素有钙、磷、钠；微量元素有铁、锌、硒。

12. 白鱼：热量为 111 千卡；脂肪为 2.6 克；蛋白质为 21 克；钠为 70 毫克；常量元素有钙、磷、钠；微量元素有铁、锌、硒。

13. 鲟鱼：热量为 156 千卡；脂肪为 9 克；蛋白质为 17.6 克；钠为 53 毫克；常量元素有钙、磷、钠；微量元素有铁、锌、硒。

14. 鲻鱼：热量为 115 千卡；脂肪为 1.5 克；蛋白质为 23.6 克；钠为 107 毫克；常量元素有钙、磷、钠；微量元素有铁、锌、硒。

15. 黄花鱼：热量为 96 千卡；脂肪为 2 克；蛋白质为 18.5 克；钠为 72 毫克；常量元素有钙、磷、钠；微量元素有铁、锌、硒。

16. 河豚：热量为 95 千卡；脂肪为 1.6 克；蛋白质为 20 克；钠为 43 毫克；常量元素有钙、磷、钠；微量元素有铁、锌、硒。

17. 比目鱼：热量为 96 千卡；脂肪为 2 克；蛋白质为 18.4 克；钠为 78 毫克；常量元素有钙、磷、钠；微量元素有铁、锌、硒。

18. 黑鱼：热量为 133 千卡；脂肪为 6 克；蛋白质为 18.2 克；钠为 56 毫克；常量元素有钙、磷、钠；微量元素有铁、锌、硒。

19. 鳗鱼：热量为 184 千卡；脂肪为 11 克；蛋白质为 18.4 克；钠为 153 毫克；常量元素有钙、磷、钠；微量元素有铁、锌、硒。

20. 鳝鱼：热量为 184 千卡；脂肪为 11.5 克；蛋白质为 21.5 克；碳水化合物为 1.5 克；钠为 80 毫克；常量元素有钙、磷、钠；微量元素有铁、锌、硒。

21. 鳖：热量为 89 千卡；脂肪为 0.7 克；蛋白质为 19.8 克；钠为 68 毫克；常量元素有钙、磷、钠；微量元素有铁、锌、硒。

22. 虾：热量为 71 千卡；脂肪为 1 克；蛋白质为 13.6 克；碳水化合物为 1.2 克；钠为 224 毫克；常量元素有钙、磷、钠；微量元素有铁、锌、硒。

23. 鲳鱼：热量为 127 千卡；脂肪为 3.3 克；蛋白质为 23.6 克；碳水化合物为 1.0 克；钠为 80 毫克；常量元素有钙、磷、钠；微量元素有铁、锌、硒。

24. 乌贼鱼：热量为 73 千卡；脂肪为 1 克；蛋白质为 14.9 克；碳水化合物为 1.6 克；钠为 44 毫克；常量元素有钙、磷、钠；微量元素有铁、锌、硒。

25. 田鸡：热量为 82 千卡；脂肪为 1 克；蛋白质为 16.8 克；碳水化合物为 2 克；钠为 39 毫克；常量元素有钙、磷、钠；微量元素有铁、锌、硒。

26. 章鱼：热量为 82 千卡；脂肪为 1.04 克；蛋白质为 15.58 克；碳水化合

物为 2.09 克；钠为 230 毫克；常量元素有钙、磷、钠；微量元素有铁、锌、硒。

27. 蛤蜊：热量为 41 千卡；脂肪为 0.8 克；蛋白质为 8.2 克；碳水化合物为 1.1 克；钠为 41 毫克；常量元素有钙、磷、钠；微量元素有铁、锌、硒。

28. 海参：热量为 56 千卡；脂肪为 0.3 克；蛋白质为 11.9 克；碳水化合物为 1.9 克；钠为 88 毫克；常量元素有钙、磷、钠；微量元素有铁、锌、硒。

29. 田螺：热量为 70 千卡；脂肪为 1.3 克；蛋白质为 13.1 克；碳水化合物为 1.5 克；钠为 26 毫克；常量元素有钙、磷、钠；微量元素有铁、锌、硒、锰。

30. 螺蛳：热量为 79 千卡；脂肪为 1.1 克；蛋白质为 16.5 克；碳水化合物为 0.9 克；钠为 63 毫克；常量元素有钙、磷、钠；微量元素有铁、锌、硒、铜。

31. 蛏子：热量为 39 千卡；脂肪为 0.6 克；蛋白质为 7.4 克；碳水化合物为 1.3 克；钠为 58 毫克；常量元素有钙、磷、钠；微量元素有铁、锌、硒、铜。

32. 蚬子：热量为 52 千卡；脂肪为 1.4 克；蛋白质为 7.4 克；碳水化合物为 1.1 克；钠为 56 毫克；常量元素有钙、磷、钠；微量元素有铁、锌、硒。

33. 蚌：热量为 72 千卡；脂肪为 0.9 克；蛋白质为 13.7 克；碳水化合物为 2.1 克；钠为 67 毫克；常量元素有钙、磷、钠；微量元素有铁、锌、硒、铜。

34. 牡蛎：热量为 51 千卡；脂肪为 1.4 克；蛋白质为 6.2 克；碳水化合物为 2.5 克；钠为 178 毫克；常量元素有钙、磷、钠；微量元素有铁、锌、硒、铜。

35. 水母：热量为 36 千卡；脂肪为 0.3 克；蛋白质为 7.6 克；碳水化合物为 0.8 克；钠为 40 毫克；常量元素有钙、磷、钠；微量元素有铁、锌、硒、铜。

关于升糖指数 因为鱼类主要是蛋白质食物，所含的肽链及氨基酸极少影响血糖，正常情况下不计算其升糖指数。

八 味品类

【概述】

1. 盐：可以提供人体必需的钠元素，适量地摄入有利于保持体液电解质平衡，但过量摄入会引发高血压等健康问题。

2. 豆油：含有丰富的不饱和脂肪酸，对降低血液胆固醇、预防心血管疾病有显著益处。

3. 菜油：主要由脂肪酸构成，烹饪时可增加食物的口感和营养。

4. 麻油：含有丰富的不饱和脂肪酸和维生素 E，对保护心脑血管、抗衰老有益。

5. 白糖：主要含有碳水化合物，提供能量，但过量摄入易引发肥胖、糖尿病等问题。

6. 蜂蜜：含有丰富的葡萄糖和果糖，是一种天然的甜味剂，并含有部分维生素和矿物质。

7. 薄荷：能清热解暑、醒脑开窍，用于烹饪可以增加食物的香气。

8. 白豆蔻：有健胃、除湿、止痛的功效，在烹饪中可增加香气。

9. 食茱萸：中医认为其性热、微毒，有益肝肾、定惊止痛的功效。

10. 生姜：可温中散寒、化痰止咳、祛风散寒，用于烹调可去腥增香。

11. 砂仁：中医认为可理气、健脾、燥湿、温中。

12. 川椒（花椒）：除具有特有的香味外，还有祛风、祛湿、止痛、杀虫等功效。

13. 胡椒：常用的香料，具有温中、散寒、开胃功效，能增强食物的口感。

14. 官桂：能温肺理气、解酒、温中止呕，用于烹饪可增加食物的香气。

15. 茴香：其性温热，带有特殊的香味，能化痰止咳、健胃行气。

16. 茶：含有丰富的茶多酚、咖啡碱、芳香物质等，具有抗氧化、抗菌消炎、降脂减肥等功效。

17. 酒、红酒、烧酒：主要成分为酒精，能够带来愉悦的心理感受，适量饮用对心血管有益，但过量则有危害。

18. 酒糟：是酿酒过程中产生的副产品，含有一定的蛋白质和矿物质。

19. 醋：含有丰富的有机酸，能提高食欲，帮助消化。

20. 酱油：含有丰富的氨基酸，常作为调料使用，味道鲜美。

21. 谷芽、麦芽：是制作饴糖的主要原料，含有丰富的碳水化合物。

22. 饴糖：主要由麦芽糖、葡萄糖和水构成，可提供能量。

23. 豆豉：含有丰富的蛋白质和维生素，可作为调料使用。

24. 豆腐：富含蛋白质且热量低，对身体健康有益。

25. 粉皮（索粉）：由绿豆或豌豆淀粉制成，富含蛋白质和铁。

26. 乳饼、酪、酥：乳制品，富含蛋白质、钙和维生素。

27. 鱼鲊：提取自鱼类，富含蛋白质和鱼胶原。

28. 鱼鳔、鱼胶：富含胶原蛋白，可以滋阴润燥、滋补身体。

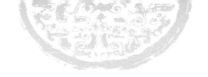

【营养成分】

1. 盐：钠为 38 758 毫克；常量元素有钠。

2. 豆油：热量为 884 千卡；脂肪为 100 克；维生素 E。

3. 菜油：热量为 900 千卡；脂肪为 100 克；维生素 E。

4. 麻油：热量为 884 千卡；脂肪为 100 克；常量元素有钙、镁；微量元素有锌；维生素 E。

5. 白糖：热量为 387 千卡；碳水化合物为 100 克；钠为 1 毫克；升糖指数为 65。

6. 蜂蜜：热量为 304 千卡；蛋白质为 0.3 克；碳水化合物为 82.4 克；钠为 4 毫克；常量元素有钠；微量元素有铁、锌、铜；升糖指数为 61。

7. 薄荷：热量为 70 千卡；脂肪为 0.94 克；蛋白质为 3.75 克；碳水化合物为 14.79 克；钠为 31 毫克；常量元素有钙、磷、镁、钾、钠；微量元素有铁；B 族维生素。

8. 白豆蔻：热量为 373 千卡；脂肪为 11.47 克；蛋白质为 10.9 克；碳水化合物为 57.19 克；钠为 50 毫克；常量元素有钙、磷、钾、镁、钠；微量元素有铁。

9. 食茱萸：热量为 285 千卡；脂肪为 0.81 克；蛋白质为 3.7 克；碳水化合物为 69.14 克；钠为 287 毫克；常量元素有钙、磷、镁、钾、钠；微量元素有铁。

10. 生姜：热量为 80 千卡；脂肪为 0.75 克；蛋白质为 1.82 克；碳水化合物为 17.77 克；钠为 13 毫克；常量元素有钙、磷、镁、钾、钠；微量元素有铁；维生素 C。

11. 砂仁：热量为 364 千卡；脂肪为 6 克；蛋白质为 13 克；碳水化合物为 46 克；钠为 12 毫克；常量元素有磷、钾、钠。

12. 川椒（花椒）：热量为 353 千卡；脂肪为 13.75 克；蛋白质为 12.8 克；碳水化合物为 36.7 克；常量元素有钙、磷、镁、钾；微量元素有铁；维生素 C。

13. 胡椒：热量为 251 千卡；脂肪为 3.3 克；蛋白质为 10.4 克；碳水化合物为 64 克；钠为 20 毫克；常量元素有钙、磷、钠；微量元素有铁。

14. 官桂：热量为 247 千卡；脂肪为 1.2 克；蛋白质为 3.9 克；碳水化合物为 80.6 克；钠为 10 毫克；常量元素有钙、钠；微量元素有铁、锌。

15. 茴香：热量为 31 千卡；脂肪为 0.9 克；蛋白质为 1.2 克；碳水化合物为 7.3 克；钠为 52 毫克；主要含有钙、铁、钾等矿物质。

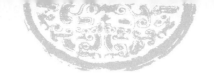

16. 茶：热量为1千卡；蛋白质为0.1克；碳水化合物为0.2克；钠为1毫克；常量元素有钙、镁、钠；微量元素有铁。

17. 酒（平均值）：热量为83千卡；蛋白质为0.1克；碳水化合物为1.7克；钠为5毫克；常量元素有钠。

18. 红酒：热量为85千卡；蛋白质为0.1克；碳水化合物为2.6克；钠为5毫克；常量元素有钠。

19. 烧酒：热量为231千卡；碳水化合物为29.3克。

20. 酒糟：热量为46千卡；脂肪为0.5克；蛋白质为1.1克；碳水化合物为6.9克；钠为7毫克；常量元素有钙、磷、钾、钠。

21. 醋：热量为18千卡；碳水化合物为0.9克；钠为2毫克；常量元素有钠。

22. 酱油：热量为60千卡；蛋白质为5克；碳水化合物为8.9克；钠为5 417毫克；常量元素有钠。

23. 谷芽：热量为334千卡；脂肪为4.3克；蛋白质为12.5克；碳水化合物为74.2克；钠为13毫克；常量元素有钙、磷、钾、钠。

24. 麦芽：热量为325千卡；脂肪为3.3克；蛋白质为12.8克；碳水化合物为64.1克；钠为13毫克；常量元素有钙、磷、钠；微量元素有铁。

25. 饴糖：热量为289千卡；碳水化合物为73克；钠为16毫克；常量元素有钠；升糖指数为78。

26. 豆豉：热量为196千卡；脂肪为8.8克；蛋白质为20.5克；碳水化合物为12.4克；钠为3 226毫克；常量元素有钙、磷、钠；微量元素有铁。

27. 豆腐：热量为62千卡；脂肪为2克；蛋白质为7克；碳水化合物为3克；钠为4毫克；常量元素有钙、磷、镁、钠；微量元素有锌、硒。

28. 粉皮（索粉）：热量为90千卡；蛋白质为0.1克；碳水化合物为22克；钠为5毫克；常量元素有钙、钠。

29. 乳饼：热量为264千卡；脂肪为0.9克；蛋白质为7.8克；碳水化合物为55克；钠为338毫克；常量元素有钙、磷、钠。

30. 酪：营养信息可依据酪的种类（如奶酪、酸奶酪等）而有所不同；通常含有脂肪、蛋白质和矿物质。

31. 酥：热量为531千卡；脂肪为29克；蛋白质为6.2克；碳水化合物为63克；钠为22毫克；常量元素有钙、磷、钠。

32. 鱼鲊：由于鱼鲊是一种特殊的传统食品，具体的营养成分信息很难查询到。

33. 鱼鳍：热量为 150 千卡；脂肪为 0.3 克；蛋白质为 32 克；碳水化合物为 12 克；钠为 216 毫克；常量元素有钙、磷、钠。

34. 鱼胶：热量为 335 千卡；脂肪为 0.3 克；蛋白质为 87 克；碳水化合物为 0.269 克；钠为 150 毫克；常量元素有钙、磷、钾、钠。